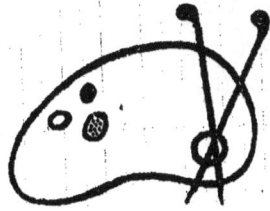

Début d'une série de documents
en couleur

# CORRESPONDANCE

DU

## DOCTEUR VITTEAUT

MEMBRE DES ACADÉMIES DE DIJON ET DE MÂCON

L'AUTEUR

De la Médecine et de la Religion, du Suffrage universel
ou l'Avenir de la France
de l'Alliance de la Démocratie et du Christianisme
ETC., ETC.

## AVEC DES NOTES SUR SA VIE, LES HOMMES ET LES CHOSES

## De 1830 à 1902

PAR LUI-MÊME

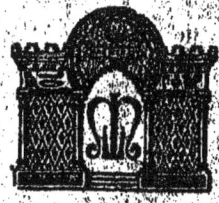

CHALON-SUR-SAONE

IMPRIMERIE FRANÇAISE ET ORIENTALE, ÉMILE BERTRAND
5, rue des Tonneliers, 5

1902

# OUVRAGES DE L'AUTEUR

1° *La Médecine dans ses rapports avec la Religion*, un volume in-8°, avec planches.

2° *L'Enseignement médical et l'École de Paris*, une brochure in-8°.

3° *Le Problème politique*, une brochure in-8°.

4° *Réflexions à l'adresse de Gambetta sur les causes de notre décadence*, une brochure in-8°.

5° *La Solution politique en l'an 1879*, une brochure in-8°.

6° *Le Problème du temps*, une brochure in-8°.

7° *Le Suffrage universel ou l'Avenir de la France*, une forte brochure in-8°.

8° *Sur la Situation plus que critique*, une brochure in-8°.

9° *L'Alliance de la Démocratie avec le Christianisme*, une brochure in-8°.

10° *Réponse à Monseigneur Freppel sur les Principes de la Révolution de 1789*, une brochure in-8°.

11° *Du Radicalisme niveleur*, une brochure in-8°.

12° *De la Conjonction des Centres politiques*, une brochure in-8°.

13° *Sur le plus grand Danger de la Patrie*, une brochure in-8°.

14° *De la Nécessité d'intervenir*, une brochure in-8°.

15° *La Question politico-religieuse*, une brochure in-8°.

16° *La Question scientifico-religieuse*, une brochure in-8°.

17° *Le Salut de la France et de la République à l'adresse de M. Loubet.*

CHALON-S-SAONE, IMP. FRANÇAISE ET ORIENTALE, E. BERTRAND

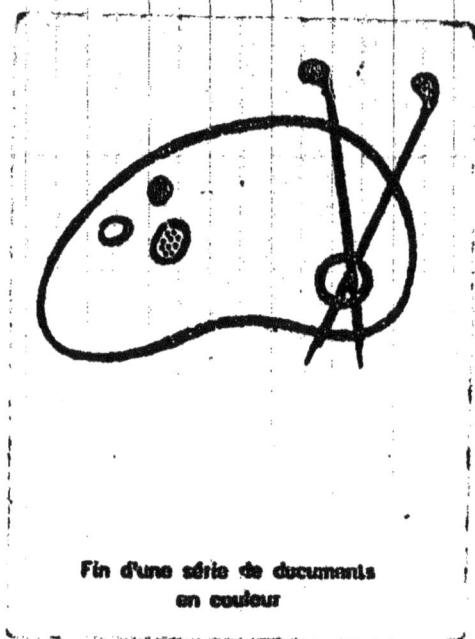

Fin d'une série de documents
en couleur

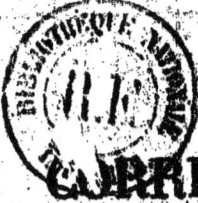

# CORRESPONDANCE

DU

## Docteur VITTEAUT

# CORRESPONDANCE

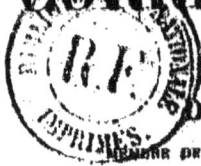

DU

## DOCTEUR VITTEAUT

MEMBRE DES ACADÉMIES DE DIJON ET DE MACON

L'AUTEUR

De la Médecine et de la Religion, du Suffrage universel
ou l'Avenir de la France
de l'Alliance de la Démocratie et du Christianisme
ETC., ETC.

## AVEC DES NOTES SUR SA VIE, LES HOMMES ET LES CHOSES

## De 1830 à 1902

PAR LUI-MÊME

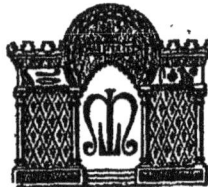

**CHALON-SUR-SAONE**

IMPRIMERIE FRANÇAISE ET ORIENTALE, ÉMILE BERTRAND

5, rue des Tonneliers, 5

—

1902

# CORRESPONDANCE DU DOCTEUR VITTEAUT

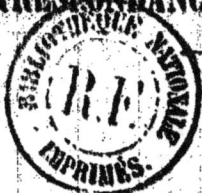

## A Pie IX

11 décembre 1858.

Très-Saint-Père,

J'ai l'honneur de vous adresser par Mgr Baillès un exemplaire de mon livre : *La Médecine dans ses rapports avec la Religion ou Réfutation du matérialisme théorique et pratique*.

Ce travail étant catholique dans toutes ses conclusions, l'hommage vous en était dû. Daignez l'accueillir et bénir cet essai d'une jeune intelligence qui ne se trouve point satisfaite des adhésions d'hommes éminents dans la science, mais qui ambitionne avant tout la sanction de l'autorité religieuse, qui est pénétrée des difficultés de son sujet, a reculé parfois devant les obstacles, et qui, dans cette lutte contre le matérialisme de son époque, sent combien elle a besoin de la force d'En-Haut pour la couvrir sous le feu de l'ennemi.

Dans ces jours où je vous écris, Très-Saint-Père, je suis en convalescence d'une maladie très grave, et mon âme est pénétrée de la plus vive reconnaissance pour le Seigneur. Dans la nuit du 6 au 7 du mois de novembre dernier, j'ai cru en effet, que l'union de mon principe spirituel avec mes organes allait être brisée, et je calculais l'heure où il devait juger toutes mes actions. Combien alors je me suis efforcé d'oublier sa justice pour ne voir que sa miséricorde, et l'idée de sa suprême bonté me rendait moins pénible le sacrifice de ma vie !

Le Seigneur a eu pitié des existences qui sont liées à la mienne ; il a écouté les prières et les larmes ; il a répandu sur mon ciel un peu de cette lumière azurée qui ravit de joie le pauvre exilé sur la terre.

Que rendrai-je, Très-Saint-Père, au Seigneur pour ce

1

qu'il a fait pour moi ? Je publierai, s'il m'en donne la force, un petit travail intitulé : *De l'Enseignement médical et de la nécessité de le réformer*.

La science et surtout la science médicale est bien matérialisée, et l'orgueil du matérialisme scientifique lève bien haut la tête. Nos savants du jour se croient pour la plupart autant de divinités, et ils posent avec un scandale extraordinaire dans l'Olympe des Facultés et des Académies.

N'est-il point temps, Très-Saint-Père, de réduire à leur simple expression ces fractions de Dieu et ces totalités divines ?

Déjà beaucoup de fausses divinités de la poésie contemporaine sont tombées, de fausses divinités du roman sont par terre, les fausses divinités du Collège de France sont pulvérisées, les fausses divinités du philosophisme sont en partie anéanties : est-ce que les fausses divinités de la science n'auront pas leur tour ? Est-ce qu'elles ne s'évanouiront pas comme les vapeurs devant le soleil de toutes les lumières scientifiques et littéraires ?

Oui, si le Seigneur le veut et si nous le voulons, la science se spiritualisera; non seulement elle se spiritualisera, mais elle se christianisera.

Quand j'observe, Très-Saint-Père, ce qui se passe dans notre pays parmi les hommes du moment, à part un qui lutte à l'*Univers* comme un soldat vaillant; à l'exception d'un autre, orateur politique, qui est resté fidèle à son roi et à la foi de ses pères; à l'exception d'un troisième qui fait entendre sa voix en faveur de la liberté et des peuples catholiques opprimés; à l'exception encore d'un quatrième, le plus profond et le plus fécond de nos chimistes, qui ne rougit point dans ses cours de prononcer le nom de Dieu; à l'exception d'un cinquième, qui tient dans la ville de Lyon le sceptre de la chirurgie et qui porte hautement le titre de chrétien; à l'exception bien entendu de ces prélats dont le courage surpasse encore la science, de certains apôtres qui succèdent aux de Frayssinous, aux de Ravignan, aux de Lacordaire: à part ces quelques nobles individualités, je ne vois réellement qu'un homme extraordinairement puissant dans mon pays.

## 9

Cet homme qui s'est élevé sur la scène du monde, qui nous subjugue et nous confond dans nos opinions politiques, qui est devenu en quelque sorte l'arbitre de l'Europe, c'est celui qui nous gouverne, et s'il est ce qu'il est, comme une manifestation providentielle, c'est parce qu'il s'est inspiré des conseils de la sagesse et que d'une manière générale jusqu'à présent il a marché selon les vues et sous l'égide du Très-Haut.

Puisse le Seigneur inspirer à l'empereur des Français d'étendre son bras sur ces faux dieux que je me suis proposé et me propose de combattre! Puisse-t-il lui donner la vertu de briser leurs idoles! Puisse mon nouveau travail, de même que son aîné, compter au nombre des travaux de défense dans l'arsenal des combats spirituels!

Recevez, Très-Saint-Père, etc.

*Note du 26 juillet 1866.* — Comme on pourra le voir, mon plan a été d'incliner la Papauté du côté de l'Empire et l'Empire du côté de la Papauté, pour arriver à une alliance avec l'Autriche, et par là, à une Confédération de toutes les puissances catholiques.

---

## A Napoléon III

*Fin décembre 1858.*

Sire,

J'ai l'honneur de vous adresser un exemplaire de mon livre: *La Médecine dans ses rapports avec la Religion.* Avant de vous en faire hommage, j'ai voulu consulter des hommes de valeur scientifique pour savoir s'il était digne de l'attention de Votre Majesté.

On dit que celui qui restaura en France les autels du catholicisme et qui avait un instinct profondément religieux se plaisait souvent dans des conversations intimes avec des Lalande, avec des Laplace, des Monge, à combattre l'incrédulité des savants de son époque: on cite même les termes de son objection contre la fameuse doctrine de Gall.

Le temps n'est plus où Cabanis, Bichat, Broussais, Magendie... professaient le matérialisme dans l'École! mais pour me servir de vos propres expressions à Bordeaux, vous savez si *les germes de mort semés par les faux sys-*

*tèmes philosophiques* se sont développés et fécondés sur le sol de la patrie.

Vous n'ignorez pas ce qui se passe dans le sanctuaire de la science, au sein des Académies, et avec votre sens profond vous calculez, j'en ai la certitude, toutes les conséquences de cet état de choses.

Oui, Sire, la grande plaie du temps, ce n'est plus le protestantisme, ce n'est plus le rationalisme, ce n'est plus l'indifférence de la Restauration, c'est le matérialisme pratique qui trouve ses racines dans le Gouvernement de Juillet et qui consiste dans le culte de la jouissance organique combiné avec celui de l'intérêt matériel.

C'est parce que vous avez recueilli toutes les pensées de l'empereur, parce que dans une nation comme la nôtre, vous avez eu le courage de parler de l'Évangile du Christ et de lever son étendard, c'est parce que vous aviez pris votre point d'appui dans Dieu qui vous a récompensé, c'est enfin parce que vous êtes un homme de travail et que vous encouragez toute espèce d'activité intellectuelle, que j'ose appeler votre attention sur mon ouvrage dont les conclusions sont scientifiquement et philosophiquement chrétiennes.

Que la Providence, Sire, marche toujours devant Votre Majesté !

———

# A Pie IX

## LA SOLUTION DE LA RÉVOLUTION ITALIENNE

2 octobre 1859.

TRÈS-SAINT-PÈRE,

J'ai reçu avec reconnaissance la précieuse bénédiction que vous m'avez fait l'honneur de m'envoyer, à l'occasion de l'hommage que je vous fis de ma *Médecine et de la Religion*. Ce témoignage de Votre Sainteté me rattache encore plus à vous, s'il est possible, et à la cause divine que vous représentez; et puisque vous êtes le chef de cette grande famille catholique dont je fais partie, si ce chef a de grands sujets d'affliction, vous comprendrez combien le fils doit partager les douleurs du Père bien-aimé.

Ah! que les temps sont durs pour ce Père de famille !

Comme son cœur doit être inondé de tribulations ! Ne paraît-il pas dans le monde comme une de ces victimes d'expiation dont l'histoire nous offre des exemples ? N'est-ce pas à cause de nos crimes, de nos lâchetés, des iniquités de tous qu'il est là sur son trône, comme sur un calvaire depuis plus de dix années, et l'Église, pour laquelle on forge des fers, ne va-t-elle pas subir la plus terrible persécution qu'elle ait jamais subie ?

Loin de nous abandonner à la sensibilité, recueillons-nous pour saisir les signes de la Providence, et avec ces facultés qu'elle nous a données, la raison et la liberté, examinons et disons, d'après l'idée que nous nous faisons de la nature du mal, d'où peut venir le salut, quel est l'instrument dont Dieu va se servir pour dissiper l'orage et confondre ses ennemis.

Vous me pardonnerez, Très-Saint-Père, d'entrer avec vous dans des considérations sur ce grave sujet. Je n'ai point qualité pour cela ; la renommée n'entoure point mon nom ; néanmoins, malgré tout ce qui me manque, je ne sais quelles forces me poussent à vous dire ma pensée et m'en font un devoir impérieux.

Et d'abord il est bien établi entre nous que le secours viendra d'En-Haut. Dieu, qui a promis à son Église de ne point la délaisser, ne peut faillir à sa promesse, et s'il a décrété de toute éternité que son Fils devait venir en terre et être immolé pour la rédemption du genre humain, il n'a point révélé que tel ou tel de ses successeurs, dans des âges plus ou moins lointains, devait être mis en croix. Le sang régénérateur a coulé, c'est le sang d'un Dieu. Ce n'était point trop pour le mal qui avait pris des proportions infinies ; c'était assez, puisque le mérite de ce sang était infini.

Mais depuis que le Rédempteur a paru, l'Enfer qui s'est vu vaincu redouble ses coups et le retentissement s'en fait sentir, à des temps donnés, dans toutes les couches de la société chrétienne, et il arrive à certaines périodes que le débordement des eaux est tel que l'épouvante monte au cœur, et qu'oubliant les divines promesses, on se croit au moment dernier, au moment suprême. C'est dans ces heures solennelles, c'est quand le sol tremble et que la terre semble s'ouvrir que Dieu étend sa droite pour faire resplendir sa toute-puissance et son infinie miséricorde.

Dieu, Très-Saint-Père, dans ces moments terribles, depuis comme avant le Christ, n'agit sur les peuples que médiatement: il se sert d'un homme, d'une nation, et cet homme ou cette nation, on l'appelle l'instrument entre les mains de Dieu.

Tel est bien pour l'observateur, qui suit le mouvement général des sociétés, ce qui est arrivé jusque-là, et, disons-le, ce qui doit arriver sur cet atome de l'univers qu'on appelle le globe terrestre, tant que le principe de vie n'aura point cessé de vivifier cette molécule du monde.

Oui, à certains moments de la durée, toutes les combinaisons humaines sont déjouées, et tout ce qui passait parmi les hommes pour avoir de l'habileté, du génie dans la politique, comme dans la science, se trouve nivelé.

Mais si Dieu se doit servir d'un instrument pour sauver la société contemporaine, il s'agit de savoir quel peut être cet instrument, quelle doit en être la nature.

Sera-ce l'instrument de la pensée? Y a-t-il un nouvel Athanase qui va surgir, un autre Augustin, un autre saint Thomas, un autre Bossuet? Un peuple parmi les peuples va-t-il se lever à la voix de l'un de ces hommes ressuscités? — Mais que peut l'influence de l'idée, j'entends de l'idée spiritualiste sur des nations matérialisées?

Tout ce qui ne s'adresse pas aux organes, à la volupté organique, à la spéculation argentifère, par conséquent tout ce qui n'est pas travail de romans, de feuilletons, de revues de la semaine, de littérature obscène, d'industrie, de bourse, doit être considéré et est réellement considéré comme un non-sens de l'époque, car, il faut bien le répéter, l'époque est matérialisée.

Demandez, Très-Saint-Père, à ceux qui poursuivent avec constance la solution des problèmes philosophiques et sociaux: interrogez les prélats qui vous assistent, ceux qui lancent dans la circulation des œuvres sérieuses, ils vous répondront tous que sous ce rapport la déception est grande. Donc l'effort par l'idée ne peut être que stérile, et Dieu ne se servira pas d'une intelligence théologique, philosophique, littéraire, pour ramener dans sa voie la société actuelle, cette société étant absorbée par la politique, les affaires et la jouissance organique.

Un saint va-t-il paraître pour enlever une des nations et la gagner à la cause du successeur du Christ? Mais saint Bernard reviendrait sur la terre que sa voix ne serait pas entendue. La sainteté ne saurait trouver d'enthousiasme au sein du protestantisme, du rationalisme, du scepticisme et du matérialisme qui les résume tous.

Ni la science isolée, ni la science unie à la sainteté, ne sauraient être efficaces; il faut la force combinée avec l'intelligence des moyens, toujours bien entendu sous l'œil de Dieu et de sa puissante volonté.

La force, c'est la logique du temps, et c'est la logique du temps, parce que la doctrine régnante est le matérialisme qui n'admet que la matière et les forces de la matière.

Or, je me le demande et je vous le demande, Très-Saint-Père, quel peut-être parmi les générations du temps l'homme qui dispose d'une force suffisante, de ressources, d'habiletés nécessaires pour faire valoir les puissances de la matière et quelle sera la nation qui se lèvera pour affranchir l'Église.

Sera-ce l'empereur de Russie avec toutes ses hordes du Nord? Ce monarque a bien la force suffisante et même, à cause de l'instinct qui le caractérise et qui lui fait comprendre que vous êtes la pierre angulaire de toute autorité, il pourrait bien arriver à votre secours pour sauver le roi dans Rome; mais le pontife y serait écrasé, l'Église catholique serait vaincue et Dieu ne peut permettre qu'il en soit ainsi. Donc Dieu ne se servira point de cette puissance humaine pour affranchir la société chrétienne apostolique.

Sera-ce l'Allemagne avec un prince protestant? Mais depuis trois siècles cette terre est travaillée par l'hérésie, par les sophismes des philosophes; l'Allemagne ne formera jamais une unité capable de dominer la situation, et formerait-elle une puissance une, qui par sa cohésion soit à même de réaliser dans le monde des prodiges au point de vue de la force, que cette unité dans l'état actuel des choses démolirait plutôt qu'elle ne consoliderait l'édifice de l'Église universelle.

Ce sera donc l'Angleterre qui aura pour mission de sauver la société et l'Église, l'Angleterre, cette île des saints ?

Oh ! capitale de ce royaume, altière et perfide Albion, Babylone moderne, laboratoire de machinations infernales, combien tu es coupable ! Il ne t'a point suffi d'envoyer mourir sur une île âpre de l'océan le héros qui s'était confié à la *loyauté britannique* et de le torturer d'une manière raffinée, lui, dont le plus grand tort à tes yeux était d'avoir fait monter le niveau de la gloire de la France au-dessus de ta gloire !

Ce n'a pas été assez pour toi de semer ton or pour renverser les trônes, de transformer le droit sacré d'hospitalité en un droit d'organiser l'assassinat politique, d'abuser de ta force pour exploiter et opprimer des millions et des millions d'esclaves, il t'a fallu et il te faut encore faire souffrir la patrie d'O'Connell, et dans ce moment il te faut comme toujours miner la Papauté.

Oh ! Angleterre ! l'expérience de Crimée nous a fait apprécier ta valeur militaire, l'expérience de la Chine nous la fera de nouveau apprécier. Encore quelque temps : et si les affaires de tes colonies ne se soutiennent et diminuent tes ressources, l'argent manquant dans tes coffres, cet argent qui fut ton arme cruelle, bientôt, oui bientôt tu recevras le châtiment de tes forfaits.

Dieu a horreur du système anglais ; il commence déjà par étendre sa main pour châtier cette puissance : il ne peut donc entrer dans les conseils de sa sagesse de la soulever pour sauver son Église et le chef de son Église.

Si ce ne sont les puissances du Nord, la nation anglaise qui doivent être appelées, ce sont donc les puissances du Midi, l'Espagne par exemple ? Mais l'Espagne, pas plus que la Bavière, la Belgique, n'a point la force suffisante, et puis nous ne voyons pas dans ces pays un homme extraordinaire qui soit de taille à opérer le salut. Pour les mêmes raisons, ce ne peut être le royaume de Naples et de Sicile, encore moins l'Empire des Turcs. Cet empire se meurt et il n'est point donné à la mort de donner la vie.

L'Église cependant doit être sauvée, et avec elle les nations catholiques. Il ne reste pour opérer le salut (je fais abstraction de l'Asie, de l'Afrique et du Nouveau Continent qui ne peuvent évidemment entrer en ligne, il ne reste que l'Autriche et la France : François-Joseph et Napoléon III.

Sera-ce l'Empire d'Autriche avec François-Joseph ?

Si je ne me trompe, Très-Saint-Père, vous avez cru que le salut était de ce côté ; voilà pourquoi dans ces derniers temps et depuis la tentative malheureuse que vous avez faite pour affranchir l'Italie, la Papauté a essayé de se rapprocher de l'Autriche. Mais il y a eu et il devait y avoir une fameuse déception, parce qu'il y avait un fameux contresens.

Quoi ! le Saint-Père, qui s'était prononcé avec éclat avant 1848 en faveur de l'affranchissement de l'Italie contre l'Autriche, ferait alliance avec elle pour sauver la Papauté, sa puissance temporelle ! Pie IX débordé par la démagogie passerait à l'ennemi ; l'indépendance vaincue. Celui dont l'âme avait été remplie de ce principe, passerait dans le camp opposé ?

Non, l'Autriche n'a pu et ne pouvait sauver l'Église, parce que, quoi qu'en disent des critiques passionnés, tous les monuments historiques sont là pour attester d'une manière générale que cette Église a combattu le despotisme, que ses statuts, comme son évangile, renferment les germes d'une sage et parfaite démocratie. Non, l'Autriche ne peut être investie de la sainte mission, parce qu'elle a asservi les peuples que le Christ est venu délivrer, Non ! Dieu ne peut se servir d'un gouvernement qui a consommé contre les peuples les plus grands attentats : l'abus de la force.

A Dieu ne plaise que je veuille rendre François-Joseph responsable de la politique atroce de ses prédécesseurs. Je le crois d'un naturel honnête, aimant son peuple, bon pour lui, disposé à améliorer son sort, avant tout catholique. Mais le génie manque à cette jeune tête couronnée, et d'ailleurs l'affaire de Solférino s'interpose pour l'entreprise, l'immense entreprise en question.

Que François-Joseph s'applique à se débarrasser des Juifs, qu'il travaille à unifier ses Etats, qu'il donne à ses peuples des droits qu'ils doivent avoir ; qu'il se montre ferme, énergique, à la hauteur de sa situation, et d'ici peu il pourra apporter son appoint pour affermir l'Église et l'autorité de son auguste représentant; sa grande foi religieuse et aussi l'intérêt de son royaume en face de ses voisins dangereux, devant lui faire oublier ses trop récentes et saignantes défaites sur les champs de bataille d'Italie.

Reste donc la France, Très-Saint-Père, avec le prince qui est à sa tête.

Je dis que c'est l'empereur des Français qui est prédestiné et qui doit avoir, *s'il ne dévie pas de sa première ligne de conduite*, l'insigne honneur de sauver avec la France l'Église, et avec l'Église les sociétés catholiques.

En effet, si Dieu doit sauver son Église et si pour opérer cette merveille il ne doit plus employer son divin Fils, comme d'un autre côté pour arriver à ses fins il doit se servir d'un homme et d'une nation, cet homme et cette nation ne se rencontrant nulle part, force est bien d'admettre en principe que l'instrument de salut doit sortir de notre patrie. L'expérience d'ailleurs et des signes caractéristiques parlent mieux que tous les raisonnements.

L'expérience! N'est-ce pas elle qui nous apprend que Clovis, après avoir incliné son front sous les eaux du baptême, inclina sa puissance du côté de l'Église? On rapporte que ce fondateur de la monarchie française, à la lecture de la passion du Sauveur, s'était écrié : *Que n'étais-tu là avec tes Francs? — Où étais-tu, Crillon?* se disait à lui-même bien des siècles plus tard Crillon, en écoutant le récit de cette scène sans égale.

Pépin le Bref fit don au Saint-Père des terres qui constituèrent le domaine du Saint-Siège, lesquelles terres il les tenait du droit de conquête. Charlemagne consacra ce don et étendit ses largesses au profit de l'Église. Toute une génération de nos rois se précipita de l'Occident sur l'Orient pour délivrer le tombeau du Christ, et ces rois entraînaient leurs peuples après avoir reçu la bénédiction du pontife souverain. C'est de cette lignée royale qu'est sorti Louis IX que l'Église honore comme un saint.

Partout l'histoire de la France se trouve liée à l'histoire de l'Église; partout l'épée de la France se trouve au service de l'Église qui nomme cette nation *sa fille aînée* et ses rois *très chrétiens*, et quand à deux époques différentes la raison humaine a voulu se substituer à la Raison divine, quand celle-ci se fut éclipsée, que la désolation et l'abomination eurent envahi la terre française et la terre italienne, après la Terreur comme après les Saturnales de Rome, l'assassinat de Rossi et l'expulsion de son Pontife vénéré, ce furent deux monarques français, Napoléon I<sup>er</sup> qui releva nos autels, et Napoléon III qui ramena le pape sur son trône.

La nation française est donc la nation privilégiée, et malgré les atteintes que lui porta son roi matérialiste, Louis-Philippe d'Orléans, malgré le crime de ce roi, qui croyait pouvoir se passer de Dieu dans le gouvernement des sociétés et qui expia dans l'exil son abandon de la tradition royale vis-à-vis de l'Église, la France est encore, elle est toujours la grande nation, celle que le Dieu des batailles couvre de son égide, celle qui porte sur les plages lointaines la civilisation, celle qui fait sentir à l'humanité le dévouement de ses *sœurs de charité*, le dévouement de ses missionnaires, les exemples de piété dans ses généraux et ses amiraux, celle qui étonne par son contact les Musulmans et les appelle à la vraie dignité, celle qui s'émeut encore sous l'influence d'une idée, celle enfin qui reste à son poste quand il s'agit de vous sauvegarder.

L'armée de cette nation est puissante entre toutes, ses soldats sont les meilleurs soldats; personne ne le conteste. Ah ! que les yeux de Votre Sainteté, Très-Saint-Père, se dirigent toujours du côté de la France !

Sans doute, après la philosophie du XVIII<sup>e</sup> siècle, après les grands écarts de deux révolutions, les doctrines des sectaires, les romans sans nombre, les pamphlets, les petites feuilles libertines, impies et à bon marché, les journaux turbulents et insensés, après surtout le règne de ce d'Orléans qui pendant 18 ans matérialisa le pays avec ses ministres, ses députés, son administration, ses légistes, son Université, le mal est grand, très grand, mais depuis dix ans, le bien a lutté contre le mal, et si chaque Français pris isolément a été touché par la doctrine régnante, on peut dire, et nous le constatons tous les jours, que les Français en masse sont susceptibles encore des plus grandes choses. La vieille nation n'a point totalement dégénéré, considérée collectivement et en face des grands devoirs et des grandes entreprises.

J'arrive, Très-Saint-Père, à cette étrange personnalité qu'on appelle Napoléon III. J'ai dit qu'il était l'homme de la situation et que Dieu l'avait choisi pour la solution du grand problème actuel.

C'est une chose bien scabreuse que de dire son mot sur un homme qui porte sur son front l'auréole de la puissance et de la gloire. Mais j'ai voté contre lui et je devais être proscrit à cause de mon vote très hostile contre son avènement au pouvoir impérial; comme nature et par position sociale je m'appartiens, je suis indépendant; je ne demande rien; je n'ambitionne que le triomphe du principe religieux, des doctrines physiologiques et philosophiques qui sont exposées dans mon travail, le développement de ma patrie, sa gloire, son bonheur, le bien et la gloire de l'Église qui rejailliraient sur l'humanité tout entière.

Je dois à Louis Bonaparte, devenu empereur, justice* et vérité.

Napoléon III est le résultat de l'élection populaire; près de huit millions de suffrages l'ont porté sur le pavois, et cette élection s'est faite, comme autrefois celle des princes de l'Église, c'est-à-dire par le vote populaire. C'est donc dans le peuple qu'il a ses racines, et si la voix du peuple est la voix de Dieu, Napoléon III est l'élu de Dieu.

On reconnaît que la voix du peuple est la voix de Dieu, quand cette voix est libre et spontanée. Jamais peut-être dans les manifestations populaires il n'y eut plus de spontanéité et de liberté que dans le moment de ce vote célèbre. Si des influences ont été en jeu, c'était plutôt des influences contraires; il est vrai de dire que parmi ces millions de voix exprimées, il y en avait bien qui l'appelaient à monter pour mieux le faire descendre, mais la masse, la très grande et très imposante masse a voté comme un seul homme. L'élu de Dieu avait pour lui les simples, les cœurs et les âmes de bonne foi. C'est un point qui m'a paru significatif, c'est un des signes de la Providence relativement à cet homme.

Poussé sur le trône par les vagues populaires, Napoléon s'y cramponne comme sur un écueil, un rocher. Le danger était grand; il fait face à l'orage, aux vents qui soufflent en tempêtes dans toutes les directions, et avec un calme et une habileté qui nous étonnent, il parvient à commander aux passions, les flots de la tourmente révolutionnaire.

Il dit aux orléanistes qui s'amoncellent autour de lui : Vous avez de l'intelligence, vous voulez des honneurs et des capitaux qui rapportent, je vous donnerai des places dans les assemblées du pays, je favoriserai vos industries, et si je réprime les abus de la Bourse, vos opérations seront loin d'être stériles. Prêtez-moi le concours de vos facultés; venez à moi, je suis à vous.

Il dit aux légitimistes : Vous avez du cœur et de la fortune, vous avez aussi des capacités; mettez ces ressources au service du pays; venez, je vous ouvre les portes du Sénat, de l'administration, des conseils généraux.

Il dit aux républicains : Vous avez été impuissants sous le Gouvernement provisoire; moi, je vous donne ce que vous n'avez pu réaliser; je maintiens la grande conquête de cette époque, le suffrage universel; j'accorde des réformes dans le régime hypothécaire, des franchises commerciales sur les denrées de première nécessité, des institutions de crédit, je multiplie les moyens de communication, je répands l'instruction ; j'institue des Sociétés de secours mutuels, je simplifie la procédure, je consulte l'opinion, je me rends à l'évidence, je suis à quiconque raisonne, analyse et discute avec modération; moins la licence de la tribune et de la presse, je donne la liberté; avec moi, si vous n'avez pas le mot de *république*, vous avez la chose. Venez à moi et dépensez votre activité pour la chose publique.

Il dit aux socialistes : J'ai fait un livre sur le paupérisme; je connais les misères du peuple; il ne suffit pas de déclamer et de se lancer dans des utopies; des œuvres!

Prêtez-moi votre appui; je prends dans vos théories ce qui peut résister à l'expérimentation. Et voici que des cités ouvrières se construisent, que le logement et la vie à bon marché se réalisent pour le prolétaire.

Il dit aux ouvriers : Vous voulez du travail, je vous en donnerai, et votre salaire vaudra bien le salaire des ateliers nationaux. Et voilà que le Louvre s'achève, que la rade de Cherbourg s'achève, que des lignes ferrées s'achèvent, que des bassins se creusent, que des monuments s'érigent, que des sols s'assainissent, que des boulevards se construisent, que des quais s'embellissent, que des rues magnifiques s'édifient avec des palais, que le travail en un mot prend des proportions inouïes.

Il dit aux soldats : Vous avez été passifs, l'armée n'est pas ce qu'elle était et doit être; relevons son drapeau; qu'elle maintienne l'ordre au dedans, la gloire au dehors; qu'elle remonte au Capitole; mais que si elle tire l'épée, que ce soit pour un droit à faire triompher. Et voici que l'armée vole à la mort aux cris de *Vive l'empereur!* et qu'elle devient le boulevard de la civilisation.

Il dit au clergé : L'indifférence de la Restauration et le matérialisme pratique du Gouvernement de Juillet ont fait leur temps; multiplions et ornons les temples à la Divinité; la liberté de conscience et la liberté de cultes existeront; mais la religion catholique est reconnue par l'État, et toutes nos sympathies comme toutes nos protections sont pour cette sainte religion.

Il dit à l'Université: L'Enfant, c'est la semence de l'avenir; il n'y a pas rien que des facultés intellectuelles en lui; il y a des facultés physiques, des facultés morales et religieuses. Développez pour en faire un homme complet l'ensemble de ces facultés. Et ainsi il donne au corps enseignant qui n'envisageait que l'intellect une leçon qui, si elle était goûtée et mise en pratique, ne manquerait point d'avoir une très grande portée dans l'avenir.

Il dit aux pauvres, aux infortunés de tout âge, à ceux qui souffrent : Ma sollicitude s'étendra sur vous. Vous aurez des crèches, des salles d'asile, des dépôts sacrés, des dispensaires, la médecine gratuite, des hôpitaux en plus grand nombre, des secours de toute nature.

Il dit aux riches : J'ai fermé l'abîme qui allait vous dévorer; soulagez l'humanité malheureuse, et agissez de telle sorte que vos noms soient bénis.

Il dit aux exilés : Moi aussi, j'ai été sur la terre étrangère; je vous ouvre les portes de la patrie.

Enfin il avait dit à une poignée d'individus qui lui avaient été dévoués : Vous avez été les compagnons de ma mauvaise fortune, vous serez les compagnons de ma prospérité. Et sur ces rares débris du bonapartisme, il domine tous les éléments contraires, il opère une fusion des partis; il entraîne la nation, il fonde un gouvernement en harmonie avec les intérêts et les idées du temps. C'est dans la forme un empire; c'est dans le fond un gouvernement populaire; l'empereur est, comme on l'a dit, le Louis XIV de la démocratie. Voilà pourquoi, moi qui avais voté pour la République, je vote aujourd'hui pour lui.

Après avoir réédifié et imprimé une impulsion vigoureuse à cette administration qui est l'œuvre du génie de Napoléon Ier, après avoir encouragé l'agriculture en donnant lui-même l'exemple, après avoir développé toutes les ressources du pays, Louis Bonaparte, maître de la situation, dirige sa pensée sur l'Europe et par delà l'Europe; il tend à devenir l'arbitre du monde, et voilà que cet homme qui passait naguère par un insensé révèle un talent diplomatique et politique de premier ordre. Il aspire à réaliser au dehors ce qu'il a réalisé au dedans.

Il avait dit à l'Europe : L'Empire, c'est la paix; mais ce n'est pas la paix à tout prix; c'est la paix basée sur l'équilibre et l'intérêt des nationalités. Si vous voulez la guerre, nous ferons valoir la justice; et si la voix de l'équité est méconnue, nous tirerons l'épée de la France, et nous ferons alors la guerre, non point pour la guerre, mais pour la paix.

Il dit à la Russie : Vous ne pouvez être appelée à protéger les chrétiens d'Orient; votre mission, comme votre pensée réelle n'est point là; elle n'est point au Saint-Sépulcre et pour le Saint-Sépulcre; vous ne franchirez point le détroit des Dardanelles; vous n'occuperez point Constantinople; et par une combinaison savante, il fait alliance avec le

Piémont et l'Angleterre et triomphe avec les alliés à Sébastopol contre l'Empire moscovite.

Il dit aux Anglais : J'ai suivi sur votre terrain le mouvement grandiose de vos industries; j'ai vu fonctionner vos puissantes machines dans vos ateliers gigantesques; j'ai étudié les lois et les opérations de votre commerce, le génie de votre marine; je professe sous ce rapport pour votre pays une opinion mêlée d'admiration; mais je n'oublie point que vous êtes une nation jalouse, que vous avez persécuté l'empereur. Je consens à faire taire mes ressentiments dans l'intérêt des peuples, au risque même de ma popularité; je vous propose donc sérieusement de marcher ensemble; que si vous frappez, soit dans l'ombre ou à la face du soleil, je reconnaîtrai vos coups. Et voici que le port de Cherbourg et notre force navale sont à même d'appuyer ces déclarations tacites : Napoléon III est à même de répéter ce mot fameux à l'oreille de l'Angleterre : *Frappe, mais écoute.*

Il dit à l'Espagne : Mêlons nos pavillons, et dans l'intérêt de la cause du Christianisme, comme dans un intérêt de commerce, vengeons le sang de nos missionnaires, allons à la conquête civilisatrice de l'Extrême-Orient sur cette terre inhospitalière de l'Asie.

Il dit à l'Allemagne : Nous respecterons votre nationalité, à la condition que vous respecterez la nôtre, et l'Allemagne, qui peut à peine couvrir un emprunt de trois cents millions en face des éventualités d'hier, rentre dans le silence.

Il dit à l'Autriche : Vous arborez le drapeau évangélique et vous opprimez les peuples. Je vous défends d'étendre votre domination sur nos frontières; ce serait pour la France un danger et pour mon gouvernement un laisser faire des plus impolitiques; ou bien retirez-vous de l'autre côté du Tessin et donnez satisfaction à un pays qui devient un foyer de conspirations, ou bien la guerre pour affranchir l'Italie, si l'Italie est sage et comprend sa situation. Et voilà que le politique se révèle capitaine, qu'il passe son pont d'Arcole à Magenta et qu'il livre avec Victor-Emmanuel une bataille de géants, qu'il gagne à Solférino.

Enfin, il dit à la Catholicité : J'aspire à être le bras droit de la Papauté; j'ai replacé Pie IX sur son trône; la lave révolutionnaire était encore toute bouillante que je relevais le drapeau catholique à Bordeaux; j'ai choisi le Pape pour être le parrain de mon enfant, un archevêque pour être dans mon conseil privé; ma pieuse mère a rempli mon jeune cœur de piété; Dieu m'a donné une épouse chrétienne avec un fils chéri; il m'a tiré de très bas pour m'élever très haut; il m'a comblé de trop de faveurs insignes pour que je puisse déserter la cause de son Église qui est notre cause. Loin donc d'abandonner la tradition de nos rois vis-à-vis de cette Église, je me préoccupe de son avenir, de la question religieuse qui domine toutes les questions, de la question de Dieu qui est le *substratum* des sociétés vivantes. Non encore une fois, je ne puis manquer à ma parole, à l'honneur de la France, à ses plus grands intérêts, à mes intérêts personnels, à mon avenir, à la logique, à Dieu qui m'appelle; je ne puis livrer l'Église à ses ennemis.

Je ne sais si vous vous le rappelez, Très-Saint-Père, en décembre de l'année 1858, je passai avec vous en revue les hommes de notre époque et je vous signalais Napoléon III comme étant le seul fortement debout sur la scène du monde. Je priais alors le Tout-Puissant de marcher toujours sur la droite de ce monarque, afin qu'il répande son divin nom dans la famille humaine. Aujourd'hui j'appelle de nouveau votre attention sur cette nature extraordinaire, et je vous demande comment il se fait que cet homme qui passait pour un insensé a pu parvenir à déconcerter la sagesse contemporaine; comment en sortant des Sociétés secrètes il est devenu le rempart de l'ordre social; comment de téméraire qu'il s'était montré, il s'est fait si prudent; comment de dissipateur qu'on le disait, il administre de telle sorte que, malgré les frais énormes, le budget des recettes s'équilibre avec celui des dépenses; comment sous son impulsion féconde la richesse publique prend des proportions inconnues; comment les capitaux accourent se ranger en bataille au nombre de deux milliards six cents millions de francs, quand cinq cents millions seulement sont appelés sous les drapeaux; comment il a pu échapper avec l'impératrice aux terribles explosions de la poudre infernale; comment les boulets et la mitraille

l'ont épargné sous le feu de l'ennemi ; comment de l'exil
il a pu gravir les degrés du plus beau des trônes.

Quoi ! l'on répétait partout qu'il était libertin, un homme
de débauche (n'a-t-on pas appelé le Christ *potator vini ?*),
on ne cesse de répéter qu'il se livre à la concupiscence, et
moi, s'il est vrai, comme le prétend feu Bonnet Amédée,
ce penseur si chrétien qui portait naguère dans Lyon le
sceptre de la chirurgie française, s'il est vrai que j'ai traité
avec une grande richesse de preuves les plus hautes
questions de philosophie et de médecine, je ne puis
guère comprendre qu'une vie si active, si méditative, si
remplie de grands projets, puisse être compatible avec
une vie de désordres organiques.

Quoi ! l'on allait répétant qu'il avait une maladie de
la moelle épinière, et voilà, que dans la dernière campagne
il monte à cheval sous les ardeurs du soleil brûlant de
l'Italie, supportant tout le poids du jour.

Quoi ! l'on disait et l'on répète encore dans certains milieux des petites rancunes, des petites haines, des ambitions déçues, qu'il se servait de la religion comme d'un
moyen ; qu'il n'était, comme il n'est encore et plus encore
que jamais, qu'un habile hypocrite, et voilà que ce politique dont la pensée est aussi grande que la cause qu'il
soutient, essentiellement démocratique, après s'être
montré à l'intérieur ce qu'il est, après avoir fait à la face
des nations de solennelles déclarations, après avoir mis
son armée au service du Souverain-Pontife, quand sous
son inspiration et par son commandement, nos soldats
rivalisent de zèle et de dévouement pour la Papauté,
voilà que ce chef d'État rechercherait des alliances pour
faire pièce à cette même Papauté, tout en se déclarant
ostensiblement pour elle. Quelle logique absurde dans
une tête reconnue si capable !

Méditons, Très-Saint-Père, dans le silence des passions,
devant Dieu et en nous demandant :

Comment en un or pur le plomb s'est-il changé?

Répondons sans crainte que c'est par l'action de la divine Providence, qui a choisi Louis Bonaparte et lui a
donné ainsi qu'à la France cette sainte mission de sauver

pour ces temps son Église et avec son Église les générations catholiques.

A quelles conditions ce salut aura-t-il lieu ?

Ici je sens que je marche sur des charbons brûlants. La *Bibliographie catholique*, cette revue sévère, dans son numéro de février dernier, rendant compte de mon livre, témoigne de mon respect à la foi dont vous êtes le gardien. Je ne voudrais point manquer à ce respect que je lui dois, comme à vous, Très-Saint-Père, mais il faut dire la vérité, il faut la dire à ceux qu'on aime.

Vérité, vérité sainte, depuis que je suis à l'âge d'homme, combien de choses, d'avenir personnel, de repos, je t'ai sacrifiés !

Pour résoudre la question que je pose et qui doit être ma conclusion, il est nécessaire de se bien comprendre sur le sens du mot *révolution*, ce mot retentissant que des hommes de sang invoquent, que des conspirateurs invoquent, que les partis extrêmes invoquent et dont se servent comme d'un épouvantail des écrivains passionnés, exagérés.

Par révolution, j'entends un mouvement subit et violent, qui éclate après un labeur profond et lent au sein d'une société pour en modifier les fondements. Ce mouvement consiste dans un travail pénible et critique de l'organisme social, analogue au travail de la nature. L'effet de ce mouvement doit donc être une modification profonde, une transformation, quand ce n'est pas une création nouvelle.

La révolution dans la société humaine peut être religieuse ou bien philosophique, ou bien politique et sociale exclusivement. Considérée sous ces points de vue, elle n'est pas fatale, c'est-à dire elle pourrait ne pas être ; elle appartient à l'ordre moral, bien différente des révolutions purement physiques, géologiques, astronomiques, qui sont nécessaires, qui ne peuvent pas ne pas survenir, quand les éléments que Dieu a disposés sont là pour les faire éclater.

Toute révolution a ses causes, ses victimes, ses résultats.

La grande révolution, la plus grande de toutes qui s'est opérée dans le monde sur le Calvaire, avait ses racines dans les crimes accumulés de l'humanité; sa victime a été le Fils de Dieu; ses résultats ont été la transformation morale et religieuse de l'ancien monde en un monde nouveau.

Si je voulais examiner avec vous, Très-Saint-Père, toutes les révolutions qui sont si nombreuses, les révolutions morales, nous constaterions toujours ces trois choses : des causes, des victimes, des résultats. Ces trois choses se rencontrent dans les révolutions des peuples avant, comme après le Déluge, dans l'antiquité païenne comme au moyen âge, chez les modernes comme chez les contemporains.

Mais je veux seulement m'arrêter une seconde sur ces révolutions qui sont près de nous, qui nous importent tant, parce qu'elles doivent avoir une influence très grande sur la règle à suivre dans la crise que nous traversons : je veux parler de la révolution religieuse du XVI° siècle, de la révolution politique et philosophique de 89, de la révolution sociale de 1848.

La révolution du XVI° siècle a eu pour causes les abus de la Papauté temporelle et l'orgueil d'un moine : les abus de la Papauté comme cause radicale, prolongée; l'orgueil de Luther, comme cause déterminante; la victime a été surtout l'Église d'Allemagne avec celle de l'Angleterre; le résultat, la part légitime attribuée à la raison dans la recherche de la vérité, et à côté de cette conquête du libre examen, des schismes, des hérésies, des guerres religieuses.

La révolution de 89 a eu ses causes profondes dans les abus et les injustices du clergé et de la noblesse; ses causes déterminantes dans les écrits de Jean-Jacques, de Voltaire et des autres philosophes du XVIII° siècle; sa principale victime a été le vertueux Louis XVI; ses résultats, le Code civil, toutes les lois politiques dont nous jouissons, et à côté de ces conquêtes positives, l'insurrection proclamée comme étant *le plus saint des devoirs*.

La révolution de 89 est à cette date l'expression de la plus haute raison philosophico-politique, mais elle est une preuve expérimentale de ce que devient cette raison quand elle s'isole de la Raison divine.

Si la raison de cette époque n'eût point voulu marcher seule sans Dieu ; si elle eût consenti à s'appuyer comme elle est forcée de le faire sur la Raison de Dieu, nous eussions vu se réaliser dans le monde des merveilles en tous genres, et nous n'aurions point sombré dans des vagues de sang.

Napoléon III me paraît avoir compris le grand crime de 89, qui a été de faire acte de scission avec Dieu et d'insurrection contre sa sainte loi.

La révolution de 1848 a eu pour causes la jouissance criminelle des organes, l'égoïsme, l'abus de la propriété et du capital ; les agents déterminants ont été les Paul de Kock, les Michelet, les Quinet, les Auguste Comte, les Émile de Girardin... ; la victime, le courageux archevêque de Paris, Mgr Affre ; comme résultats, le retour aux choses spirituelles, cette lutte du bien contre le mal que je vous ai signalée, à la tête de laquelle a marché le chef de l'État, et des institutions démocratiques qui permettent à tous d'arriver aux honneurs, aux grades, à la propriété, tout en la sauvegardant et qui, en maintenant le suffrage universel, rendent le pays à lui-même dans l'exercice de ses droits.

Tels sont, Très-Saint-Père, à mon humble avis, les caractères de ces révolutions morales et de toutes les révolutions morales en général. On peut définir la révolution morale une réaction de la Justice éternelle, absolue, contre les abus ou les injustices des hommes, réaction violente qui s'accomplit trop souvent au moyen d'instruments terribles.

Cela posé, Très-Saint-Père, la révolution italienne existe : quelles sont ses causes, ses causes profondes, occasionnelles, son instrument, sa victime, quels seront ses résultats ?

Ses causes prédisposantes ou radicales consistent dans les abus antérieurs et déjà lointains du pouvoir temporel de la Papauté ; dans les abus du système autrichien qui s'est répercuté à Rome dans la tête de certains cardinaux ; ses causes déterminantes sont les de Cavour, les

Garibaldi, les Mazzini; son instrument, le poignard des sectaires et des conspirateurs; sa victime a été jusque-là le meilleur des pontifes; ses résultats, si elle s'achève comme il convient, sera, indépendamment d'une nationalité italienne limitée, une Confédération italique, le salut de l'Église romaine catholique, sa puissance spirituelle affranchie des embarras du temporel; l'Église qui se retrouve avec ses forces vives, en face d'elle-même, qui rayonne dans le monde ses lumières et ses divines ressources, qui cimente les alliances entre les nations catholiques, qui gagne des âmes à Jésus-Christ. Mais ces conquêtes précieuses ne se feront point sans de grandes douleurs; ces grandes douleurs se manifestent déjà trop; les catastrophes surviendront-elles?

Catilina de la Rome chrétienne est à vos portes, Très-Saint-Père, les temps pressent.

Si la Révolution italienne est une révolution morale, si ses causes profondes sont des causes morales, évidemment elles sont libres et si elles sont libres, il est au pouvoir de l'humanité de les faire disparaître, et si ces causes disparaissent, les causes occasionnelles portant à faux, s'évanouissant, ce qu'il y avait de triste dans les effets, Dieu aidant, n'aura plus lieu: la justice divine étant satisfaite, la stabilité de l'ordre sera.

Saisissez donc, Très-Saint-Père, les moyens de salut; retranchez tout ce qui est du système autrichien dans votre gouvernement; éliminez, éliminez. Je ne dis point: Réformez-vous dogmatiquement: ce serait presque un blasphème de ma part; mais je puis vous dire: Réformez-vous civilement; écoutez les avis de Sa Majesté Française à ce sujet, ce sont les avis d'un fils dévoué; oui, réformez-vous civilement, politiquement, car si la Papauté a ses divins attributs, si elle ne peut faillir quand elle délibère au nom du Christ avec les évêques assemblés sur des choses qui regardent le dogme, quand elle délibère sur des choses purement humaines, il n'en est pas ainsi et l'Esprit de Dieu dans ces conditions peut bien lui faire défaut.

Réformez-vous donc civilement: le fait relatif à l'enlèvement de l'enfant Mortara s'élève contre vous. Je suis père de famille, et tous les sophismes de vos prétendus défenseurs ne me persuaderont pas que votre loi civile est parfaite; elle est déjà sous le rapport des droits de la paternité, défectueuse, pour ne rien dire de plus.

Réformez administrativement, de sorte que le rouage spirituel puisse fonctionner d'une manière plus libre et plus active: que le curé soit curé, l'évêque soit évêque, le cardinal cardinal.

Réformez politiquement et socialement. Je suis de ceux qui vous reconnaissent des droits au temporel; je sais que vous avez prêté serment de conserver intact le domaine de Saint-Pierre, que pour exercer le ministère spirituel il vous faut de l'indépendance; que cette indépendance ne peut être si vous n'exercez pas sur un terrain neutre; mais si vous avez juré de conserver intact le trésor matériel, vous avez surtout juré de développer et de répandre le trésor spirituel, et si vous êtes tenaillé par des cardinaux qui ne peuvent avoir des entrailles de prêtres par la raison qu'ils ne sont point prêtres, qui vous crient: *La propriété est chose sacrée, périsse l'Église plutôt que la propriété*, résistez à ces conseillers aveugles; faites des concessions; ne permettez pas que des mains impies aillent plus loin; n'imitez pas Louis XVI; de l'énergie, de l'énergie; conservez ce qu'il faut, tout ce qu'il faut pour être en liberté dans Rome, et mettez fin à ces misérables dissensions sur le temporel qui désolent tous les cœurs vraiment catholiques et qui déchirent le cœur de Jésus-Christ.

Au surplus, il n'en est pas d'un royaume et de ses habitants comme il en est d'une propriété qu'on s'est acquise par son travail, par ses capitaux, par héritage. Cette terre, ce royaume, avec ses populations n'appartiennent pas à celui qui les gouverne, pas plus qu'appartient à un régisseur la terre qu'il régit; il y a mieux, les peuples au lieu d'appartenir à un roi, à un empereur, s'appartiennent; au lieu d'être sujets d'un monarque, ils sont à présent citoyens et sont libres de choisir leur gouvernement. Pour ce qui est de la Papauté, son représentant s'intitule le *Père commun*, et ses enfants ne sont pas des sujets, mais des fidèles, n'est-il pas vrai?

On rapporte que le prince de Joinville, quelques jours avant le 24 février 1848, alla trouver son père et lui dit : « Renvoyez M. Guizot du Ministère, faites des concessions à l'opinion et accordez des réformes. » Louis-Philippe, pour toute réponse, exila du palais le prince qui ne manquait pas d'intuition.

N'imitez point, Très-Saint-Père, ce monarque ; écoutez les conseils de votre fils dans le Seigneur, qui voit de plus loin qu'un d'Orléans et qui peut davantage, qui vous a réintégré sur votre Siège apostolique et qui vous y maintient. Renvoyez, hâtez-vous de renvoyer votre ministre d'État Antonelli.

Pour ce qui est des choses de votre gouvernement temporel, au nom de l'humanité et de Jésus-Christ, je vous en conjure : réformez-vous, si vous ne voulez pas être réformé.

Considérez combien d'erreurs en moins eussent désolé le monde, combien en moins de dissidences, de luttes ardentes et fatales, de calamités profondes pour les peuples, si dès le commencement de l'attaque luthérienne, on se fût réformé relativement aux indulgences, et si l'on eût accordé à la raison de l'homme la part qu'elle doit avoir dans la recherche de la vérité philosophique et religieuse.

Considérez combien de sang précieux eût été épargné, si, dans la première période de la Révolution française, le clergé et la noblesse eussent écouté la voix du sens commun et de l'équité, si la Papauté eût usé de son influence sur les prêtres et sur les moines pour faire cesser des privilèges odieux.

Considérez si les sanglantes et lugubres journées de juin 1848 eussent pu éclater dans le cas où l'on eût banni, avec le ministre protestant, la corruption électorale, les abus du capital qui se faisaient déjà sur une grande échelle dans les hautes régions.

Réformez-vous non seulement dans ces choses, non seulement dans vos hommes politiques, mais encore dans ce personnel à part qui a reçu la sublime mission de dispenser aux humains le pain d'amour, de vie, de la fraternité vraie.

Qui suis-je, grand Dieu! pour oser parler de tes ministres, moi, qui ne vaux peut-être pas le dernier d'entre eux? Si je ne puis garder le silence à cet endroit, c'est qu'une voix intérieur m'oblige, c'est parce que je voudrais avec ardeur voir le prêtre à la hauteur du sacerdoce et des difficultés du temps, parce que je voudrais que ses ennemis fussent forcés de rougir de honte à la vue de ses vertus, parce que, dans le monde, on ne sait point distinguer l'homme de la religion d'avec le principe religieux, et que dans cette confusion Dieu lui-même ne trouve point son compte.

Le clergé, et principalement celui qu'on appelle à tort le haut clergé français, n'est pas à coup sûr ce qu'il était avant 89 : le châtiment que lui a infligé la Providence lui a servi, et quand on le compare aux classes qui ont uniquement respiré l'atmosphère du matérialisme, on le trouve supérieur de beaucoup ; mais quand on le considère tel qu'il est, comparativement à ce qu'il doit être et à ce qu'il était à l'origine et à côté du divin Maître, sur les traces duquel il doit marcher, on constate des distances assez grandes.

Que Votre Sainteté secoue ses entraves et que de ses mains libres et puissantes, elle élève au-dessus de la terre son clergé et le fasse graviter vers Jésus-Christ!

Le clergé doit être comme un corps de cristal pur et transparent, placé entre l'humanité et la Divinité. Ce corps reçoit d'En-Haut les rayons divins et c'est à travers sa transparence que les fils de l'humanité voient Dieu. S'il a des taches, ce corps au lieu d'être diaphane devient opaque ; les rayons qui partent du *Soleil* spirituel ne le traversent plus, et les hommes qui regardent du côté du Ciel ne découvrent plus Dieu : ils le perdent de vue.

Vous donnerez, Très-Saint-Père, au clergé de l'univers, tout en maintenant le principe sacré de la propriété, un grand exemple d'abnégation des choses de ce monde, afin que tous les membres de ce corps auguste soient eux-mêmes pleins d'abnégation dans l'ordre temporel, exempts de toute ambition terrestre, de cette prudence qui n'est que le calcul de l'égoïsme ; vous verserez dans son sein les dons du Christ, afin qu'il déborde de zèle, d'une sainte initiative; qu'il ne redoute aucune puissance humaine quand il s'agit du devoir; qu'il passe ses jours dans le travail et l'exercice de la charité, émettant partout la lumière et les grâces évangéliques.

Pour éviter de grands malheurs et dans l'intérêt suprême de l'Église, vous accorderez ce que la sagesse et les temps exigent. Dieu le veut, Dieu le veut! Et à l'effet de rétablir l'harmonie, pour faire disparaître les nuages accumulés et qui portent la foudre, pour déjouer les noirs complots, pour faire taire les haines sacrilèges, pour réduire les ennemis de Dieu et faire reculer l'Enfer, vous regarderez du côté de la France, la fille aînée de votre Église que le Seigneur vous envoie; vous accueillerez avec confiance le don que Dieu vous fait dans la personne de son empereur, qui ne combat pas seulement d'hier pour votre cause; qui a été et sera l'instrument du bien et non du mal, entre les bras de la Providence, dans cette révolution italienne, qui peut seul, avec l'aide du Ciel en opérer la solution.

Alors, Très-Saint-Père, comme jamais le flambeau de l'Évangile brillera dans Rome, sur la coupole de Saint-Pierre; alors, en présence de nos invincibles phalanges et devant l'attitude du vainqueur de Solférino, l'ignoble poignard de Mazzini, qui fait la honte des conjurés italiens, sera émoussé pour longtemps; alors l'épée de Garibaldi sera brisée et ses bandes seront dispersées; alors seront déjouées les intrigues du ministre piémontais dont l'impiété est égale à l'ambition, et les différents États de la Péninsule pourront former une Confédération : alors des alliances nouvelles se feront entre les princes catholiques, et l'Irlande et la Pologne auront des jours meilleurs; alors la vapeur étant, l'électricité étant et toutes barrières entre les peuples n'étant plus, les conquêtes positives et légitimes de 89 et de 1848 s'étendront dans toutes les nations avec les conquêtes du Christianisme; alors, après les grands naufrages, les expériences cruelles, la raison humaine marchera d'accord avec la Raison divine et prendra sur Elle un point d'appui; alors encore, des périodes de bonheur seront accordées à la famille humaine. La science philosophique et théologique, la saine littérature qui se trouvent dominées par les préoccupations politiques refleuriront; alors il se fera encore une grande joie dans le Ciel, à cause de ce qui se passera sur la terre, et l'Église, cette institution divine, tressaillira d'allégresse parce que la vertu de la Croix pourra s'épancher davantage sur le monde.

Ainsi soit-il!

Recevez, Très-Saint-Père, etc.

———

*1er juillet 1860.*

TRÈS-SAINT-PÈRE PIE IX,

En décembre 1858, lorsque j'avais l'honneur de recevoir votre bénédiction, je passais avec vous en revue les hommes de notre temps et je vous signalais l'empereur Napoléon III comme étant le seul debout, capable de faire face à la situation. Déjà j'entrevoyais ce qui pouvait arriver entre Votre Sainteté et Sa Majesté Française, et comme rien ne me semblait plus précieux, pour le bien des nations, et de la nation italienne en particulier, que la bonne harmonie entre la puissance dont vous êtes revêtu et celle qu'elle représente, j'avais cru devoir appeler toute votre attention sur l'élu de sept millions cinq cent mille suffrages libres et spontanés.

Je tendais donc à vous faire pencher de son côté. J'aurais voulu, dans ma faiblesse, briser l'obstacle qui vous séparait : Pie IX et Napoléon III, me disais-je, quelle alliance !

C'était et c'est encore l'indépendance du Saint-Siège et celle de l'Italie, l'indépendance des nations catholiques, le relèvement de l'Autriche, si l'Autriche consent, se résigne dans son intérêt réel, à vous prêter main forte.

C'était le progrès moral qui offrait son point d'appui au progrès matériel, la sainte faiblesse qui se confond avec la force, l'équilibre des droits et des devoirs des peuples, la gloire de la vérité, son triomphe contre l'erreur, la cause de la civilisation victorieuse contre la barbarie brute ou raffinée, la cause sacrée des nations, la cause non moins sacrée de Dieu.

Napoléon III et Pie IX de 1847, c'était et c'est toujours,

malgré des résistances aveugles, le contrecoup de toutes ces choses et jusqu'à un certain point l'irradiation de tous ces avantages dans l'univers...

Quelle ne doit pas être, Très-Saint-Père, mon anxiété, quand je vois après la victoire de Solférino cette alliance compromise! Hélas! combien jusqu'à ce jour mes vœux sont restés stériles; combien les difficultés se sont multipliées avec les malheurs sans nombre! C'est le sang des chrétiens qui coule, la liberté du pontife qui est enchaînée, les passions soulevées. Jamais on n'a préparé autant de moyens de destruction; partout on parle de paix, et l'on se sent entraîné dans la guerre. En raison de toutes ces calamités, vous me permettrez, Très-Saint-Père, d'insister et de vous soumettre ma pensée sur les affaires du temps.

C'est un fils qui vous parle. S'il se trompe, vous lui pardonnerez; s'il dit vrai et les faits sont là avec leur logique, vous saisirez la raison de ces faits; vous entendrez la voix de Dieu qui veut vous sauver et les sociétés avec vous par un bras très puissant, le bras d'un Bonaparte.

En 1847, Très-Saint-Père, vous vous étiez proposé d'affranchir l'Italie contre l'Autriche et de doter votre pays d'institutions libérales. Napoléon III a voulu réaliser ce que vous n'avez pu. Vainqueur à Solférino, il semblait qu'il ne devait plus trouver d'obstacle : les obstacles se sont au contraire multipliés sous ses pas à un point qu'on a oublié tout ce qu'il a fait, qu'on va jusqu'à le nier. On dit même que lorsqu'il vous fait des promesses, vous regardez le crucifix.

Ou bien de deux choses l'une : ou vous voulez vivre de de la vie de souverain temporel et spirituel tout à la fois, ou voulez être seulement et simplement le représentant du Christ : si vous voulez être uniquement pontife comme il l'a été ici-bas, il faut renoncer à la couronne royale; si vous voulez être en même temps pontife et roi, comme vous croyez devoir l'être pour administrer plus librement et plus magistralement l'Église, il faut accepter ce que toutes les royautés terrestres sont forcées de subir; il faut admettre ce qu'il y a de vrai, de juste dans les principes modernes, ce qui constitue le vrai progrès d'après nous et d'après l'évêque de Troyes et tant d'autres contre le cardinal Antonelli, Messeigneurs de Poitiers, de Nîmes...

Mgr Pie, de Poitiers, qui projette une si belle lumière dans les études philosophico-théologiques, croit que tout ce qui nous vient de la grande Révolution française est marqué au coin de l'impiété et de l'injustice; il ne voit rien de mieux que la loi du passé et les principes de la légitimité.

Sans manquer à ce que je lui dois et à ce que je dois à l'Église, je puis bien affirmer que Monseigneur se trompe: il a contre lui, parmi tant de choses, la pensée et les projets de Votre Sainteté au début de votre Pontificat; il oublie une chose importante, c'est que les peuples sont comme les individus, qu'ils n'ont point seulement des facultés morales intellectuelles, mais aussi des facultés physiques, physiologiques: aux premières correspondent la religion, la philosophie, l'histoire, la littérature, la science pure; aux secondes cette science sociale qu'il n'a point mission d'enseigner et à laquelle il est étranger, j'entends dire la politique qui règle les rapports des citoyens entre eux, est chargée surtout de pourvoir à la sûreté, aux besoins et autant que possible au bien-être des individus.

L'éloquent évêque tronque donc l'humanité en faisant abstraction des éléments positifs, matériels, de cette science, en rejetant l'économie politique, nos constitutions politiques, notre Code civil qui se trouvent être l'expression du génie, du génie napoléonien et du génie national.

Il oublie que les races qui ont gouverné les États, les royaumes et les empires ressemblent à des arbres séculaires qui après avoir jeté des racines profondes dans le sol et donné des rameaux, s'épuisent, manquent de sève et se dessèchent pour disparaître. C'est évidemment l'histoire de l'humanité: les races royales, ne sont pas immortelles.

Il oublie encore, le noble évêque, que dans les différentes périodes historiques, lorsqu'une race royale est tombée, une autre lui succède et qu'elle est élevée sur le pavois par le suffrage ou les vœux exprimés des citoyens.

A ce titre, je le demande, Très-Saint-Père, l'élection de Louis Napoléon n'est-elle pas légitime? Et moi, qui ai voté contre lui, ne dois-je point m'incliner tout comme Sa Grandeur épiscopale lorsque je constate avec tous que si jamais il y eut une élection libre, spontanée, c'est bien l'élection de décembre? L'élu du peuple a été ce jour-là l'élu de Dieu.

Mais, dira-t-on, le suffrage universel est une arme dont on abuse, et quand il ne se manifeste pas tel qu'il doit être, il présente les plus grands périls.

Si de ce qu'on abuse d'une chose, il fallait la repousser, il faudrait supprimer la plus excellente de toutes, je veux dire la religion. Malheureusement, il faut le reconnaître, c'est encore de l'histoire de tous les jours, il arrive, comme il est arrivé et arrivera, qu'on abuse et abusera de cette grande institution; les ennemis s'emparent, se sont emparés et s'empareront de ses abus; l'enfer s'en réjouit et s'en réjouira, comme il s'en est toujours réjoui, et confondant les hommes avec les principes, veut comme il l'a voulu et le voudra anéantir la chose.

Je suis loin d'admettre le suffrage universel tel quel; je le voudrais à deux degrés et avec des garanties plus sérieuses. Je suis loin aussi d'admettre tout ce qui s'écrit dans la presse, tout ce qui se passe dans les réunions et dans les régions élevées du pouvoir, en Italie, comme en France et ailleurs. — Je proteste dans mon âme et conscience contre ce qu'on appelle la raison d'État; jamais je reconnaîtrai la nécessité politique de mal faire et de faire du mal.

Néanmoins, malgré des défaillances, tout ce que le présent offre de triste, j'ose encore espérer dans celui qui a été appelé à nous gouverner.

Lorsque j'essaye de juger un gouvernement, je sais d'avance qu'il y a en lui de l'humain; et si d'une manière générale je considère les dix premières années écoulées du règne de Napoléon III, je ne puis m'empêcher de reconnaître qu'il y a en somme du bien; j'espère toujours qu'il est des mesures qui ne seront que des mesures de circonstance.

L'empereur a pris l'héritage de Louis-Philippe tel qu'il était. Si je ne crois point à certains de ses conseillers, je ne crois point non plus qu'il puisse gouverner avec M. de Montalembert qui se pâme pour la constitution anglaise, avec tant de Français qui se font Anglais par haine pour Votre Sainteté, avec Louis Veuillot, dont j'admire le talent, la verve et le courage, mais dont la plume passionnée ne laisse point que de faire du mal au clergé, de M. Louis Veuillot qui, je ne le comprends pas, a trouvé protection à Rome contre l'archevêque de Paris, Mgr Sibour. On n'arrive à bout de rien avec la passion déloyée dans le fiel.

Et puis enfin, le fond a-t-il changé? Napoléon a-t-il dévié? Il poursuit la grande œuvre commencée par le Souverain-Pontife et quand il veut lui donner le baiser de paix pour la mener à bien, la calomnie, qui est l'arme des âmes dégénérées, l'accuse de lui donner le baiser de Judas; le cardinal Antonelli est là qui lui oppose son *non possumus*.

Ne nous y trompons point, Très-Saint-Père, l'empereur ne peut faire comme vous; il ne peut reculer. Ce n'est point la démagogie qui l'oblige: c'est le principe qui l'a fait ce qu'il est; c'est sa conscience et une puissance d'En-Haut.

Il a jeté des racines, non point dans les mauvaises couches sociales, mais dans le peuple, le vrai peuple, et dans son armée qui fléchit le genou devant le Dieu des tabernacles; il marchera donc, et du moment que son entreprise est sainte, puisque vous l'avez vous-même inaugurée, le Tout-Puissant l'armera de sa force et lui prêtera encore son tonnerre pour triompher.

Qu'on ne se fasse pas d'illusions. Ce ne sont pas nos offrandes, notre argent, nos volontaires qui vous sauveront; il faut quelque chose de plus, et ce quelque chose c'est le neveu de celui qui par ordre de la Providence arrachait la société française à l'anarchie, et rouvrait les temples.

Sans Napoléon III, c'est le marasme, la discorde, le sang qui coule en Europe; avec l'empereur et Votre Sainteté, c'est la solution de la question italienne, c'est le sang vengé, la prospérité de l'Église, la paix dans le monde.

Vous préférerez, Très-Saint-Père, la paix, et vous ferez alliance avec Sa Majesté.

## A Napoléon III

*10 juillet 1860.*

J'ai l'honneur de soumettre à Votre Majesté ces pages intitulées : « La solution de la *Question italienne*. » Je n'ai point la prétention d'être en philosophie politique, par rapport à Votre Majesté, ce qu'était pour Louis XV, au siècle dernier, le médecin Quesnay, qui passe pour être le fondateur de la science économique ; mais je prétends aimer mon pays autant que cet ancien confrère.

Comme j'avais reçu du Saint-Père sa précieuse bénédiction, c'est à Sa Sainteté elle-même que je m'adresse dans ce document. J'examine avec le Souverain-Pontife d'où peut venir le salut et, après avoir interrogé l'histoire, les signes et les puissances du temps, j'arrive à conclure que c'est encore la nation française qui est appelée à sauver, avec l'Église, la société contemporaine et que vous êtes l'instrument de cette merveille entre les bras de la Providence.

Puissent les vues de Dieu être telles et puisse la gloire en rejaillir sur mon pays, sur vous et sur le prince impérial !

Le prince impérial ! Vous me paraissez singulièrement préoccupé de son avenir.

Eh bien, je vais vous révéler un secret que vos habiles politiques ne connaissent point.

« Pour fonder d'une manière solide votre dynastie, » soyez, Sire, ce que vous avez été au commencement de » votre règne, c'est-à-dire soyez du côté de Dieu, et Dieu » sera de votre côté, et avec Dieu nulle force ne pourra » vous ébranler, et nos fils verront sur la tête de votre » fils la couronne de France. »

C'est un ancien républicain qui vous tient ce langage : c'est un catholique qui, s'il avait seulement un mot de Votre Majesté, serait capable d'user ses genoux en présence de Pie IX pour obtenir ce que Dieu veut, ce que la raison, les peuples veulent, ce que l'empereur veut pour sauver avec l'Église plusieurs gouvernements européens.

Je crois devoir ajouter ceci : Ou bien Votre Majesté sera du côté de Dieu avec Pie IX, et alors vous serez invincible, et votre dynastie sera solidement fondée, ou bien vous serez contre l'Église et son représentant ; nouveau Samson, vous secouerez la colonne du temple et alors vous serez le premier, avec votre postérité, enseveli dans les ruines.

# A Napoléon III

20 juillet 1861.

SIRE,

Pourquoi l'Empire qui s'était élevé jusqu'aux hauteurs solfériniennes subit-il un temps d'arrêt ou plutôt semble-t-il évidemment descendre ? C'est un grave problème qui se confond avec une question capitale, celle de l'Italie, et il faut être bien pénétré de vos sentiments de bienveillance et d'équité d'une part, et de mes devoirs civiques d'autre part, pour oser la poser devant Votre Majesté.

S'il ne s'agissait dans le présent que d'une question de réformes, de plus ou de moins de liberté d'une nation, de l'ambition d'un peuple, de l'absorption d'un autre, l'Europe ne prêterait point tant l'oreille et les esprits attentifs ne seraient point tant émus. Mais il s'agit de plus que tout cela.

La lutte engagée à présent, c'est la lutte antique et toujours nouvelle de la raison humaine contre la Raison divine, et il faut en convenir, cette lutte a pris des proportions excessives : c'est le relatif qui s'insurge contre l'absolu, le fini contre l'infini, la loi de l'homme contre la loi de Dieu, le fait contre son principe.

La doctrine du fait est à l'ordre du jour dans la science : nos savants totalisent des faits au lieu d'en chercher la loi et de les soumettre à la loi : la science tend à n'être plus qu'une collection de faits. Cette doctrine s'est infiltrée partout dans l'histoire, la littérature, l'agriculture, l'industrie... elle s'impose à la politique et veut se substituer à la doctrine du droit. M. Barroche ne dit-il pas à la tribune de l'Assemblée législative que l'unité italienne, qui est *presque un fait peut demain être une loi*, confondant par là la loi et le fait ? Aussi la doctrine du fait domine, et si le fait est de nature à servir la politique de l'intérêt préconisée par John Russell, il devra s'accomplir nécessairement ; il le devra alors même qu'il tendrait à vous juguler, Vous et moi. Que dis-je ! Plus il y aura d'intérêt à ce qu'il s'exécute, plus le fait quel qu'il soit dans ce système, qu'il soit équitable ou exécrable, devra se

3

consommer, recevoir sa consécration, et M. de Cavour
devra savoir *attendre à temps et oser à propos* pour la per-
pétration du fait.

J'ai dit que 89 était jusqu'à cette date célèbre l'expression de la plus haute raison humaine, mais qu'il était la
preuve expérimentale de l'impuissance de cette même
raison, quand elle se sépare de la raison absolue. Le
crime de cette époque est d'avoir fait acte de scission
avec Dieu, et je disais, Sire, dans les mêmes pages que
j'avais l'honneur de vous adresser, ainsi qu'au Souverain-
Pontife, que vous me paraissiez avoir compris ce grand
crime, et dans ma pensée je vous croyais appelé par la
Providence pour réparer cette immense iniquité, pour
consommer l'alliance de la raison relative avec la raison
absolue.

Quelle que soit, Sire, la raison de l'homme, elle n'est
qu'un point devant l'Infini intellectuel, qu'un pâle reflet
de la Raison divine. La société est comme une pyramide :
si vous la placez sur ce point, l'équilibre pourra exister,
mais il sera instable, très instable : si au contraire, cette
pyramide s'appuie sur Dieu, repose sur sa loi qui a sa
formule rigoureuse et parfaitement claire dans les articles
du Décalogue, elle est sur sa large base, solidement établie,
et l'équilibre existe avec la stabilité de l'ordre.

On l'a dit, et les sages de tous les temps l'ont proclamé,
aucune société ne s'est élevée sans que la religion ne
lui servit de fondement. Or, de nos jours, la religion est
sapée de partout; ce n'est pas étonnant que les gouvernements, y compris le vôtre qui s'élevait naguère si haut,
menacent de sombrer.

Telle est, Sire, la cause radicale qui fait que la société
contemporaine penche, nonobstant ses lumières, ses ressources, ses merveilles; qui brise les trônes, emporte les
dynasties et ébranle toutes les couches sociales.

Certes, c'est un grand enseignement qui nous est
donné : les nations sont armées de toutes manières, elles
disposent de moyens inouïs, de forces inouïes, et elles ne
peuvent se tenir debout. Cet enseignement me rappelle
toutes les grandes chutes de l'humanité, et si je n'avais
pas d'autres preuves de l'existence de Dieu, de ses rap-

porte nécessaires avec sa créature, de la nécessité de sa loi et des moyens qu'il a apportés sur la terre pour la faire observer et rendre l'homme tel qu'il doit être, cette preuve me suffirait largement.

La raison et la volonté, Sire, ont été données à l'homme pour en user sans doute, mais conformément à l'Intelligence et à la Volonté suprêmes, et non contre elles. Chaque fois qu'on a vu dans un peuple l'harmonie exister entre les facultés de l'homme et les attributs de la Divinité, ce peuple, quelle que soit l'étendue de ses frontières, a été invincible. Les anciens avaient si bien saisi la nécessité de cette harmonie qu'ils condamnaient à l'exil tout citoyen de la République qui manquait publiquement à Dieu ou aux dieux qui le représentaient sous différentes formes.

Donc, Sire, si la source du mal vient de ce que la base manque, il faut la rechercher, il faut retrouver le centre de gravité perdu; il faut revenir à l'arche trois fois sainte; il faut être, comme à Bordeaux, comme à Marseille, en Bretagne; il faut faire alliance avec Celui qui tient la place du Christ sur la terre, l'alliance entre celui qui représente la raison humaine, civile et politique en France et celui qui représente la Raison divine, l'alliance entre Napoléon III et Pie IX, entre la science et la foi, entre les forces de la matière et les forces spirituelles, entre l'humanité et la Divinité.

C'est pour avoir méprisé cette alliance qu'un monarque babylonien se contemplant dans sa splendeur fut précipité des sommets de sa gloire, qu'Alexandre de Macédoine fut emporté dans une chute profonde, qu'Alexandre de Paris fut brisé sur un rocher de l'Océan, et tant d'autres que l'histoire enregistre pour les débordements de leur orgueil et de leur ambition, depuis le premier homme jusqu'à nous.

Mais qui servira de trait d'union dans cette alliance que la raison et le cœur réclament?

Assurément ce ne peuvent être des hommes de la trempe du procureur général à la Cour de cassation, qui dit en plein Sénat que la Providence est *un fonds riche d'espérances et pauvre de ressources*; ce ne peut être le président du Conseil d'État, ni ces ministres qui laissent passer l'impiété du journalisme et qui créent des chaires de positivisme et d'athéisme raffinés; ce ne peut être un démon de l'orgueil, l'inventeur de la *morale du risque*, et cet autre qui enseigne que Dieu *c'est le mal*. Aucun de ces hommes dont le moindre défaut est le scepticisme, quel que soit du reste leur culte pour Votre Majesté, aucun de ces champions des dynasties que la France a condamnés, aucun de ces prélats qui ne voient qu'un terme de la question, le terme divin, et qui ne comprennent point comme vous la relation des deux termes, la nécessité de leur accord, de leur marche simultanée dans le gouvernement des choses d'ici-bas, aucun isolément ou tous ensemble, ne peuvent aboutir.

Vous avez pour résoudre le problème dans la science: Jean-Baptiste Dumas de l'Institut, le grand chimiste, qui ne rougissait point dans ses cours de prononcer le nom de Dieu; dans la religion l'archevêque de Paris; dans la législation un de Cormenin; dans la théologie, un penseur froid et profond, Mgr Gerbet; dans l'armée, un de Mac-Mahon; dans la politique un Drouyn de Lhuys. Si vous les députiez à Sa Sainteté pour parler en votre nom et au nom de la France, l'alliance en question pourrait se faire, et cette alliance étant, la confiance et le calme renaîtraient dans les esprits et les consciences. Nous serions loin d'être isolés en Europe et sur la terre, nous serions avec toutes les nations catholiques invincibles, avec nos soldats, sous l'égide du Très-Haut, et vous, Sire, vous rayonneriez dans l'avenir, comme vous l'avez fait dans le passé, des rayons de la vraie puissance et de la vraie gloire.

---

## A Sa Majesté l'Impératrice Eugénie

*25 juillet 1861.*

MADAME,

L'histoire nous apprend que dans certaines circonstances des plus graves de la vie des peuples, la Providence a appelé la femme à influencer les événements, et même à sauver des États.

C'est à cause de cet enseignement et aussi parce que nous sommes pénétré de confiance dans votre sagesse et de votre dévouement à tout ce qui est bien, que dans ces temps difficiles nous dirigeons nos regards du côté de Votre Majesté et que nous la conjurons de vouloir bien intercéder pour nous auprès de l'empereur.

Nous venons d'adresser à Sa Majesté l'empereur copie de la lettre au Saint-Père que nous avons aujourd'hui l'honneur de vous envoyer dans la crainte qu'elle ne lui ait pas été remise. Votre Majesté comprendra les sentiments qui l'ont dictée, et si elle pouvait pénétrer dans le fond de notre être, elle nous pardonnerait la liberté que nous avons prise vis-à-vis de l'empereur de l'entretenir d'un projet conçu pour arriver au dénouement de cette question si grave et si délicate, la question italienne.

Je vous l'avouerai, Madame, je commence à craindre pour la Papauté.

En 1846, je prédisais la chute des d'Orléans; j'aurais la douleur, si l'on touchait à la colonne du temple, de penser que l'Empire aurait monté jusqu'aux hauteurs de Solférino, mais qu'il descendra inévitablement de ces sommets pour s'abîmer dans le *néant*.

Daignez agréer, Madame, etc.

*Note.* — Le secrétaire de Sa Majesté l'impératrice m'avait répondu qu'elle s'était fait une loi de ne pas intervenir dans ce genre de questions, et actuellement, 20 juillet 1866, je constate, avec une douleur mêlée d'effroi, la mission confiée au prince Jérôme au quartier général de Ferrare. Je ne comprends point que dans une affaire si grave, qui intéresse tellement Rome, on puisse députer l'ami des Havin, des About, des Guéroult, etc.

C'était bien la peine de tancer des plages africaines, comme on l'a fait, l'orateur d'Ajaccio. Hélas ! hélas !

(Voir plus loin les deux dernières lettres adressées à l'empereur Napoléon en 1866 et 1867).

———

A Son Excellence M. Drouyn de Lhuys,
### Ministre des Affaires étrangères

## DE L'ALLIANCE DE L'AUTRICHE AVEC LA FRANCE

1re lettre du 16 août 1863.

MONSIEUR LE MINISTRE,

J'ai eu l'honneur d'adresser par l'ambassade française,

dans le courant de l'année 1860 à Sa Sainteté Pie IX, un mémoire dont la conclusion était l'alliance entre l'Église et la Papauté. J'avais cru devoir profiter de la bénédiction, dont le Saint-Père avait daigné me gratifier, à l'occasion de l'hommage que je lui fis de mon livre *La Médecine dans ses rapports avec la Religion*, pour lui dire respectueusement et franchement, en fils dévoué, ce que je pensais des affaires d'Italie, et dans le même moment j'avais aussi fait à Sa Majesté Napoléon III la même communication, dans le but de lui exposer toutes les conséquences qu'on pouvait tirer d'une semblable alliance.

Cet exposé a été renvoyé à votre Ministère, il avait pour titre : *La Solution de la Question italienne*. Je ne l'ai point livré à la publicité, la presse révolutionnaire étant capable d'exploiter quelques-unes de mes assertions, et cela, contrairement au but que je me proposais. Lorsque les passions sont soulevées, il est, comme vous ne le savez que trop, peu prudent de donner cours à certaines propositions; il vaut mieux les déposer dans le silence, là où elles peuvent fructifier. Aussi bien un gouvernement doit, suivant moi, être toujours prêt à s'ouvrir pour accueillir des communications; mais du moment qu'il s'agit pour lui de l'idée de passer à l'acte, il doit, je le conçois, se replier sur lui-même et se murer en quelque sorte. C'est vous dire, Monsieur le Ministre, dans quel sens je viens aujourd'hui solliciter votre attention.

Simple observateur, Français et catholique avant tout, je n'ai en vue que le bien de la patrie et la gloire du saint nom de Dieu. Permettez-moi donc de déposer dans votre haute intelligence les considérations suivantes :

Et d'abord il est un point sur lequel il ne peut y avoir avec vous dissidence, c'est que les gouvernements ne peuvent tenir sans l'idée divine. « Citoyens, disait Cicéron, les dieux s'en vont, la République est perdue. » Et puis, vous connaissez l'histoire : vous savez ce que devenait au siècle dernier la France sous le règne de la déesse Raison, ce qu'il serait survenu sans le bras vigoureux d'un Bonaparte, qui releva les autels du Dieu de nos pères ; vous connaissez mieux que nous le sort réservé à celui qui outrageait publiquement la Divinité, je ne dis pas sous le monothéisme hébraïque, judaïque, mais sous le paganisme, dans les républiques antiques, du temps de leur splendeur et de leur puissance réelle.

L'ostracisme dans l'antiquité en matière religieuse, quel sujet de réflexion, Monsieur le Ministre, pour ceux qui gouvernent ou qui sont appelés à gouverner !

Nous conviendrons également que le pouvoir civil est dans son centre de gravité, lorsqu'il prend son point d'appui non sur le fait, mais sur le droit, et il en est nécessairement ainsi quand, par l'expression de son culte, il se relie à Celui qui est le *substratum* de la justice.

Je sais qu'au point de vue du droit l'on accuse l'origine de notre Gouvernement actuel, mais je n'ai pas de peine à faire observer à Votre Excellence que cette accusation ne part ni de la Papauté, ni du corps des évêques qui ont sanctionné le nouveau pouvoir et lui ont les premiers accordé le droit de cité. Nos prélats ont trop d'intelligence pour ne pas reconnaître que toute puissance civile et politique, y compris la souveraineté sacerdotale, a ses racines dans l'élection.

Qu'on assiste en effet à l'origine d'un gouvernement régulier, on constate ceci : c'est que généralement, pour ne pas dire toujours, le chef de ce gouvernement ne monte sur le pavois que par la voix du peuple ou de ses représentants. Or, le suffrage universel, quand il est ce qu'il doit être, n'est-il pas la base la plus large, la plus féconde de tout pouvoir sur la terre ? Sans doute, on peut en abuser, mais n'abuse-t-on pas des plus excellentes choses, des choses les plus saintes et les plus nécessaires ?

Non, non, nos prélats, qui sont si intelligents et si français, ne peuvent raisonner comme ces partisans quand même, je ne dirai point de la légitimité, la légitimité, elle est de notre côté, mais du légitimisme, qui ne veulent pas admettre que les races royales sont périssables au moral comme au physique, s'obstinent à voir la fécondité dans la stérilité, discutent en matière politique comme sur une ligne géométrique destinée à s'étendre indéfiniment, lorsque par sa nature elle subit inévitablement des interruptions et se brise fatalement ; qui voient l'hérédité où elle n'est plus possible, et qui pour leurs trônes sacrifieraient tous les autels.

Ces hommes ne sont rien moins que religieux, et le clergé à tous les degrés l'est d'une manière éclairée.

Il est un troisième point sur lequel il nous est impossible encore de ne point tomber d'accord, c'est que tout gouvernement ne doit prendre pour mobile et règle de sa conduite l'opinion, l'intérêt, les besoins du pays, qu'autant que cette opinion est vraiment fondée, que ces intérêts et ces besoins sont légitimes.

Je ne discuterai pas pour établir ces différents points : la politique a ses règles immuables dans la morale qui les a dans la religion, laquelle les résume et les sanctionne toutes.

Si Voltaire a pu dire : « Je ne voudrais pas avoir affaire à un prince impie qui aurait intérêt à me faire pendre, je serais sûr d'être pendu, » j'aurais bien quelque raison de faire observer à Votre Excellence que n'importe quel prince, et spécialement celui qui nous gouverne, pourrait s'appliquer le jugement de Voltaire et dire comme lui : « Je ne voudrais point m'engager avec un gouvernement quelconque, qui ne pratique que la religion de l'intérêt, car du moment que ce gouvernement aurait intérêt à me trahir, je serais sûr d'être trahi et d'être cloué sur un rocher. »

En face des gouvernements qui s'appuient sur l'idée divine, sur le droit et les intérêts légitimes, il y a les gouvernements du fait accompli, de la force et de l'intérêt égoïste.

Pour l'honneur de la France dont la destinée est si extraordinaire et qui se maintient à travers les siècles, parce que les principes primordiaux, supérieurs, n'ont point cessé de la vivifier et de la faire grandir, je déclare et puis déclarer avec reconnaissance que, quoi qu'on en dise, le gouvernement de mon pays, qui compte plus de sept millions de suffrages exprimés librement, spontanément, suit, depuis 1850, d'une manière générale, la politique basée sur l'élément religieux, la justice et les aspirations légitimes de la nation.

Cela étant, Excellence, il est évident que la France, qui

représente la vraie politique, ne peut rester isolée dans le mouvement général de l'Europe et du monde entier, en présence des gouvernements sceptiques qui ne sacrifient qu'à la force et aux calculs de l'égoïsme. Ces gouvernements sont nombreux et toujours prêts à la serrer dans un cercle d'acier. Si donc la France relativement restreinte, comme territoire et population, ne peut rester isolée, si pour son honneur et sa conservation elle doit tendre à faire prévaloir chez elle les principes qui font sa vie et sa grandeur, la conclusion pour ses alliances est facile à tirer : elle doit s'allier avec les gouvernements dont la religion étant la même, les principes de conduite et les intérêts sont les mêmes.

Donc il faut faire alliance avec l'Autriche : l'alliance de la France et de l'Autriche cimentée par un pape tel que Pie IX, telle doit être la chose capitale de l'époque.

La main de François-Joseph dans celle de Napoléon III unie, maintenue par celle de Pie IX, qui le premier a tenté l'affranchissement de son pays, qui dans un bref adressé en 1856 aux évêques d'Autriche, appelait et préconisait le vrai progrès jusque dans le champ de la théologie, laissez-moi vous le dire, Monsieur le Ministre, c'est le joint de la situation, c'est le moyen de résoudre les questions européennes et autres, d'échapper à la trahison, de consolider ce qui est et d'assurer l'avenir.

La France et l'Autriche ayant pour trait d'union la Papauté, c'est en effet, Monsieur le Ministre, la victoire de Sébastopol avec ses résultats contre les prétentions du moscovisme en Orient, le fanatisme musulman réduit à l'impuissance dans l'Asie-Mineure ; c'est Solférino avec ses conséquences légitimes et la pacification de la Péninsule italique ; c'est la civilisation dans l'Extrême-Orient et sur d'autres plages lointaines ; le drapeau évangélique levé à Bordeaux qui se déploie et verse sur les peuples des flots de lumière et de vraie fraternité ; c'est la Papauté glorifiée comme elle doit l'être ; c'est l'établissement d'un gouvernement au Mexique avec l'influence française en Amérique, peut-être l'arrêt des hostilités dans le Nouveau-Monde et des torrents de sang en moins, que des habiles n'ont pas cru devoir barrer ; c'est la gravitation de l'Espagne, du Portugal, de la Belgique, de la Bavière et d'autres petits États, gravitant autour des deux grands Empires, et leur coopération à toutes les grandes œuvres du temps; c'est l'étendard de la Croix qui se lève sur les bords du Danube entre le czarisme et le mahométisme et qui, par sa puissante attraction, attire les peuples vers la même cause, la cause du catholicisme et les réunit en un même faisceau; c'est à coup sûr l'équilibre européen modifié profondément, modifié surtout en faveur du nom français; c'est l'affranchissement de la Pologne, de l'Irlande, la garantie du Danemark et d'autres petites Principautés; c'est l'Angleterre dévoilée, obligée de subir la situation qu'elle s'est faite; le protestantisme mis en parallèle avec le catholicisme et une bonne fois jugée à la face du monde, non plus théoriquement, mais pratiquement sur la plus grande échelle; c'est la Russie qui veut absorber toutes les provinces des Balkans comme elle absorbe tous les pouvoirs, et qui se trouve réduite pour longtemps du côté de l'Occident et du sud de l'Europe; la Prusse qui descend d'autant que l'Autriche monte; l'Allemagne apaisée, travaillée par des doctrines dangereuses dont l'écho s'est fait sentir à Paris, et comprenant enfin où l'auraient conduite les idées négatives de la philosophie hégélienne; c'est l'aigle napoléonien qui ne plane plus seulement sur la vieille Europe, mais qui fait le tour du globe; c'est le prince impérial qui s'avance avec les forces de la nation et les bénédictions célestes; son père qui se couvre d'une gloire à jamais immortelle; ce sont les intérêts sacrés, consolidés, les consciences et les capitaux rassurés, la coalition vaincue; c'est la paix, la presse infernale bâillonnée, la ruine autant que possible des impies qui sont aussi et surtout les ennemis de l'ordre social; c'est le nom de Dieu au sommet des idées et des choses, l'ignorance et les préjugés dissipés, les privilèges anéantis, le règne de la science; ce sont toutes les facultés humaines qui se développent harmonieusement; c'est enfin l'alliance de la raison de l'homme avec la Raison de Dieu, du relatif avec l'absolu, qu'on voudrait en vain séparer.

On a dit que la Providence menait les nations et en

particulier la France. Il n'est point besoin depuis dix ans, de se placer à des hauteurs bien grandes, pour constater son action sur les événements, et si nous y prenons garde, nous pouvons nous persuader qu'elle arrange les choses de manière, s'il ne survient rien de grave, à réunir les peuples dont il s'agit, et qu'elle prépare entre eux une alliance des plus fécondes.

Puissent les desseins du Tout-Puissant être tels, et puissiez-vous, Monsieur le Ministre, être avec Sa Majesté l'empereur un de ses instruments pour une telle fin !

---

## 2ᵐᵉ Lettre à M. Drouyn de Lhuys, Ministre des Affaires étrangères

### DE L'ALLIANCE DE L'AUTRICHE AVEC LA FRANCE
#### (SUITE)

1er septembre 1863

MONSIEUR LE MINISTRE DE LA FRANCE,

Dans ma lettre du 16 août dernier, je vous représentais que pour supporter l'édifice politique en Europe, il fallait deux colonnes impériales, Napoléon III et François-Joseph, et que pour lier ensemble ces deux granits il était besoin de ciment romain.

Quelles que soient en effet la largeur de sa base et la force de sa nature, la première est insuffisante : la France seule telle qu'elle est, malgré la dynastie napoléonienne, ne peut se soutenir dans l'isolement et à plus forte raison ne peut soutenir le monde. Elle a contre elle des puissances qui tendent sans cesse à rompre sa cohésion, son équilibre, et si le génie militaire et le génie politique n'ont pu au commencement de ce siècle lui assurer la prépondérance que d'une manière transitoire, de nos jours où les appareils de guerre sont formidables, qu'il faut compter avec le chiffre des soldats en ligne, à présent surtout que des éléments contraires sont dans le sein de la nation, il est de nécessité, pour se gouverner et rayonner son influence à l'extérieur, que le Gouvernement français doive se relier à d'autres Gouvernements ; il doit faire alliance avec l'Autriche.

Je pourrais procéder par voie d'élimination pour établir ma thèse, passer en revue, comme je l'ai fait avec Sa Sainteté, les différents États de l'Europe et démontrer que cette alliance qu'on cherche et qui est indispensable, n'est possible et ne peut avoir une valeur effective qu'avec la puissance autrichienne; je me borne à quelques réflexions et réponds à trois objections qui peuvent m'être faites.

L'alliance dont je parle n'est point une nouveauté. Si elle a sa raison d'être dans des principes supérieurs qui régissent avant tout l'humanité, je veux dire les principes religieux, n'est-il pas vrai qu'elle avait aussi son sens et son côté pratique aux yeux du premier empereur? Napoléon n'a-t-il pas compris qu'il avait besoin de l'alliance en question, et s'il a sacrifié Joséphine, n'était-ce point en vue de fonder des intérêts dynastiques et pour prendre un point d'appui sur l'Autriche.

Mais, dira-t-on, comment réaliser ce que Bonaparte n'a pu réaliser?

Napoléon I$^{er}$ a senti la nécessité de ce que nous avançons; il a tenté cette alliance; pour aboutir il a oublié une chose, le ciment romain qui a la vertu de lier et de faire durer même ici-bas ce qu'il a lié; il s'est attaqué à la Papauté, lui, le successeur de Charlemagne, et c'est là une de ces fautes capitales, que Talleyrand dans sa langue familière avait placée au-dessus d'un crime.

Actuellement et plus encore qu'au commencement du siècle, on a senti la nécessité d'une alliance solide; on a examiné, sondé dans toutes les directions, et voyant qu'on ne pouvait se confier dans tel ou tel gouvernement, que l'Espagne opposait des difficultés, des intérêts de races royales, qu'à Vienne il existait d'anciennes défiances et des difficultés analogues, on a songé à faire un royaume en Italie, à faire là un peuple ami qui nous devrait son indépendance.

Telle a été et telle est encore, si je ne me trompe, la pensée de Napoléon III. Napoléon III a mûri son projet; il a fondé sur le succès beaucoup d'espérances, il a, sur les champs de bataille, mêlé les drapeaux des deux pays et le sang français et piémontais pour le triomphe du plan qu'il avait conçu.

Pourquoi ces vues qui lui paraissaient logiques et praticables semblent-elles s'évanouir? Pourquoi ce trouble dans les consciences, comme le constate Sa Majesté elle-même? C'est que, comme autrefois et plus qu'autrefois encore, le ciment romain a fait défaut; c'est que contre l'intention de l'empereur d'ébranler la Papauté, la Papauté a été ébranlée; c'est qu'elle a apparu attaquée comme autrefois, mais d'une autre façon; c'est que, et j'en appelle à nos généraux, le droit des gens a été violé par la puissance à fonder; que cette puissance a marché *per fas et nefas* dans la voie des annexions, que la politique du comte de Cavour était une politique du fait et non du droit, le renversement même du droit public, la résultante de machinations ambitieuses, qui oublie qu'on ne fonde rien avec l'astuce, le mensonge, la spoliation, le mépris de tout ce qu'il y a d'honnête et de sacré.

Je suis loin de penser que Sa Majesté ait jamais eu dans les circonstances des sentiments d'hostilité contre la Papauté, mais je crois, et les faits sont là qui le démontrent, qu'elle a été débordée par l'ambition du Piémont, et ce que je crois avec autant de foi toujours, à la lueur du fait, c'est au suicide du Piémont par lui-même; je crois qu'on ne peut se confier ni dans sa parole, ni dans ses armes; je crois enfin à la stérilité de ses conquêtes impies.

Si le Piémont triomphait, ce serait la honte et la condamnation du suffrage universel, qui du reste n'a pas fonctionné normalement en Italie et a été rien moins qu'universel; ce serait le bouleversement des idées saines, l'agonie pour ne pas dire la mort du droit international; ce serait la lutte sacrilège couronnée de succès contre la plus antique et la plus sainte des religions, ce serait le triomphe de l'iniquité politique et sociale contre la plus grande, la plus juste et la plus sainte des causes.

Le Piémont a corrompu la pensée impériale. Voilà pourquoi l'alliance autrichienne revient comme autrefois à l'horizon, se présente comme une nécessité et s'impose d'autant plus que les efforts de François-Joseph sur les bords du Mein se résoudront, comme des vapeurs, sous le ciel de la jeune Allemagne, de l'Allemagne prussienne.

Telle est la situation : La France qui désire et recherche

une alliance solide d'une part, l'Autriche qui tend vers le même but d'autre part. Comment les unir? Comment allier ensemble le vainqueur et le vaincu de Solférino? Il n'y a que la Papauté qui soit capable d'une telle œuvre, avec sa prudence qui la caractérise, avec son don de persuasion, avec sa force morale dont elle dispose, à cause du Dieu de paix qu'elle invoquera comme une mère vis-à-vis de deux fils également aimés.

Mais pour incliner la Papauté elle-même, la gagner et lui faire entreprendre cette grande œuvre de sagesse et de gloire, comment faire? En lui donnant des garanties morales et matérielles, en lui restituant ce que le Piémont lui a enlevé en tout ou en partie, ou bien en s'engageant formellement à le lui restituer, en lui députant des hommes de principe en qui elle aura confiance : un archevêque de Paris, un Jean-Baptiste Dumas de l'Institut, un Cornudet, président de sections au Conseil d'État, un Dupanloup, un de Falloux qui a fait ses preuves, un de Mac-Mahon dont l'épée a tant de valeur, un Baraguey-d'Hilliers d'une trempe si ferme, un Dom Pitra français bénédictin, le saint Jean de Pie IX créé naguère cardinal romain. Voilà pour les préliminaires.

Vous le voyez, Monsieur le Ministre, il s'agirait d'une conspiration d'un certain genre dont vous seriez bien entendu, l'âme dirigeante, une conspiration d'hommes des plus éminents, qui prendraient votre mot d'ordre, l'ordre de Sa Majesté, qui se rendraient auprès du Saint-Père et jureraient de ne revenir de Rome que la branche d'olivier à la main.

Vous me pardonnerez, Monsieur le Ministre, d'avoir développé quelque peu ma pensée. Quand l'homme a une forte conviction, il est de rigueur qu'elle se manifeste, et je n'ai pas cru pouvoir mieux faire que de l'épancher dans la profondeur de votre raison.

# 3me Lettre à M. le Ministre des Affaires étrangères

(SUITE)

## SUR LES DERNIÈRES ANNÉES DE L'EMPIRE

MONSIEUR LE MINISTRE,

La situation de l'Europe et du monde est telle que, malgré les avantages à rassurer les esprits, l'empereur dans son discours d'ouverture devant les Chambres laisse assez entrevoir des catastrophes. Il y a dans l'air quelque chose qui fait présager la tempête; si elle éclate, qui sera capable de manœuvrer sur l'océan politique? Comment dans la tourmente éviter les écueils et ne pas sombrer?

La cause de ce mal immense, dénoncée de si haut par Sa Majesté, est dans l'anarchie des intelligences, dans les doctrines dominantes.

Le rationalisme est partout avec ses conséquences : il est en philosophie depuis malheureusement trop d'années, et après le règne de la déesse Raison, pour résultat final, il a engendré le matérialisme ; il est dans la science, et il a produit l'école numérique, l'école des faits, la statistique; on additionne des faits, on totalise des faits, au lieu de les généraliser, de s'élever à leurs principes.

Le rationalisme domine dans la politique et dans la science sociale ; il y a produit l'éclectisme, qui n'est que l'impuissance de l'intelligence à formuler une ligne de conduite, des lois fixes, stables ; il y a enfanté le scepticisme égoïste, et finalement, comme dans la science médicale, il a abouti à la théorie du fait, à la doctrine du fait, et le fait a pris tellement d'empire sur le droit qu'il s'est substitué à la loi, qu'il a dominé, subjugué toutes les volontés, si bien que dans ce système l'homme est à la remorque d'un fait, et la nation à la merci d'un événement.

S'il m'était donné, Monsieur le Ministre, de pouvoir arriver à Sa Majesté, je lui dirais avec une énergie qui n'a d'égale que la conviction, tout ce que j'ai eu et vais avoir à vous exposer. Mais les têtes couronnées sont comme des places fortes entourées de lignes infranchissables, et le boulet de la vérité y pénètre difficilement. On dirait sous ce rapport que les trônes sont blindés. Toutefois, s'il m'est impossible de pointer directement sur le pavillon des Tuileries et d'y pénétrer directement, j'ai toujours, avec vous, une ressource qui consiste à viser sur votre Ministère, et j'ai l'espoir, malgré mon insuffisance, mais à cause du plan incliné que je rencontre de votre côté, qu'en dirigeant ma batterie sur ce plan, je puis parvenir jusque dans le cœur de la place impériale.

Or, Monsieur le Ministre, vous connaissez les principes de ma politique, je vous les ai soumis. Je me demande quels sont ceux qui vont planer au congrès, si congrès il y a.

Le suffrage universel qui est la base du droit politique nouveau, sera-t-il reconnu et ratifié ? C'est chose plus que douteuse; car en vertu de ce principe, plus d'une tête couronnée se découronnerait s'il n'est pas admis ; alors l'Empire français n'a plus sa raison d'être, et au lieu de dicter la loi, Napoléon III n'a plus, en théorie, qu'à descendre du trône; ce qu'il n'accordera probablement pas dans la pratique.

Donc au point de vue du grand principe moderne, le congrès en question est impossible.

Sera-ce le principe des nationalités qui dominera dans la grande assemblée ? Dans ce cas, l'Angleterre serait forcée d'abandonner l'Irlande; le Piémont, le royaume des Deux-Siciles et pas rien que ce royaume ; l'Autriche, la Gallicie; la Prusse le duché de Posen, la Russie le royaume de Pologne, toutes choses aussi douteuses, pour ne pas dire aussi impossibles, que l'abdication des souverains.

Je pourrais prendre l'humanité dans son fond telle qu'elle est, et me demander encore si le premier effet de cet aréopage sera, avant toute discussion, de corriger les antipathies, les préjugés, les jalousies, les haines et toutes les dissidences qui résultent de passions diverses, de sentiments, d'intérêts divers. La réponse à cette question serait encore et assurément négative.

Donc si le congrès parvient à s'organiser, il ne peut avoir aucun résultat.

Veuillez vous rappeler, Monsieur le Ministre, vos sages

tentatives à l'égard de l'Amérique pour la suspension des hostilités. Souvenez-vous de la démarche infructueuse de Sa Majesté auprès des princes allemands après la bataille de Solférino ; constatez toutes les difficultés pour s'entendre au sujet de l'infortunée Pologne, et puis, tout près de nous, en 1856, voyez ce qui s'est passé au congrès de Paris. Avec ces données la conclusion se dégage aisément.

Oui, les théories isolées, enfantées par le rationalisme politique, débordent de toutes parts, l'anarchie est dans toutes les têtes, à tous les degrés, et pour arriver, il n'y a que la force au service du droit qui puisse aboutir, la force résidant dans une volonté presque unique, avec une puissance telle qu'elle domine l'Europe ; le droit net, bien défini avec des formules saisissables, presque aussi nettes, aussi définies que n'importe quel article du Décalogue, cette grande loi religieuse, et superposé sur elle, ou mieux n'en étant que le corollaire, relativement aux devoirs individuels et aux devoirs sociaux qu'elle impose à l'humanité.

Que les temps sont étranges, Monsieur le Ministre ! voilà plus de quarante siècles que le genre humain se soutient et progresse avec l'idée de Dieu, d'une Providence, d'une vie future, avec des châtiments et des récompenses par delà la tombe, d'une vie morale basée sur le dogme et qui a sa sanction dans une autre vie, d'un culte dû à la Divinité, d'un médiateur pour régénérer le monde avec des moyens spirituels qu'il devait apporter à la terre. Voilà dix-neuf siècles que le Christianisme coule dans les veines du monde pour le sanctifier, et il a réalisé des merveilles dans l'ordre moral, spirituel, dans les familles, dans les sociétés ; il a réalisé toutes ces lumières, toutes ces vertus, tous ces prodiges que l'histoire enregistre, que nous constatons, et voici que sous Louis-Philippe et de nos jours, des orgueilleux, quelquefois à la solde de l'État, renouvelant la guerre des Titans pour escalader l'antique Olympe et se nourrir de la divine ambroisie, s'efforcent de ruiner l'idée de Dieu, prétendent que c'est un *bon vieux mot, un peu lourd peut-être* (Renan) ; voici qu'un procureur général à la Cour de cassation, M. Dupin, dit en plein Sénat que la Providence *est un fonds riche d'espérances, mais pauvre de ressources; que George Sand déclare dans son âme et conscience que l'enfer est une atroce fiction;* que M. Émile de Girardin nous donne *sa morale du risque;* que M. Rouland nous révèle une *autre charité* que celle du cardinal Morlot, M. Rouland, ce ministre qui nomme des professeurs athées dans le haut enseignement; voici que son successeur, M. Duruy, proposerait de séculariser la morale, de la laïciser, en l'isolant du dogme religieux; voici qu'après que Dieu est dénoncé par Proudhon comme étant *le mal,* le Christ est dénoncé comme un jongleur et le Christianisme une légende; voici que partout dans la littérature, la presse, partout, le Représentant de Jésus-Christ est attaqué, que la religion catholique est bafouée, qu'on veut l'extirper de la société, comme un chancre, une peste.

Telles sont les doctrines monstrueuses; elles ont porté leurs fruits, et les germes de mort dont parlait à Bordeaux le prince-président se sont fécondés dans toutes les couches d'une civilisation factice. Que les gouvernements y prennent garde! L'athéisme est un crime social. Malheur, trois fois malheur aux gouvernements qui laissent ce poison s'infiltrer dans les masses, car il se donne à lui-même la mort, puisqu'il laisse saper ce qui constitue les bases de toute autorité, de toute justice. Aussi quand dans les nations l'on a abusé ainsi de la patience divine, le Maître de l'univers livre à eux-mêmes les rois et les empereurs, qui ne savent plus où se prendre; leur jugement s'égare, comme leur dit Sa Majesté, et ils roulent dans l'abîme.

J'ai dit que la force et le droit réunis pouvaient seuls dominer le présent. Je suis heureux dans un sens que pour faire triompher la bonne cause Napoléon III déclare devant les Chambres que la France isolée ne peut régler la situation. Quand j'ai vu l'empereur faire la paix de Villafranca, j'étais déjà sûr de son sentiment.

La France placée entre le Piémont dont le parti d'action veut débonapartiser l'Italie, entre l'Espagne qui attend et surveille sa conduite, entre l'Allemagne qui se défie d'elle et peut se porter contre elle, sous le coup d'une alliance prusso-russe, et l'Angleterre, sa rivale, qui n'épie que le moment de la faire sombrer, et qui la trahit partout, la France seule est incapable de faire la loi, malgré la vaillance de ses enfants; il y a plus, tous ses grands et brillants faits d'armes sont et demeurent comme dans le texte à peu près stériles.

D'un autre côté, l'Autriche située entre la Prusse qui la jalouse et convoite ses provinces, entre la Russie qui la menace et veut la mutiler, la Turquie qui la hait, le Piémont qui la guette et n'est point satisfait, l'Autriche seule ne peut assurément commander aux circonstances.

Si ces deux puissances, ne peuvent isolément résoudre le problème, alliées d'une alliance solide, cimentée par la Papauté, j'ai soutenu, comme je le soutiens, qu'elles sont capables de faire face à tout.

Quelle ingratitude de la part de Vienne, délivrée en 1683 par Jean Sobieski, si son gouvernement ne faisait rien pour l'héroïque Pologne ! Quelle tache pour la France, si elle n'allait pas au secours de ses frères d'armes ! Quelle honte pour les deux nations, si elles ne faisaient pas leur devoir !

Que la France en cas de succès donne à l'Autriche de fortes compensations du côté de Trieste et du côté des Balkans ; que la Papauté soit garantie, comme elle doit l'être dans sa capitale, dans la Rome des papes, capitale de la Catholicité, de tout le monde catholique ; que le Piémont agrandi d'une ou deux provinces ne puisse pas trop se développer par la raison qu'il pourrait *devenir un danger pour la France;* que le royaume des Deux-Siciles soit affranchi de son joug odieux et rendu à lui-même, après avoir été escamoté ; que le duché de Posen et la Gallicie redeviennent provinces polonaises; que la Pologne soit reconstituée comme avant le partage de 1772 ; que tous les petits États situés au sud de l'Europe soient affranchis, au point de vue religieux, du joug moscovite ; que l'Autriche *oppose à la Prusse une barrière à son ambition,* à la Russie une résistance réelle dans la mer Noire, du côté de Constantinople ; enfin que pour prix de ses sacrifices, à cause de certaines affinités et pour sa sûreté du côté du nord, que la France ait pour limites les rivages du Rhin sur une certaine étendue. Si la France et l'Autriche le veulent, toutes ces choses se réaliseront au grand avantage des sociétés contemporaines.

Ce serait la paix, non la paix absolue, elle n'est pas ici-bas, mais la paix solide basée sur la force et sur le droit ; sur la force, c'est de la dernière évidence ; sur le droit, car elle s'appuierait sur certains articles du Décalogue, et l'autorité de la Papauté serait conservée intacte. La Papauté se prêterait d'autant mieux à cette combinaison qu'elle reste en définitive une puissance élective et n'a point à s'opposer au principe qui a fondé l'Empire ; sur le droit, disons-nous, et sur l'honneur, le crime du partage infâme se trouvant réparé, les provinces Danubiennes, celles du Sud européen aspirant à réaliser l'objet de leurs croyances, se trouvant satisfaites dans leurs aspirations les plus légitimes.

Et la France ! Ah, la France, elle aurait la conscience d'un devoir accompli ; la France, Monsieur le Ministre, n'aurait rien à redouter de ses ennemis du dehors et du dedans, Dieu la bénirait encore ; oui, une voix intérieure me dit que Dieu la bénirait dans son représentant et dans sa postérité.

Avec l'Autriche, Napoléon devient l'arbitre de l'Europe ; il consolide son grand œuvre ; il fait triompher la vérité ; il n'a plus rien à craindre de l'Angleterre qui nous a fait payer si cher son alliance depuis 1830 ; il résout la question d'Orient, de l'Asie-Mineure ; il franchit le canal de l'isthme de Suez, passe dans les Indes et dans la Chine avec le drapeau de la France.

Avec l'Autriche, il a pour lui : la Belgique, la Bavière, l'Espagne, le Portugal, l'Irlande, et notre conquête d'Alger ne fait que se développer. Avec l'Autriche, la Papauté est à l'abri d'un coup de main, et la tant grave question italienne se trouve résolue.

Avec l'Autriche et François-Joseph, que la Providence a doué d'excellentes qualités qui rappellent nos rois très chrétiens, la question polonaise est tranchée, l'humanité est vengée, le droit l'emporte sur *l'astuce et l'ambition prussiennes* et sur la barbarie moscovite, les consciences catholiques respirent, le Dieu de nos pères fait son entrée triomphale dans nos cœurs ; la religion est sauvée.

Que Dieu ait pitié de notre bien-aimée France, qu'il inspire Sa Majesté, qu'il la bénisse et bénisse Votre Excellence!

Recevez, Monsieur le Ministre, l'expresion des sentiments de respect d'un républicain de 42 ans, qui s'est incliné devant le suffrage de la Nation, qui subordonne en politique la forme au fond, qui, par amour pour son pays, s'est permis avec vous ces dissertations, et qui fidèle à sa carrière reste ce qu'il doit être, c'est-à-dire médecin de campagne, travaillant sous le poids du jour, dans la solitude, vivant indépendant avec son travail et cette petite *médiocrité* d'or, *mediocritas aurea*, dont parle le sage, avec son Dieu qu'il adore, sa très pieuse épouse et ses deux enfants qu'il aime et parfois aux prises avec l'idée de donner une docrine médicale à sa patrie.

*Nota.* — M. Drouyn de Lhuys a répondu gracieusement.

----

## A M. l'Ambassadeur d'Autriche à Paris, le prince de Metternich

*28 juillet 1864.*

MONSIEUR L'AMBASSADEUR,

J'ai eu l'honneur d'adresser dans le courant de l'année dernière à M. Drouyn de Lhuys trois lettres sur la question des alliances internationales. La prudence me faisant un devoir de ne pas divulguer des appréciations qui me sont personnelles, je les aurais laissées dans l'oubli après les avoir déposées dans la conscience du ministre de Sa Majesté Française, si cette question qui est capitale avait reçu sa solution et si les événements qui se précipitent et qui intéressent votre gouvernement ne venaient point me donner raison.

J'exposais donc à Son Excellence, le ministre de France, que de toutes les alliances, c'était celle de l'Autriche à laquelle il fallait s'arrêter, en dépit du plan et des espérances conçues à l'égard d'un nouveau royaume en Italie. Je disais que dans cette alliance, l'intervention de la Papauté était nécessaire et que pour lier ensemble ces deux granits, Napoléon III et François-Joseph, il fallait du ciment romain.

Telle était ma thèse, Monsieur l'Ambassadeur, je la maintiens telle aujourd'hui; c'est toujours le même problème à résoudre et dont les résultats seraient incalculables au point de vue du bien. C'est aussi le moyen unique de réparer cette énorme iniquité qui pèse sur l'infortunée Pologne et qui doit opprimer le cœur de l'Autriche, délivrée jadis par Jean Sobieski.

Dans le cas où la chose vous conviendrait, vous aurez à apprécier si des efforts ne doivent pas être mis en jeu, de concert avec cette haute raison qui dirige nos affaires extérieures pour faire triompher une cause qui représente, non seulement les intérêts, mais encore les principes vivifiants des sociétés.

Le fils d'un Metternich m'a paru, pour ce qui le concerne, capable d'une pareille tâche, et comme il vient d'être parrain de la princesse Murat, j'ai pensé qu'il serait le parrain de mon idée; aussi bien quand la Providence réunit deux hommes de si bonne volonté et si disposés au triomphe du véritable droit, c'est un signe qu'elle nous donne, et il ne faut pas le négliger.

J'ai pensé, Monsieur l'Ambassadeur, que si dans la nation catholique d'Autriche l'on se souciait encore de l'élément religieux, vous, son représentant, vous pourriez insister sur ce point et faire prévaloir ce qui rend les alliances sérieuses, durables et fécondes.

La politique est malheureusement trop souvent aux abois, et elle l'est, permettez-moi de le dire, parce qu'elle abandonne les principes de la Raison absolue, pour ne suivre que les règles et les passions de la raison relative.

Des hauteurs où vous vous trouvez placé, vous considérerez la situation actuelle de votre pays; les embarras de Sa Majesté l'empereur d'Autriche au milieu de ses États si hétérogènes, avec leurs éléments slaves et germaniques, qui, pour peu qu'ils soient excités, peuvent très bien être séparés et être *absorbés par des voisins plus qu'ambitieux; vous vous convaincrez que la Prusse veut jouer le rôle du Piémont dans les annexions;* vous vous défierez de ces pactes conclus sans amitié et sans bonne foi; et en voyant la lave révolutionnaire soulevée sur la terre italienne, les grandes eaux qui menacent de déborder de votre côté, le travail dissolvant qui se fait au cœur de votre Empire, sous l'influence de la juiverie, des sociétés secrètes, vous ferez, j'en ai l'espoir, tous vos efforts pour briser les anciennes lignes de la diplomatie, faire disparaître les défiances anciennes, et pour réunir ce qui doit être réuni. J'ai cette douce confiance, après qu'on sera de part et d'autre convaincu que les deux Empires ont besoin l'un de l'autre, quand une couronne vient d'être donnée par notre généreux et chevaleresque empereur au frère de votre auguste souverain, j'espère bien qu'on travaillera, et vous le premier avec M. Drouin de Lhuys, à broyer du ciment romain pour élever ce monument d'une puissance formidable, qui doit résister à tous les coups du XIX° siècle, je veux dire l'alliance de l'Autriche avec la France.

———

## A. Mgr Dupanloup, Évêque d'Orléans

*24 décembre 1862.*

MONSEIGNEUR,

Pour celui qui observe l'état des sociétés à notre époque, il lui apparaît évident qu'elles penchent, mais est-il certain que l'humanité va sombrer et que dans sa chute tous les éléments dont elle se compose seront broyés, pulvérisés et dispersés à tous les vents du ciel?

Ce serait méconnaître l'histoire et tout ce qu'il y a de vital dans l'organisme social pour penser qu'il doit en être ainsi.

Le corps de l'homme peut être et est bien sujet à des convulsions, à des désordres très graves; il peut bien chanceler, être sur le point de périr, le principe conservateur ou de vie physiologique est là qui réagit avec les moyens médicaux, et dans bien des cas, domine la scène; de même, ce grand corps des sociétés, cet organisme immense est parfois, comme il l'est de nos jours, travaillé dans son fond par le génie du mal, mais Dieu est là aussi avec ses moyens, qui veille et qui, s'il est invoqué, lui fait heureusement traverser la crise, et après la crise, l'humanité reprend sa voie, elle vit d'une vie nouvelle, comme le corps de l'homme, après la maladie critique, reprend une nouvelle vigueur et se trouve, quand il est encore jeune, retrempé dans sa santé.

Non, le monde n'est point tellement vieux qu'il doive succomber prochainement. Il y a pour ses facultés physiques et physiologiques encore assez d'oxygène dans l'atmosphère pour sa respiration, assez de calorique, *intus et extra*, d'électricité, de fluide nerveux dans son organisme pour assurer ses réactions chimiques, assez sur notre globe, de substances nutritives pour ses fonctions digestives et le renouvellement de ses organes, assez de toniques, de moyens réparateurs et thérapeutiques pour réparer ses pertes, le guérir ou le soulager, assez d'éléments psychiques ou intellectuels pour suffire à son intelligence, et si je jette mes regards dans le sein de l'Église universelle, je puis ajouter, assez de ressources divines pour alimenter ses plus nobles et sublimes facultés.

L'Église catholique est en possession du divin, et tant qu'elle pourra le distribuer et le faire couler dans les veines du monde, tant que l'humanité pourra de cette façon se l'assimiler, il est incontestable que, quoi qu'il arrive, le monde ne peut périr. Comment périrait-il en effet avec Celui qui est la source de la vie, la vie par essence, et quand il reste toujours quelques justes qui s'y abreuvent ? Il n'en faut pas un très grand nombre pour fléchir Dieu.

S'il n'y avait que des facultés physico-physiologiques, les éléments matériels, les forces physiques restant ce qu'ils sont, les sciences physiques, chimiques, physiologiques pourraient résoudre le problème du temps ; s'il n'y avait avec cela que des facultés intellectuelles, la littérature saine et la saine philosophie pourraient également sauver le monde ; mais il y a autre chose dans l'homme, il y a des facultés morales, auxquelles correspondent des idées de vrai et de faux, de juste et d'injuste, de bien et de mal, qui font la gloire et sont la vraie vie du monde, ou son opprobre, et sa perdition.

C'est en discernant ces idées, en se les assimilant, en s'assimilant l'idée du vrai, du juste et du bien, c'est-à-dire en vivant de l'esprit de Dieu, qui résume et contient d'une manière absolue ces principes supérieurs, que le monde se trouve dans l'équilibre stable, dans la plénitude de la beauté, de la grandeur, de la force, en possession de la vie par exellence, la vie morale.

Donc, Monseigneur, le moyen capital de régénérer le monde, de le replacer sur son centre de gravité, serait, comme toujours, et vous le savez mieux que personne, de rétablir ses rapports avec la Divinité, de faire que les courants religieux qui doivent pénétrer toutes les couches sociales ne soient pas interceptés, qu'ils puissent circuler librement et porter à tous, en partant du centre de l'Église, les remèdes et les moyens divins. Donc l'essentiel serait de réconcilier la Papauté, non point avec un comte de Cavour, on ne réconcilie point la vérité avec le mensonge, la fourberie, le ciel avec l'enfer, mais avec la société en général, avec les gouvernements qui sont les tuteurs des sociétés; et comme, si je ne m'abuse, la France dans cette grande affaire est encore appelée à jouer un rôle principal, il faut réconcilier Pie IX avec Napoléon III.

Telle est, ce me semble, la solution qui s'impose à présent, et c'est notre pays qui doit servir de trait d'union.

Mais comment se fera cette alliance si nécessaire ?

Sera-ce par les ministres de Sa Majesté Napoléon ? Mais, à l'exception d'un ou deux, on ne peut, pour des raisons multiples, compter sur eux; par les partis politiques ? mais la passion les aveugle, les agite, et la plupart ont trop travaillé à bannir Dieu du sol français pour être dignes d'une telle mission; par la législation ? mais la loi civile a été proclamée, en plein parlement, athée; par la science ? mais elle s'est matérialisée. Ce ne peut être, et ce ne sera, Monseigneur, que par l'épiscopat qui n'a jamais forfait à l'honneur, même pour assurer le succès de la cause, l'épiscopat qui réalise cette irréalisable unité, qui rayonne partout la lumière et qui, dans la lutte engagée, déploie une sainte énergie.

Jusque-là, Monseigneur, nous sommes parfaitement d'accord, puissions-nous l'être dans nos conclusions pratiques !

J'ai dit que l'harmonie du monde doit se rétablir par l'épiscopat, sous l'action de Dieu, de la direction du Saint-

Père, bien entendu, et par l'épiscopat français ; mais dans l'épiscopat de France, quel est l'instrument que la Providence a destiné pour cette fin ?

Je n'ai point reçu de confidence d'En-Haut, mais il est une logique qui ne trompe point l'observateur attentif, et quand je crois que ce n'est point un autre que vous, Monseigneur, j'ai pour ainsi dire la certitude que vous êtes appelé.

Je ne veux point procéder par élimination avec vous, comme je l'ai fait avec Pie IX en 1858, et résumer les motifs qui me persuadent que, dans un tel ordre de choses, vous êtes désigné par le doigt du Seigneur.

J'ai pu et pourrais discuter, pour savoir si c'est la France, plutôt que toute autre nation, qui est appelée, si c'est l'épiscopat français qui doit bénéficier de cet honneur, je ne discuterai point pour affirmer que ce doit être vous. Aussi bien la délicatesse du sujet m'oblige à taire des preuves qui sont dans la conscience de chaque catholique et qui, je l'espère, passeront dans votre esprit.

Je vous dirais donc : Allez.

Quand M. Dupin a prononcé au Sénat ces paroles voltairiennes, subtilement impies, qui ont dû émouvoir le cœur des évêques, quand il a dit devant le cardinal Mathieu et ses honorables collègues : *La Providence est un fonds riche d'espérances, mais pauvre de ressources*, j'ai protesté de mon humble retraite de toute la puissance de mon âme, et j'en ai appelé à l'empereur lui-même ; je me suis permis de lui faire observer que si ce procureur général eût tenu un pareil langage dans les assemblées des Républiques antiques, il eût été éconduit des frontières de l'État par un licteur, la verge à la main. L'ostracisme en matière religieuse dans les sociétés païennes, quelle leçon pour nos gouvernements soi-disant chrétiens ! Mais qu'est-ce que la voix d'un pauvre médecin, comme la mienne ? Et puis, pour parvenir à des oreilles impériales, que de remparts à franchir ! N'a-t-on point tracé autour de Sa Majesté des lignes formidables pour dire au boulet de la vérité : *Tu n'arriveras point jusque-là ?*

Vous, Monseigneur, vous êtes revêtu d'un caractère sacré, officiel ; vous avez, avec la renommée, la trempe et la taille qu'il faut, vous appartenez à cette lignée de prélats dont la noblesse oblige. Allez donc, et faites ce que devez dans ces circonstances solennelles; allez concilier l'empereur avec le chef de l'Église, le Souverain-Pontife, la France avec la Religion, la société tout entière avec la Divinité; faites comprendre qu'il existe un autre caté-chisme que le *Livre du Prince*; que la diplomatie, sous le coup du révolver, de la dynamite et surtout des bombes orsiniennes, doit prendre son point d'appui sur la loi absolue, morale, divine, laquelle a sa formule dans la loi que l'Église enseigne; que cette loi renferme tout, supplée à tout; que rien ne peut la remplacer; que d'elle découle tout ce qu'il y a de bien; qu'elle est la garantie la plus solide des Empires, et que pour l'observer, pour faire de vrais citoyens, le Christ est nécessaire.

J'ai essayé, par l'induction scientifique médicale, de dé-montrer la nécessité de la Rédemption et de la thérapeu-tique spirituelle, divine. Qu'ai-je besoin d'arguments pour l'établir, quand j'étudie les hommes de toutes conditions, que je m'étudie moi-même? Est-ce que dans les bas-fonds, comme dans les régions sociales élevées, sous les dômes des académies comme dans les simples écoles, sur les trônes comme dans les chaumières, l'humanité ne porte pas avec elle la preuve vivante de la nécessité de la religion de Jésus-Christ, pour atténuer, guérir cette multitude de maladies morales, réfractaires à tous les moyens de la science, que trop souvent la science humaine séparée de Dieu engendre? Quel remède pour guérir cet orgueil chez l'un, cette cupidité chez l'autre, cette concupiscence chez tous?

Allez, Monseigneur, allez accomplir ce que j'ai tenté en vain depuis 1858, et faites comprendre à l'empereur ses véritables intérêts; rappelez les enseignements historiques; ils ne datent pas seulement d'hier; les contemporains les connaissent pour les avoir eux-mêmes subis.

L'empereur, mon Dieu, il n'est point ce que l'on dit qu'il est; tiraillé en sens contraire, il ne demande que l'union; il incline déjà peut-être de notre côté; allez briser les liens qui l'enchaînent; dites-lui une bonne fois ce que vous pensez de ses conseillers; dites-lui que tout ce qu'il

fait pour Paris, pour l'armée, pour les partis, pour les fonctionnaires, pour les masses, n'est que du précaire et du
palliatif; dites-lui que c'est encore l'épiscopat qui seul
peut le sauver, l'épiscopat qui a sanctionné son élection
et qui n'a jamais cessé d'être pour lui tant qu'il était du
côté de Dieu; allez dompter, avec lui, cette presse infâme
qui répand le poison dans les âmes et la haine dans les
cœurs; allez, Monseigneur, le moment est favorable; plus
d'un maréchal de France vous ouvrira le passage de son
épée; plus d'un soldat du Christ vous fera bonne escorte.

L'empereur vous entendra; Dieu, par votre organe ouvrira ses yeux; il lui donnera l'impulsion décisive et le
courage constant, et la France marchera encore dans le
devoir, et notre patrie respirera et fera respirer le monde
d'un air purifié.

Que Dieu, Monseigneur, vous dirige après vous avoir
déterminé!...

De Votre Grandeur, etc.

Avec l'hommage de mon ouvrage : *La Médecine dans
ses rapports avec la Religion.*

*Nota.* — La réponse ne s'est pas fait attendre longtemps.

Dans sa lettre du 30 mai 1863, l'évêque d'Orléans m'invita à venir
passer quelques jours sous son toit pour conférer avec lui.

---

## A M. le Ministre des Affaires Étrangères, M. Drouyn de Lhuys

28 *juillet* 1864.

MONSIEUR LE MINISTRE,

J'ai l'honneur de vous donner copie de la lettre que
j'adresse à Son Excellence l'ambassadeur d'Autriche à
Paris et dont j'avais différé l'envoi.

Vous comprendrez, Monsieur le Ministre, mes hésita-
tions en semblable matière et vis-à-vis d'un personnage
de nationalité étrangère; mais les événements sont là qui
se précipitent, et les réserves qu'imposent les dignités
doivent s'effacer devant les convictions, l'amour de la patrie et de ses grands intérêts. J'étais bien jeune encore,
quand en 1846 j'entrevoyais la chute des d'Orléans et que

je l'annonçais. Combien j'entrevois dans ce moment de chutes et de catastrophes qui ne sont pas éloignées et quelle triste succession laissera Louis Bonaparte à son successeur, si la force et le droit ne viennent point les conjurer, si nous revenons à des alliances qui nous ont tant coûté, si nous persistons dans celle qui nous compromet et nous coûte tant et qui fait une si grande brèche aux principes qui doivent guider les nations, si la France et l'Autriche alliées par une solide alliance ne commandent à la situation et n'opposent un obstacle invincible aux passions qui débordent de toutes parts et ne se mettent en travers de redoutables et perfides ambitions!

Vous savez, Monsieur le Ministre, plus que personne, comment François-Joseph s'est jeté depuis le commencement de la dernière insurrection de la Pologne dans les bras de la Russie, comment aussi le grand Pie IX a flétri sa conduite. Il ne l'a fait qu'à regret, et si vous lui donniez de solides garanties, je ne doute pas que ce pape admirable de vertus et de saine raison ne se joigne à vous pour arracher l'Autriche aux serres de l'aigle du Nord; je suis persuadé qu'il ferait cause commune avec la France pour marcher avec elle dans le vrai progrès, restaurer le principe d'autorité et réparer cette monstrueuse iniquité qui pèse sur la Pologne.

Oui, malgré les clameurs d'une orgueilleuse plèbe, qui tient la plume dans le roman, le journalisme, la littérature facile, qui ne brille ni par le talent, ni par le vrai courage, ni par la vraie vertu, le mot *catholique* n'est pas un vain mot, et ce n'est pas pour rien que Jefferson David en appelle au chef de la Catholicité.

L'histoire est là pour l'observateur et le politique : elle atteste ce fait capital à savoir qu'on ne gouverne point les peuples sans l'idée religieuse, que toute civilisation n'est que factice et menteuse quand elle ne s'appuie pas sur cet élément.

Là en effet où l'idée pure de Dieu est, sont la vérité et le droit, et là où sont la vérité et le droit, se rencontrent la véritable force et le véritable intérêt. Je persiste à penser que l'alliance autrichienne représentant avec Sa Sainteté Pie IX l'élément religieux et étant l'expression de la plus haute raison avec Napoléon III, renferme véritablement la puissance, la grandeur, la prospérité du monde, et c'est parce que cette question se pose à mon esprit comme un axiome que je me permets, Monsieur le Ministre, de vous la rappeler et de vous la soumettre de nouveau.

---

## A M. Jean-Baptiste Dumas, de l'Institut, le grand Chimiste

28 juillet 1863.

MONSIEUR,

J'ai l'honneur de vous adresser pour vous en faire hommage un exemplaire de mon livre : *La Médecine dans ses rapports avec la Religion*. C'est un travail non seulement philosophique et religieux, mais aussi scientifique.

Comme science, il me semble qu'il vous était destiné, l'auteur ne pouvant oublier votre enseignement à la Faculté de Médecine et à la Sorbonne. Il devait se souvenir de vos formules tracées sur le tableau d'où vous faisiez sortir des séries entières de corps nouveaux de la chimie organique, de votre infatigable ardeur qui vous portait à solidifier des gazes devant nos yeux, de l'application que vous faisiez de votre chimie à la médecine et à l'industrie.

Ce travail, si j'en croyais feu Bonnet de Lyon, ce grand chirurgien qui était en même temps un penseur, contiendrait en germe toute une doctrine médicale, et vous savez trop combien l'école des faits a anéanti tout principe en médecine pour négliger tout ce qui tend à donner des bases à cette science de la vie. Puisse votre grande intelligence qui n'est point seulement analytique diriger son attention sur ce point! Puisse-t-elle reconnaître que ce qui manque à la science médicale, c'est avant tout une chaire de philosophie pratique, et à présent que les hommes ont un peu changé dans le Ministère de l'instruction publique, à cause de votre haute situation dans le Conseil supérieur de l'Université, puissiez-vous faire aussi que les choses changent un peu de direction pour l'honneur et le bien de nos importantes études!

A Dieu ne plaise que je veuille vous insinuer que, pour remplir le but de ce magistral enseignement, je sollicite jamais pour moi-même le titre de professeur dans cette chaire en question, que je voudrais voir établie non point à la Faculté, mais à la Sorbonne ; car à la Faculté, elle est, à mon sens, impossible bien des années, et cela pour des raisons que je n'ai point besoin de vous exposer : la discussion qui s'est élevée il n'y a pas longtemps à l'Académie ne le démontre que malheureusement trop. Je sens du reste combien je suis au-dessous de tout ce qu'il me faudrait pour une semblable mission, à moi, qui ne peux dire deux mots en public. Je n'ai qu'un vœu à formuler, c'est que, la chaire créée, on trouve un esprit assez élevé, assez généralisateur, assez sainement et patriotiquement philosophique pour embrasser les faits de l'analyse, les grouper dans une large synthèse et les rattacher à des principes fixes et simples qui frappent les yeux, constituent la vraie philosophie de la science et dissipent ces ténèbres du scepticisme qui tuent, en la déshonorant, la famille hippocratique.

Comme philosophie, Monsieur, l'hommage de mon livre vous était également dû ; car à une époque où les aptitudes spirituelles ou intellectuelles sont écrasées par la matière, où l'on totalise au lieu de généraliser, où l'intelligence se circonscrit dans une petite expérience, à la recherche d'un élément fibreux et globulaire et se perd dans les infiniment petits, votre esprit, Monsieur, dans une discussion académique, qui aurait dû prendre plus de proportions, ne s'est-il point élevé à l'idée de substance, qui doit nous conduire, nous autres philosophes, en évitant les abîmes du panthéisme et les exagérations du théologisme, à la notion de la Substance absolue, de la substance principe et source de tout, je veux dire de l'Être substantiel infini, qui était avant que cet Univers ne fût, c'est-à-dire à la notion de la Divinité ?

Enfin, Monsieur, comme religion, je ne pense point que mon travail puisse vous être indifférent. Le nom de Dieu, je vous l'ai entendu prononcer avec respect dans l'enceinte des Facultés, d'où ce nom se trouvait pour ainsi dire exclus. Comme un autre Newton, vous en avez constaté

la majesté et la grandeur dans l'observation attentive des
phénomènes de la nature; vous avez pris sur le fait sa sagesse et sa puissance dans les choses créées; vos lèvres
n'ont pu s'empêcher de traduire ce qui était dans votre
âme et si vous n'avez pas été dans cette voie aussi loin
qu'Augustin Thierry et tant d'autres, parce que vous
n'avez pas étudié la matière comme eux, vous n'en êtes
pas moins demeuré religieux dans votre sens intime, au
milieu de tant d'individualités qui posent à l'instar
de fractions de Dieu et même de totalités divines dans
l'Olympe académique, renouvelant cette lutte antique et
toujours nouvelle de l'intelligence humaine contre l'Intelligence suprême qu'elle aspire toujours à détrôner, et
qui toujours est précipitée des hauteurs de son orgueil
dans la poussière de l'ignorance.

J'étais si frappé, Monsieur, du caractère qui vous distingue parmi les savants de notre époque, que répondant
à des paroles de Pie IX si méconnu, qui le premier a tenté
l'affranchissement de l'Italie, qui, dans un bref aux évêques
d'Autriche, en 1856, appelait et réclamait le progrès jusque
dans la théologie : j'étais si convaincu de ce qui fera votre
immortel honneur, que je lui disais que nous n'étions pas
tous matérialistes et matérialisés, et entre autres noms
rassurants je lui citais le vôtre, Monsieur.

Puisse celui qui porte avec honneur le sceptre de la
science en Europe, le créateur de la chimie organique et
qui a crédit dans les conseils de son pays, arracher la médecine des étreintes du matérialisme!

Je serais trop heureux, si je vis assez pour voir la philosophie médicale professée dans le haut enseignement et
professée par n'importe qui, pourvu que ce soit dans le sens
du spiritualisme scientifique; que dis-je? la philosophie
médicale n'est possible qu'autant que la science se spiritualisera et se christianisera.

Je serais assez récompensé, si obscur Parmentier, j'ai,
moi aussi, cultivé mon champ dans la science, et si quelques-
unes de mes idées ravies se sont un jour dispersées pour
devenir le bien d'autrui, la fécule de quelques intelligences
et le soutien dans l'humanité souffrante d'une fraction
quelque minime qu'elle soit.

*Note.* — Je fais ici allusion à ce que j'ai écrit sur l'hérédité, les courants héréditaires, sur la localisation de l'âme, du principe vital ou organique, sur la mémoire, sur l'action thérapeutique du sulfate de quinine et autres choses, dont on s'est emparé. Le sulfate de quinine, je l'administre depuis 1849, longtemps avant Maillot, qui en a tiré un si grand profit pour l'Algérie.

M. Dumas a répondu à mon hommage de mon premier travail par une lettre que j'ai publiée. En 1880, tout malade qu'il était, il a voulu me recevoir chez lui, comme je l'ai dit dans ma brochure: *La Question politico-religieuse*, et m'a fait passer une heure de ma vie que je n'ai jamais oubliée.

---

## A Mgr l'Archevêque de Paris

15 août 1863.

MONSEIGNEUR,

Depuis l'année 1857, dans le cours de laquelle j'eus l'honneur de recevoir de Votre Éminence, à l'occasion de l'hommage que je vous fis de mon ouvrage, *La Médecine et la Religion*, une réponse bienveillante, bien des choses sont venues frapper l'esprit de l'observateur. Chacun dans son milieu qui lui est propre et où l'a appelé la divine Providence a pu en ressentir l'impression. Heureux celui à qui il a été donné de combattre les vrais combats! Celui-là a bien mérité de la patrie et de Dieu, et mériter ainsi c'est déjà être heureux, étant sûr de la récompense.

Pour ce qui est de moi, Monseigneur, je n'ai été indifférent à rien de ce qui s'est passé; j'ai médité plus d'un projet, entre autres *la réforme dans la science, ou éléments de philosophie médicale pour servir de guide dans la pratique*; j'avais dans mon premier travail livré bataille au matérialisme de l'époque, et malgré les encouragements de la presse, de revues, d'hommes de valeur, malgré des paroles de grande sympathie, malgré celles du Souverain-Pontife, qui daigna bénir ma personne et mon œuvre, je suis un certain temps resté silencieux, me défiant de ma faible voix et de mes insuffisantes ressources, laissant à d'autres plus autorisés et plus robustes le soin de la lutte, persuadé d'ailleurs qu'à notre heure les pensées sérieuses n'ont plus guère de chances de prévaloir. Je me résignais donc, et je vivais dans la retraite, comme j'ai toujours vécu,

5

quand j'entendis le matérialisme médical, écho du matérialisme philosophique, proclamé en pleine Académie.
Alors tout le fond de mon être psychologique s'est de
nouveau et plus que jamais profondément ému; j'ai mesuré,
comme autrefois, l'étendue du mal produit par la Faculté
de médecine et par ses enfants, et poussé par une force
intérieure, j'ai résolu depuis de vous ouvrir mon âme et
de vous exposer ce qui suit. persuadé qu'avec M. Dumas,
le créateur de la chimie organique, et d'autres, vous trouverez, dans les sphères supérieures, les moyens de neutraliser le poison qui part de votre diocèse.

D'une manière générale, Monseigneur, on peut dire
que l'École de médecine de Paris et presque toutes celles
de l'Empire sont entrées dans les voies du matérialisme;
et si l'on réfléchit que ces écoles forment des sujets qui
pénètrent dans les sanctuaires de toutes les familles, on
conçoit sans peine, et vous le concevrez le premier, toutes
les conséquences d'un pareil état de choses. Cet état non
seulement tend à étouffer dans les cœurs tout sentiment
de spiritualisme, mais encore il ravale et déshonore la
science.

Lorsqu'on a abandonné en philosophie religieuse la
tradition, le schisme et l'hérésie sont survenus et ont
désolé la terre; lorsque nous avons, nous autres médecins,
mis de côté les vérités traditionnelles scientifiques du
*divin* Hippocrate et que nous avons été dominés par les
doctrines philosophiques régnantes, le schisme et l'hérésie
sont aussi survenus en dedans comme au dehors de nos
sanctuaires. Et dans le présent, que ne voyons-nous pas?
C'est l'homéopathie d'un côté, c'est l'hydrothérapie de
l'autre; c'est ce procédé par ci, ce procédé par là; c'est le
numérisme qui additionne, qui totalise des faits, mais qui
ne généralise point; c'est cette expérience, cette contre-ex-
périence; c'est l'analyse des gaz, des liquides, des solides
de l'économie; l'objectif intellectuel, qui se concentre
sur l'élément anatomique, l'infini petit de la matière avec
la doctrine du fait et un infiniment petit qui ne se trouve
relié à rien; c'est de tous côtés l'orgueil humain qui trône
dans les Facultés, le journalisme, dans toutes les productions intellectuelles et qui voit à chaque pas renversée

dans la poussière son œuvre d'un jour qu'il donne comme immortelle. Il n'y a plus de direction, et le discrédit est partout avec la honte.

C'est peut-être pour parer à cette situation anormale que, dans ces dernières années, il avait été question de créer au sein de l'École de médecine, à Paris, une chaire de philosophie médicale; mais ce dessein excellent en lui-même ne pouvait point se réaliser; une telle chaire n'avait point sa raison d'être là où l'on voulait la placer; nos professeurs devaient, comme ils l'ont fait, ne point répondre aux vues gouvernementales, par la raison toute simple qu'il n'en était aucun qui fût philosophe dans le vrai et bon sens du mot.

Il faut bien leur rendre cette justice que s'ils sont capables d'analyser et d'enregistrer des faits, nul d'entre eux ne domine les détails et les faits; tous au contraire sont dominés par eux. Pour philosopher dans une science, il est nécessaire que l'intelligence puisse s'élever des faits à la hauteur de leurs causes ou de leur principe.

Les hommes d'analyse pullulent; les esprits généralisateurs sont très rares, et à part M. Dumas, qui s'élève à des questions fondamentales, je n'en vois point apparaître.

M. Jean-Baptiste Dumas est le seul qui ne rougit point de prononcer dans ses cours le nom suprême et ineffable de Dieu, et je suis convaincu, s'il eût dirigé son attention du côté de la doctrine catholique, qu'il eût été un des plus nobles enfants de l'Église.

Cela étant, Monseigneur, et la chose est malheureusement trop évidente, quel serait un des moyens de remédier au mal? Ce serait, comme on l'avait pensé, de créer une chaire de philosophie médicale, non point à la Faculté où elle ne peut être, où elle serait écrasée par le professorat, non au Collège de France, où le matérialiste Magendie faisait naguère entendre sa voix, où l'impiété se faisait entendre, mais à la Sorbonne, où une parole ferme, convaincue, parlant au nom de la tradition, recueillant les faits, toutes les données de l'expérience, toutes les conquêtes modernes et rattachant toutes vérités de la science humaine aux vérités éternelles, pourrait produire une synthèse féconde, montrer le fil conducteur, le jalon, le dégager, philosopher en un mot.

Je dis que cette parole, si elle existait et si elle se faisait entendre là où il faut, serait de nature à produire, avec le concours de l'État et la grâce de Dieu, des résultats certains, car elle serait indépendante, et elle tomberait d'assez haut pour avoir son écho dans la Faculté et dans l'Académie de médecine, et pour en imposer à ces orgueilleux qui posent non plus comme des fractions, mais des totalités divines.

Telle est, Monseigneur, l'idée que j'ai l'honneur de vous soumettre. J'aime à croire que dans l'intérêt de la cause que vous représentez, vous la prendrez en sérieuse considération, que vous vous demanderez, quand le philosophisme est tombé avec Cousin, le mensonge historique avec Michelet et Quinet, s'il ne serait point temps que le scepticisme et le matérialisme tombassent avec MM. Renan, Littré, Robin et Compagnie et presque tous nos immortels de la rue des Saints-Pères.

J'ai la conviction que sur vos pressantes et justes observations, le Gouvernement, je veux dire l'empereur, vous accorderait ce que vous lui demanderiez à cet égard.

Daignez agréer, etc.

---

## A Mgr Darbois, archevêque de Paris

MONSEIGNEUR,

J'ai reçu une lettre de votre secrétaire m'annonçant que mon travail, *La Médecine dans ses rapports avec la Religion*, avait attiré votre attention.

Les esprits sont tellement tendus sur la question sociale que je vous en suis reconnaissant. Pour mon compte, les idées de science ne m'absorbent pas tellement que je sois insensible à tout ce qui se passe, à tout ce qui se publie et en particulier à la pensée généreuse qui a inspiré votre mandement du 15 août, à propos de la malheureuse Pologne.

Tandis que vous adressiez à votre diocèse ces paroles du patriotisme le plus pur, je faisais parvenir à M. Drouyn de Lhuys ces lettres dont je crois devoir vous donner copie.

Vous comprendrez, Monseigneur, pourquoi je prends la liberté d'en agir ainsi avec Votre Grandeur. L'épiscopat est comme la montagne sainte, et dans les heures de danger, c'est vers la cime de cette montagne que regarde le voyageur de l'Église, pour découvrir des signes de salut, dans l'attente de secours d'En-Haut. L'épiscopat est encore envers et contre tout une force avec laquelle il faut compter : l'expérience nous démontre que devant ses protestations la politique s'incline quelquefois, et quand le cabinet de Londres se conduit comme il le fait, je me demande si ce n'est pas le moment pour la puissance spirituelle de prendre une courageuse initiative par-devant le Gouvernement de la France, dans le but d'obtenir avec l'alliance de l'Autriche, indépendamment des intérêts polonais, les résultats signalés par votre serviteur à notre Ministre des affaires étrangères.

Vous daignerez agréer, Monseigneur, les vœux et les prières que du fond de mon âme je fais pour la sainte cause que vous défendez.

Avec mes hommages respectueux, votre dévoué serviteur, etc.

_____

## A Mgr le Cardinal Dom Pitra,
### de l'Ordre des Bénédictins, à Rome

*Du 16 octobre 1863.*

ÉMINENCE,

Je suis heureux de pouvoir profiter du voyage à Rome de la fille de mon ami Michel de Thésut, l'épouse d'hier d'un défenseur de la Papauté, qui a combattu à Castelfidardo, pour vous offrir l'expression de mes vieux souvenirs d'Autun, de mes sympathies et à cause de la situation nouvelle que la Providence vous a créée, de mes sentiments de profonde vénération.

Vous n'avez fait que passer dans ma maison à Buxy et vous y avez laissé je ne sais quoi, qui a fait que personne ne vous a oublié, et à présent que vous êtes à la source des trésors spirituels, les miens se dirigent de votre côté et nous vous prions de nous bénir tous.

Il faut vous dire que si Dieu ne m'a pas accordé les richesses et les honneurs, il m'a donné une femme suivant son cœur, et tous les jours je puis savourer cette parole de l'Écriture qu'*une digne* épouse est un don de Dieu. J'ai deux enfants, un petit Léon de six ans et une petite Marie de quatre. C'est sur ces deux têtes que nous vous prions, ma femme et moi, d'appeler spécialement la bénédiction divine.

ÉMINENCE,

A la nouvelle de votre élévation, vous ne l'ignorez point, il s'est produit dans notre pays, parmi ceux qui ont eu le bonheur de vous connaître, une sensation douce, une satisfaction réelle et la reconnaissance avec la prière est partie du sein des âmes pour monter vers le trône du Tout-Puissant. Je crois pouvoir vous dire que, pour ma part, je n'ai pas été indifférent, pas plus que notre ami Beslay, qui foule maintenant la terre que vous avez foulée dans votre jeunesse à Montret, dans le travail du ministère sacerdotal, faisant là ce qu'il n'a cessé de faire, c'est-à-dire mettant son pas dans le pas du Christ. Plus d'une fois nous nous sommes entretenus de Vous, et nous méditons pieusement sur la vie de celui qui nous conduisait dans des excursions minéralogiques, nous entraînait par son ardeur au travail, son entrain et par ses vertus.

A Saint-Désert, Éminence, l'existence perd de son ampleur, partagée qu'elle est entre la clientèle rurale, les obligations domestiques, des intérêts misérables. C'est en vain que je voudrais lui donner plus de cohésion, le milieu est là qui parfois me surplombe. Toutefois, ne croyez point que je reste impassible à tout ce qui se passe et que dans mon humble sphère je n'apporte aucune réaction.

La réaction est infime sans doute, mais elle existe ; elle n'a pas de portée parce qu'elle part de trop bas ; néanmoins, elle part, et s'il arrive à M. le procureur général Dupin de dire au cardinal Mathieu en plein Sénat ces paroles que Voltaire ne désavouerait pas : *La*

Providence est un fonds riche d'espérances, mais pauvre de ressources, je ne me gêne pas pour protester et faire dans une lettre particulière observer à l'empereur que si M. Dupin eût tenu un pareil langage, sous les républiques païennes de Rome et d'Athènes, il eût été conduit par un licteur une verge à la main, hors des frontières de l'État. S'il arrive que la Papauté soit menacée comme elle l'est trop malheureusement, je ne me gêne pas non plus pour faire savoir aux Tuileries que la Papauté est la colonne sociale, que, nouveau Samson, Napoléon III pourrait la secouer, mais que lui et sa postérité seraient les premiers ensevelis pour jamais dans des ruines d'un jour.

Je ne sache pas avoir été pendu pour cela.

Je ne crois pas devoir, Éminence, vous faire part des lettres que j'adresse à notre Ministre des affaires étrangères pour souhaiter la fête du 15 août. Combien je voudrais être à Paris, non pour faire fortune, mais pour travailler !

La médecine, hélas ! se déconsidère par le scepticisme et le matérialisme. On m'a affirmé, et je l'affirme moi-même, qu'il y a en germe dans mon livre une doctrine tout opposée. C'est celle que j'aurais l'ambition de faire prévaloir, mais d'ici je ne puis rien ou très peu de chose.

*Note.* — Dom Pitra est le bénédictin de Saône-et-Loire le plus érudit du siècle, qui a préparé les matériaux du concile du Vatican pour le dogme de l'Immaculée-Conception ; c'est lui qui a bien voulu me transmettre par sa lettre du 8 décembre 1863 la bénédiction du Saint-Père et s'employer à me faire avoir par Chantrel un très sérieux compte rendu de mon ouvrage dans la *Bibliographie catholique* de février 1859. En reconnaissance, je l'ai baptisé d'un doux nom, je l'ai surnommé le *Saint Jean de Pie IX* au Vatican.

---

## Au Révérend Père Félix, de l'Ordre des Jésuites, Prédicateur à Notre-Dame de Paris

Du 1er avril 1865.

MON TRÈS RÉVÉREND PÈRE,

Vous m'aviez promis un jour de me faire connaître vos impressions sur ma *Médecine dans ses rapports avec la Religion*, que j'ai eu l'honneur de vous offrir à Chalon-sur-Saône et dans laquelle je livrais bataille au matériallame. Les questions que vous traitez du haut de la chaire de *Notre-Dame* m'autorisent à vous faire part des miennes. J'espère que dans ces communications qui seront très rapides, vous ne trouverez rien qui puisse vous heurter.

Et d'abord je commence à rendre hommage à ce courage de l'apôtre qui dans le sein de la capitale et sous les dents du monstre, n'a pas craint de porter à découvert les plus grands coups. Votre protestation est une de celles que j'admire et honore, et Dieu, qui ne se borne point à ces vaines formules, vous dédommagera largement.

Vous avez su démasquer la pseudo-science du siècle et la daguerréotyper dans ses lignes rigoureuses avec ses tristes réalités devant un auditoire d'élite et avec les rayons d'une radieuse clarté ; vous avez su par une exposition brillante la réprouver dans des termes éloquents et des périodes harmonieuses.

Mais votre parole ne s'est-elle point rivée au pivot de l'immobilité, je me le suis demandé et je me le demande ? Et nonobstant la déclaration du Pontife suprême qui régit actuellement l'Église de Jésus-Christ, son programme, en dépit de votre devise : *Le Progrès par le Christianisme*, n'êtes-vous pas arrivé à renfermer les études théologiques dans le cercle du passé? Je parle, bien entendu au point de vue scientifique et non au point de vue de la morale, que vous avez traitée plus d'une fois d'une manière magistrale.

Tandis que Pie IX déclare en 1856, dans son bref aux évêques d'Autriche, que la théologie est susceptible de progrès, qu'il faut qu'elle progresse, afin que l'*on comprenne mieux*, d'après ses expressions, *ce que l'on vénérait jusque-là sans l'entendre*, sur tous les points obscurs et sur d'autres qui sont d'une importance majeure, ne vous êtes-vous pas renfermé dans les limites invariablement tracées ?

L'année dernière, vous avez prononcé le mot de *principe vital*, comme nous l'avons articulé nous-même, et j'ai cru un instant que vous alliez faire un pas en avant, quand avec le Dr Tessier, vitaliste à la façon thomiste, qui vient de mourir dans l'hérésie médicale de l'hydrothérapie, vous avez reculé, je ne dis point, jusqu'à l'animisme de Stahl, mais jusqu'à celui de saint Thomas, qui prétend que l'âme *informe* le corps et qu'il n'y a pas de différence essentielle entre sentir et respirer l'air, réfléchir, combiner des idées et sécréter, excréter; que ces fonctions appartiennent à l'âme, sont sous la dépense de l'âme, à elle seule. Quelle extravagance! Le génie en fait parfois; *quandoque dormitat Homerus*; le divin Platon n'y a pas échappé; *errare humanum est*.

Les facultés essentielles du principe spirituel ou pensant de l'âme humaine, sont, n'est-il pas vrai? la sensibilité, l'intelligence et l'activité volontaire et libre; les facultés essentielles du principe organique ou vital sont la digestion, l'absorption, la circulation, la respiration, les sécrétions, les excrétions. Le but du principe spirituel ou, si vous voulez, sa fin dans ce monde est, au moyen d'impressions physiologiques nerveuses qu'il s'assimile, de produire la pensée; le but du principe vital est, au moyen de substances azotées ou non, de faire de la matière organique. Il y a donc, comme je l'ai écrit en 1856, entre le principe spirituel et le principe vital cette différence qu'il y a entre la pensée et la matière organique.

L'École de Paris ne veut point de vitalisme, parce que le vitalisme lui impose un principe, un agent substantiel intermédiaire entre ce qui est du domaine matériel et celui du domaine psychique ou spirituel. C'est un pont qui la conduirait au spiritualisme, et elle se gardera bien de le franchir, vous le comprendrez aussi bien que moi.

Cette année et dans la première de vos conférences vous débutez par une hypothèse, tandis qu'à notre époque, où le fait règne et domine partout en souverain, il nous est donné de le saisir à la gorge et d'en induire si facilement ce qui est en question. Par l'observation et l'induction médicale je suis, ce me semble, arrivé dans mon étude à cette conséquence pratique et cette conclusion : telle qu'elle est, comparée à ce qu'elle doit être, l'humanité exige le Christ avec toute sa thérapeutique morale, divine.

A propos de cette immense erreur qu'on appelle le panthéisme, au lieu de rechercher au point de vue physico-chimique ce qu'il a de fondé, de donner une classification des substances et de démontrer enfin aux théologiens et aux matérialistes qu'il existe dans la nature universalle autre chose que de la matière pure et de l'esprit pur, vous vous buttez à l'idée de la création ex *nihilo*, comme vous vous êtes butté à l'idée de l'intervention directe et divine avec saint Thomas et Albert le Grand à l'origine de chaque âme, du péché originel acquis tel qu'on l'enseigne depuis des siècles parmi vous et à d'autres idées qui peuvent avoir un fonds de vérité, qui en ont même, mais dont l'explication ne suppose point l'examen scientifique.

Il y a plus, si je vous prenais à la lettre, par exemple, dans votre manière d'entendre ce qui se passe à la naissance de l'âme de chaque individu, et si j'étais de votre avis, il me faudrait, pour être logique, éliminer le sacrement du baptème et quelque chose d'autrement considérable, je veux dire la Rédemption et presque tout le Christianisme. C'est un grave problème sur lequel j'ai cru devoir appeler l'attention des penseurs, et des hommes sérieux de Chambéry, de Lyon, de Montpellier, de Paris m'ont fait espérer que mon système sur ce sujet finirait par prévaloir.

Vous parlez de cerveau, de moelle épinière, de nerfs, et vous avez raison de soutenir, comme je l'ai fait, qu'en tant que composés de cellules matérielles, ces organes ne peuvent point penser, mais pourquoi ne pas reconnaître, en raison du principe qui les vivifie, leur rôle incontestable, leur rôle basé sur l'expérimentation dans le mécanisme de la production de la pensée? Ainsi ne fait pas Monseigneur de Montauban, l'évêque philosophe Donet.

Si nous lui démontrons le mécanisme du système nerveux, si nous lui faisons en quelque sorte toucher du doigt le jeu des nerfs et de l'organe cérébral, il comprend combien l'impression physiologique nerveuse est nécessaire pour la manifestation de l'idée, la faire jaillir, et comme tout langage ne peut se manifester que par cette impression combinée avec le sens attaché aux mots articulés par la parole, il est forcé d'admettre que, pour que l'humanité puisse parler, il faut de toute nécessité qu'elle ait préalablement entendu parler; il en tire son profit pour sa thèse sur la révélation et le traditionalisme, et il ne craint pas dans le cours de l'année dernière de me citer dans la *Revue du monde catholique* à l'appui de sa thèse.

En 1857, je faisais imprimer ceci, à savoir : que l'âme résidait sur les hémisphères cérébraux et rien que sur ces hémisphères; cinq ans plus tard, par-devant l'Institut, M. Flourens, à qui j'avais fait hommage de mon ouvrage et qui ne m'avait pas même fait l'honneur d'accuser réception, me répondait publiquement dans les mêmes termes et soutenait identiquement ce que j'avais émis et développé. J'étais heureux d'apprendre par ma *Gazette des hôpitaux* que cet immortel qui se croit au moins une fraction divine était venu à la tribune faire implicitement une déclaration en faveur du spiritualisme, là où Cabanis, quelque soixante années auparavant, proclamait la déchéance de Dieu et commençait à installer avec d'autres ces doctrines délétères auxquelles, mon révérend, vous faites dans ce moment l'assaut.

Quand la science, mon révérend Père, fait des découvertes sérieuses qui conduisent le philosophe à des déductions vraies, il n'est pas prudent de ne rien lui accorder. C'est malheureusement ce que l'on fait parmi vous, et en réalité je crains fort que vos adversaires, qui sont aussi les miens, n'aient que trop le droit de vous le reprocher. Je crains bien qu'en traitant la science comme vous la traitez, en confondant la vraie avec la fausse dans vos brillants anathèmes, qui ne sont pas toujours des preuves, vous ne produisiez dans certains milieux des effets tout autres que ceux que vous poursuivez avec une noble et sainte énergie.

*Note du 14 juillet 1901.* — A cette lettre le révérend Père m'a répondu que mon livre n'est point de ceux qu'on puisse lire couramment, qu'il a besoin de réfléchir. Il a si bien réfléchi qu'il a fait, non pas comme un certain prélat du diocèse d'Autun, qui a répondu que les questions de sciences religieuses que je traitais ne le regardaient pas, mais qui a fait comme mon évêque actuel, lequel m'a déclaré qu'il ne pouvait ni m'approuver, ni me condamner, qui a fait comme on me fait en haut lieu, le plus haut, où j'ai soumis ma dernière *étude scientifico-religieuse*, et où l'on s'abstient de se prononcer par la raison toute simple qu'on n'est point suffisamment initié aux dernières données de la science.

Chose incroyable! dans les séminaires, petits et grands, on ne jure encore que sur la *Somme* de saint Thomas! Je l'ai dit souvent et je le répète, si ce grand penseur du XIII<sup>e</sup> siècle revenait, lui qui avait le feu sacré de l'étude, il étudierait, et mettant à profit les récentes découvertes, il modifierait son enseignement sur bien des points. Saint Anselme, j'en suis sûr, ferait de même. Seul, dans le clergé intelligent et foncièrement érudit, l'abbé Moigno s'est carrément prononcé pour mes idées, par ses lettres à mon adresse, par ses articles dans son *Cosmos* et par les pages qu'il m'a consacrées dans ses *Splendeurs de la foi*. Quant au philosophe évêque Donet de Montauban, lorsque je lui fis hommage de mon *Enseignement médical de l'École de Paris*, il se hâta de m'écrire pour m'apprendre qu'il était d'autant plus content de le recevoir, qu'il avait *été alléché* dans le temps par la lecture de mon livre, *La Médecine dans ses rapports avec la Religion*; il m'annonça qu'il admettait très bien mon principe vital comme distinct du principe pensant, mais que je veuille donc bien lui faire savoir si cet agent est matériel ou spirituel. Tant on était et est encore imbu de la vieille métaphysique!

## A Napoléon III

### DE L'ALLIANCE DE L'AUTRICHE AVEC LA FRANCE

*Du 9 mars 1866.*

Sire,

Il y a plus de deux ans j'ai eu l'honneur d'adresser à votre Ministre des affaires étrangères des communications personnelles dont la conclusion était l'alliance de l'Autriche avec la France, cimentée par la Papauté; je disais qu'il fallait du ciment romain pour lier ensemble ces deux granits, Napoléon III et François-Joseph, et qu'il n'y avait qu'un Pie IX capable de réunir d'une union solide le vainqueur et le vaincu de Solférino. Aujourd'hui que l'heure me semble venue, c'est à la haute raison de de Votre Majesté que je viens soumettre, quelques réflexions sur ce très grave sujet.

Depuis longtemps, Sire, vous avez conçu le dessein de former une nationalité de l'autre côté des Alpes. C'est dans ce but que vous avez entrepris la guerre contre l'Autriche. Les uns diront que c'était dans un intérêt dynas-

tique, les autres pour correspondre à des idées révolutionnaires; moi je pense et me suis efforcé de le faire
comprendre à l'un de nos plus illustres prélats, que c'était
dans un intérêt français.

Lorsque le premier empereur concevait de ces plans
gigantesques et déployait pour les exécuter toutes les
ressources de son génie, des esprits de surface ne manquaient pas de lui prêter des vues mesquines, et cependant s'il se mettait à l'œuvre, c'était avant tout par
amour de cette France qu'il voulait établir la capitale de
l'Europe et du monde, et vous, s'il est vrai que vous avez
hérité de plusieurs de ces dons, c'est à coup sûr avec cet
amour sans bornes pour la patrie que vous agissez.

Vous vous êtes dit : « Les alliances manquent à la
» France; elle ne peut se confier dans aucune puissance,
» et comme elle peut être menacée, qu'elle ne peut
» lutter avec ses seules forces contre les États réunis,
» nous avons besoin d'un point d'appui, et ce point d'ap-
» pui, nous l'aurons dans une nation guerrière, merveil-
» leusement située au point de vue stratégique, que nous
» affranchirons d'un joug mauvais et qui nous devra son
» indépendance. »

Ainsi le mobile était et demeurera excellent, et je ne
doute point que l'on eût abouti, si l'on avait exécuté votre
programme et su mettre des limites à l'ambition du Piémont, à en faire une puissance restreinte et compacte
assez forte pour nous aider et vivre de sa propre vie, pas
trop forte pour nous inquiéter ou contribuer à nous dominer, si jamais elle venait à oublier les services rendus.
Au lieu de cette puissance suffisante, homogène, on a
voulu plus, on a voulu l'unité italienne. Dans cette direction et pour faire l'Italie une, on a rencontré et on devait nécessairement rencontrer un obstacle, la Papauté,
qui a été et sera toujours le grand écueil des ambitions
injustes, comme elle a été, quoi qu'on en dise, et sera toujours le plus grand soutien des nobles et saintes causes.

A Dieu ne plaise que je vienne ici récriminer contre les
actes du Piémont, la manière dont le suffrage universel
a fonctionné en Italie, contre ces événements qui se sont
succédé et qui ont jeté dans l'ombre le traité de Villa-

france. Je ne veux point examiner la question italienne au point de vue du droit international, je vous demande seulement, Sire, la permission d'examiner en lui-même l'obstacle dont il s'agit, et s'il y a moyen de réconcilier, comme on l'entend, la Papauté avec le roi d'Italie, tel qu'il est.

Cet obstacle est plus grand que tous les quadrilatères, il est plus fort que les canons rayés, les vaisseaux cuirassés ; il a pour forteresse la conscience religieuse, pour état-major l'épiscopat qui marche comme un seul homme, pour bataillons les millions de catholiques dispersés sur le globe ; il a cette force mystérieuse qui soutient le monde moral, qui fait qu'il n'est jamais plus fort que lorsqu'il paraît renversé, parce qu'il ne peut pas plus périr que ce monde lui-même.

Lutter de front contre cette puissance qui repose sur le divin, c'est s'exposer à la plus grande des défaites ; essayer de la tourner diplomatiquement ou par n'importe quelle combinaison humaine, c'est se faire à soi-même les plus grandes illusions, puisqu'elle possède l'esprit de sagesse qui juge de haut et cette clairvoyance qui voit de loin.

L'histoire des siècles et du commencement de celui-ci est là pour confirmer ce que j'avance.

Et maintenant comment réconcilier l'Italie avec la Papauté ?

On a fait appel, Sire, à votre prudence consommée pour arriver à ce but. On avait besoin pour cela de votre habileté diplomatique, comme on a eu besoin de vos soldats et de votre épée. De là, du moins pour la plus grande part, la convention du 15 septembre.

Mais si j'avais un voisin qui m'eût causé un dommage, et s'il voulait la réconciliation, il devrait préalablement réparer le tort qu'il m'a fait ou s'engager à le réparer ; on ne peut se réconcilier qu'autant que l'une des parties qui a fait du tort s'oblige à le réparer vis-à-vis de la partie qui l'a subi. Ceci est élémentaire et reçu dans la morale sociale chez tous les peuples, chez toutes les nations chrétiennes ou civilisées.

A moins donc que Sa Majesté Italienne ne répare ou

ne s'engage pas à réparer le dommage fait par elle à la Papauté, celle-ci ne peut entrer dans les voies d'une réconciliation; elle le ferait qu'elle sanctionnerait ce qui a été fait contre elle, et c'est alors qu'elle se suiciderait admirablement.

Je ne suis point fanatique de la puissance temporelle des Papes; loin de là : les médecins ne le sont guère et je suis médecin. Avant les faits accomplis, avant les passions déchaînées, avant les si grands dangers, je blâmais même, dans mon for intérieur, les allures du cardinal Antonelli, formulant à chaque pas son *non possumus*. J'ai toujours désiré d'un grand désir que Rome appartînt exclusivement au Saint-Père avec Civittà Vecchia et une zone de terrain suffisante; j'aurais voulu, au lieu d'un royaume, comme on l'a improvisé et imposé, une confédération de tous les États et provinces de l'Italie, dont le Chef effectif, résidant ailleurs qu'à Rome, eût été un prince de la maison de Savoie, et ce, je l'ai publié dans tous mes écrits. — La Papauté a béni mon premier travail, et ce n'est pas peu de chose pour moi; elle m'a prouvé ainsi qu'elle n'était point ennemie des progrès scientifiques; mais comme catholique, mon Père spirituel, je ne puis l'oublier, est à Rome, et je lui dois le respect qu'un fils doit à son père.

Une chose, Sire, qui m'afflige profondément parce qu'elle vous atteint et qu'elle nous atteint en vous, c'est la façon dont on a engrené les affaires : on a su vous rendre responsable de ce qui s'est passé, se passe et se passera encore de l'autre côté des monts ; on a altéré votre dessein, on a outrepassé et corrompu votre plan, et après vous avoir compromis, je ne dis pas toujours volontairement, mais fatalement, on a su devant l'opinion des peuples vous faire subir tout le poids de la responsabilité. Je dis que je le déplore, car si la Papauté venait à succomber pour quelque temps, on s'en prendrait à Votre Majesté, et l'on ne manquerait pas de lui en faire subir les conséquences.

Nous n'avons rien à craindre de Votre Majesté contre la puissance romaine, et surtout contre le Pontife vénéré qui marche à sa tête. Je suis convaincu que dans votre sagesse vous assimileriez une campagne contre Rome à celle de Russie, où l'on serait sûr de retrouver les glaces de la Bérésina, c'est-à-dire le refroidissement des cœurs catholiques, et les incendies de Moscou, je veux dire les cratères en feu de la Révolution. Votre piété, votre foi, votre parole de fils de l'Église nous offrent de larges garanties sur ce point ; toutefois, quand nous voyons le drapeau français devant s'éloigner de Rome, la Papauté entourée comme elle l'est, nous redoutons des malheurs, et je vous l'avouerai, Sire, nous craignons que ces malheurs retombent sur vous et sur nous.

Telle est notre situation que, comme catholiques et fils du Père commun, nous avons lieu de gémir et de craindre, et comme sujets fidèles et dévoués de Votre Majesté, nous avons à redouter pour l'élu du suffrage universel spontané et pour la patrie le contre-coup d'une chute lamentable.

En face des événements qui éclatent sur les bords du Danube, il me semble qu'il y aurait moyen de dégager cette responsabilité, de délivrer nos âmes de l'anxiété, de rétablir l'harmonie : ce serait de rendre la Papauté à peu près à elle-même, le royaume des Deux-Siciles à lui-même, d'affranchir celui du Piémont, en l'augmentant depuis le golfe de Gênes jusqu'à Venise, et puisque l'unité italienne est impossible, de faire alliance avec l'Autriche. La Papauté, Sire, vous aiderait dans ce projet ; elle applanirait les difficultés et consacrerait l'union des deux pays.

En échange de la Vénétie, l'Empire autrichien aurait, avec Trieste, le Tyrol, avec une partie du littoral adriatique à l'ouest, des compensations très larges vers les Balkans, les Principautés danubiennes, comme je l'exposais à M. Drouyn de Lhuys, jusqu'à l'embouchure du fleuve ; ces Principautés serviraient de barrière à la Russie du côté de Constantinople.

Avec François-Joseph et Victor-Emmanuel que vous entraîneriez sur votre char de triomphe et qui se trouverait dégagé de plus d'un souci, le sang de nos soldats n'aurait pas coulé en vain, ni en Crimée, ni dans les champs de l'Italie. Vous seriez l'arbitre de l'Europe et du monde ; l'Espagne et la Péninsule italique, la Bavière, la Belgique et le Portugal seraient avec vous ; la France reprendrait ses frontières du côté du Rhin, ou mieux, les peuples de ces contrées obéissant à sa force attractive se jetteraient dans ses bras ; partout sur la terre il y aurait un cri d'espérance chez les populations opprimées : l'Irlande et la Pologne se dresseraient du fond de leur sépulcre, dans lequel les retient un système affreux de glace et de plomb ; la guerre du Mexique porterait ses fruits, et notre influence dans le Nouveau Monde se consoliderait et grandirait avec le frère de l'empereur d'Autriche. Nos vaisseaux sillonneraient la Méditerranée, traverseraient l'isthme de Suez et ne feraient que grandir notre nom et nos intérêts dans l'Extrême-Orient.

La Sublime-Porte étant vermoulue, il surgirait de vrais patriotes, de vrais croyants qui ramèneraient la vie sur cette terre de l'Asie-Mineure, dans ces contrées foulées par Constantin, par le Christ lui-même, et où le cimeterre n'a produit que le deuil et la mort. Alors les peuples sous l'inspiration d'idées modernes, démocratiques, religieuses, se relèveraient, et en voyant passer le pavillon français, ils nous béniraient.

Que pourrait l'Angleterre ? Que pourrait la Prusse ? Que pourrait la Russie ? Isolées ou réunies, elles ne pourraient rien, parce qu'elles auraient contre elles trois États, qui de même que trois vautours, sous le soleil des nations catholiques, sous leur atmosphère et derrière leurs forces combinées s'attacheraient à leurs flancs ou plutôt à leurs entrailles comme à leur Prométhée, et leur feraient payer avec usure leurs blessures profondes. Ces trois petits États retrouveraient l'élan de l'oiseau de proie ; je n'ai pas besoin de les nommer, leur nom est inscrit en sanglants caractères dans le martyrologe des nations.

Tout cela pourrait surgir et s'accomplir par la force même des choses, et tandis que dans les courants politiques, industriels, commerciaux, on verrait des résultats inouïs, dans un autre ordre d'idées, des merveilles pourraient s'opérer.

La Révolution de 89, Sire, a commis un grand crime, à mon sens : elle a exalté la raison humaine déjà si orgueilleuse de ses droits et a fait main basse sur ceux de la Raison divine. Or, avec François-Joseph et Napoléon III ayant pour trait d'union la Papauté, l'alliance entre la raison de l'homme et la Raison de Dieu se ferait et se consommerait, et dès lors serait ajourné pour longtemps le règne des sophistes, des rhéteurs, des avocats de leurs propres causes à la tribune ou ailleurs.

C'en serait fait pour bien des années de toutes ces fractions de petits dieux qui se drapent dans l'Olympe des Académies, de ces professeurs de Facultés qui distribuent à hautes doses le poison matérialiste à une jeunesse passionnée, de tous ces faux prophètes qui se mentent à eux-mêmes et à leur pays, de ces journalistes qui ébranlent tous les jours l'ordre de choses établi ; les poignards des sicaires tomberaient de leurs mains homicides, parce qu'ils trouveraient des remparts, je veux dire des poitrines serrées autour des gouvernants ; les factions seraient domptées, la Révolution dans ses bas-fonds ferait entendre un cri suprême, le râle impuissant de l'agonie.

Ainsi l'humanité marcherait, comme jamais, à ses vraies destinées, et l'instrument de Dieu, dans ces voies, serait encore, serait toujours la France avec un Napoléon à sa tête, avec sa devise : *Gesta Dei per Francos et Napoleones.*

Dans ce moment, Sire, je médite et espère achever sous peu un travail doctrinal sur la Médecine. Dans ces pages disputées jour par jour aux labeurs de la pratique, j'exprime le vœu qu'il surgisse, dans notre nouvelle Athènes, un homme de génie qui puisse souffler sur tous les résultats de l'analyse, sur tant de matériaux épars, à l'état cadavérique, et donner une âme à la science. Je souhaite qu'il vienne après avoir pris naissance sur le sol français, ce Messie de la médecine, et que les générations qui vont nous succéder puissent contempler son angle facial et recevoir de ses lèvres les leçons d'un enseignement spiritualiste.

Eh bien, ce que je souhaite dans l'ordre scientifique pour mon pays, je le désire ardemment dans l'ordre politique et social.

Le passé qui n'est pas loin a pu le voir, après la tourmente et au milieu du dieu des batailles, sous les traits d'un héros et d'un penseur ; le présent peut le voir, après des orages également, sous la forme d'une intelligence qui se recueille et d'une volonté qui se contient. Puisse l'avenir, dans les splendeurs d'une paix réelle et sur le type de sa race, le contempler avec des lignes plus pures encore et aussi larges, si c'est possible!

Je vous demande pardon, Sire, de ces réflexions. Vous me les pardonnerez par la raison que vous êtes un souverain issu du suffrage populaire. Quand un médecin se trompe au lit du malade, c'est un malheur; quand un juge se trompe dans l'application de la loi, c'est un malheur; mais quel malheur quand un empereur fait fausse route!

Voilà pourquoi, avec le sens qui vous caractérise, vous avez fait appel à toutes les opinions pour la solution du problème si complexe, qui se pose devant le siècle; vous ne repousserez point celle d'un pauvre docteur dont la voix silencieuse est inconnue, dont la parole n'a rien qui impose, mais qui, sur un seul mot de Votre Majesté, partirait aussi rapide que la vapeur, se prosternerait aux pieds du Père de la famille catholique et lui ferait entendre cette parole suppliante, énergique comme toute voix qui part d'une âme convaincue.

Voilà pourquoi encore je ne puis terminer sans déposer de nouveau l'objet de mes alarmes dans le sein de Votre Majesté. Je ne puis, en effet, concevoir qu'il n'arrive rien à la Papauté après le départ de notre dernier soldat, lorsque tant de choses se sont faites contre elle sur son territoire et jusque dans Rome même, le drapeau de la France flottant dans ses murs.

Ah! Sire, je crains, si vous retirez vos troupes de la Ville Éternelle.

Au nom de l'immortel captif qui méditait sur le divin Fondateur du christianisme, qui voyait autrement les choses à Sainte-Hélène et qui peut mieux vous inspirer que mes faibles pensées; au nom de cette tête si chère du prince impérial; au nom de vos officiers supérieurs qui donnent au monde de si nobles exemples; au nom de vos intérêts les plus sacrés et de votre gloire la plus pure; au nom du Dieu eucharistique devant qui nous allons bientôt l'un et l'autre nous agenouiller pour nous l'assimiler; au nom de l'Église, notre mère qui nous distribue le pain de la vraie force, non point cette force orléaniste, matérialiste, qui s'affirme la

veille et trébuche le lendemain ; au nom de cette Église
qui est loin d'être votre ennemie ; au nom de ce saint
Pontife qui la régit, je vous en conjure, Sire, couvrez de
votre égide, couvrez toujours et plus que jamais la
Papauté.

J'ai l'honneur d'être...

*Nota.* — Il faut distinguer deux périodes dans le second Empire
napoléonien. Dans la première, il monte avec les de Falloux, les
Montalembert, les évêques de France, les Drouyn de Lhuys, etc.;
dans la deuxième, il descend avec les Rouher, les Rouland, les
Duruy, les de Morny, les Schneider et tous les sceptiques, les
négateurs, les matérialistes.

Je m'étais rallié à la première, parce qu'elle nous aurait conduits à
la démocratie religieuse ; je me suis élevé, insurgé contre la deuxième,
parce qu'elle nous menait à une démocratie athée.

De là mes lettres, toutes ces lettres de ma part à Pie IX, à Napoléon III, à l'impératrice, à François-Joseph, à son ambassadeur, à
M. Drouyn de Lhuys et d'autres personnages.

*Le 25 juin 1901.*

---

## A Sa Majesté Napoléon III

*Du 28 avril 1867.*

Sire,

Les circonstances devenant plus que graves, les événements menaçant d'emporter les hommes dans la guerre,
à l'heure où ils achèvent le temple de la paix, le palais de
l'Exposition, et lorsqu'on a tant besoin de respirer, je
viens, comme je l'ai déjà fait, épancher ma pensée dans
la haute raison de Votre Majesté.

Je ne sais, Sire, si vous vous le rappelez, l'année dernière
j'avais eu l'honneur, dans le courant de mars, de soumettre
à Votre Majesté un projet adressé à M. Drouyn de Lhuys,
qui consistait dans l'alliance de la France avec l'Autriche,
cimentée par la Papauté. Je disais qu'il n'y avait que Pie IX
qui fût capable de réunir le vainqueur et le vaincu de
Solférino, que c'était le seul moyen d'entraîner les nations
catholiques et de les opposer en faisceau contre les forces
combinées du Nord. Actuellement, cette alliance me paraît
indispensable, plus que jamais, dans l'intérêt de la France
et du monde entier.

En effet, ce n'est point pour rien qu'un prince de la maison de Prusse se trouve installé dans les Principautés danubiennes ; il est là comme le trait d'union accidentel entre l'Empire moscovite et le *futur Empire d'Allemagne* ; ce n'est point non plus pour rien que les vaisseaux des États-Unis font leur apparition dans la Méditerranée et que la puissance américaine tend la main à la puissance russe. Jamais pareille coalition ne s'est ourdie. Le moment est arrivé où le czar croit pouvoir passer : il a intérêt à franchir le détroit des Dardanelles, et dans son système gouvernemental et religieux, cela suffit. La Prusse, elle, a intérêt à s'assimiler les États maritimes de l'Allemagne, à étendre son sceptre sur tout le pays allemand, et dans sa doctrine philosophique et morale, non seulement cela suffit, mais c'est obligatoire.

De part et d'autre, il existe des intérêts majeurs, et si l'on ajoute l'ardent désir à Saint-Pétersbourg d'une re-vanche de Sébastopol, l'enivrement de la victoire de Sadowa à Berlin, on arrive à cette conclusion : théori-quement, la guerre est forcée.

Si la guerre éclate et si nous avons contre nous l'Au-triche, nous sommes compromis, car l'Angleterre qui s'est réjouie britanniquement de Sadowa, religieusement contre Vienne, se réjouira britanniquement de nos em-barras ; elle ne désire rien tant que de nous voir descendre au deuxième rang ; la Hollande et la Belgique menacées par la Prusse, redouteront également son ambition et ne seront point tranquilles de notre côté : l'action de ces puissances pourra bien être paralysée ; quant à l'Italie, on sait qu'elle manque d'argent, ses difficultés sont énormes et ses tristes succès de l'an dernier ne lui laissent qu'un prestige essentiellement négatif.

Que l'Autriche reste neutre ou bien qu'elle s'allie contre nous, en cas de désastre de la France, elle ne peut tenir entourée de voisins tels quels, trop puissants ; la cohésion lui manque ; sa religion lui est imputée à crime ; elle ne peut manquer de se désagréger et d'être absorbée par les éléments slaves et germaniques.

Que si, au contraire, elle marche avec nous et que nou ayons le dessus, ce qui est probable, elle se relève, elle s'agrandit du côté où l'on pressent; elle oppose une barrière infranchissable à la Russie et contribue à tenir en échec les Allemands des Frédéric.

Avec l'Autriche, nous avons l'Espagne, le Portugal, l'Italie compacte, homogène, l'Italie non *une* formée du Piémont agrandi d'une ou deux provinces annexées à ses États, l'Italie purgée de Garibaldi, le royaume des Deux-Siciles rendu à lui-même, la Bavière délivrée de ses ministres dévoués au système prussien.

Avec l'Autriche et la Papauté nous sommes à la tête des peuples latins liés ensemble par le lien catholique, la confédération de ces peuples se réalise et nous triomphons de la barbarie civilisée, raffinée, organisée militairement.

Dernièrement, M. Thiers critiquait là guerre entreprise pour une idée. Ce politique, cet historien qui n'a guère vu que le côté matériel des choses, oublie que les luttes entamées pour des principes ont toujours existé. Est-ce que de nos jours ce n'est pas au nom de l'idée religieuse que le moscovisme tend à s'établir en Orient dans la presqu'île des Balkans, dans l'Asie-Mineure? Dans le cas qui fixe notre attention, dans le projet d'alliance avec l'Autriche cimentée par la Papauté, l'idée se confond avec l'intérêt, le principe catholique avec l'intérêt catholique, ce qui profite à la Religion profite aux hommes et aux gouvernements, comme aux peuples ; je dis comme aux peuples, car là où la Religion catholique n'est pas, à Constantinople, à Londres, à Berlin, dans l'Empire de toutes les Russies, on peut juger la part qui est faite aux masses humaines, et si M. Thiers se recueillait, il comprendrait que rien n'est entraînant comme un principe, une idée, une conviction. La foi est enthousiaste de sa nature. C'est un mobile capital, et l'on peut se faire une idée de la puissance de ce mobile, quand il est raisonné et combiné avec l'intérêt.

La question à résoudre n'est point une question de territoire, d'un duché, d'une ou de plusieurs provinces, elle est de beaucoup plus haute; je l'ai fait observer dans des documents adressés à votre ministre des affaires étrangères pour vous les communiquer: c'est une question complexe, une question qui embrasse des intérêts de nature diverse, c'est le spiritualisme qui lutte contre le matérialisme, le droit contre la force ; la religion saturée de politique égoïste contre la Religion de la justice ; le protestantisme allemand qui s'est fait hégélien et le césarisme envahisseur contre le catholicisme et contre toutes ses institutions ; c'est la raison de l'homme contre la Raison de Dieu, le Génie du mal contre le Génie du bien, l'antique Satan contre Jéhovah plus antique».

Dans la grande lutte qui se prépare, Sire, vous ferez appel à ce mobile par excellence ; vous appellerez à vous l'épiscopat et le Chef de la catholicité, qui ne demande que la gloire de Dieu et qui est loin d'être opposé à la gloire de la France.

Pie IX, par son ascendant moral, peut mieux que tous vos diplomates agir sur l'âme de François-Joseph; et je suis convaincu que dociles à sa voix toutes les puissances de l'Église convergeraient vers Votre Majesté.

Ce ne sont point, Sire, certaines multitudes qui nous sauveront, touchées qu'elles sont à présent par le souffle du positivisme et du matérialisme, saturées de haines et d'envie ; quand elles sont appelées à voter dans les grands centres, leurs votes sont assez significatifs et contre vous ; ce ne sont point les avocats, les rhéteurs, les idéologues, les sophistes, les économistes qui nous promettaient le paradis terrestre, les publicistes qui prétendaient il y a plus de dix ans déjà, qu'il n'y aurait plus de guerre, que tous les peuples s'embrasseraient comme des frères ; ce ne sont point les partis qui nous divisent ; ce sont encore moins les impies, les athées, les sceptiques, les sectaires, les solidaires ; c'est notre brave armée, ce sont nos braves généraux qui croient encore à la patrie, au Dieu des batailles et des saintes causes ; c'est le Représentant du Christ sur la terre. Le Tout-Puissant est de son côté, et si le chef de notre nation est avec l'auguste et sublime Pontife, Dieu s'avancera sur sa droite.

Après la signature du traité de Villafranca, qui a eu l'effet qu'on sait ; après Magenta, Solférino, Sadowa, après toutes les blessures faites à l'Autriche, ces combinaisons qui ont amené l'alliance de la Prusse avec l'Italie, après les actes de Garibaldi, tout ce qui s'est passé dans la Pé-

ninsule ; après lof. excès du journalisme, les nominations
de professeurs matérialistes dans nos Facultés, tout ce
qu'on a tenté contre le Catholicisme, toutes les débauches
d'impiété, sans doute, le problème est délicat. Mais si le
salut commun est dans l'alliance dont je parle, votre sage
équité saura faire le nécessaire, et vous pouvez être convaincu d'une chose, c'est que dans les sphères religieuses,
parmi les hommes de cœur et de bonne foi, dans cette
majorité de la nation française qui a conservé l'instinct
conservateur, qui sacrifie les opinions sur l'autel de la
patrie, on est plus disposé à tenir compte de vos bienfaits
que des fautes de votre gouvernement. On oubliera celles-
ci pour ne tenir compte que de ceux-là.

Puisse Dieu, ne se souvenir que de ce que vous avez
fait pour son nom ! Puisse-t-il avoir pitié de cette France
par le bras nerveux de laquelle il a opéré tant de grandes
choses dans l'humanité !

Recevez... Sire...

*Note.* — Copie de cette lettre a été envoyée à Louis Veuillot, avec
prière de la reproduire en entier ou en partie. Rien. Copie de la même
lettre a été adressée à notre député de Saône-et-Loire, M. Schneider,
président du Corps législatif. Zéro réponse.

---

## A Sa Majesté Catholique l'Empereur d'Autriche à l'Élysée, Paris

*Du 26 octobre 1807.*

SIRE,

Depuis 1863, je prêche l'alliance de la France avec l'Autriche, cimentée par la Papauté. J'ai écrit à ce sujet plusieurs lettres à M. Drouyn de Lhuys, qui m'a fait l'honneur de me répondre. J'en ai fait part à votre ambassadeur,
M. le prince de Metternich, en y joignant l'hommage de
mon livre, *La Médecine dans ses rapports avec la Religion.*
M. le Prince, qui dansait et chassait probablement, ne m'a
même pas accusé réception. J'ai communiqué à Sa Majesté Française mon plan avec toutes ses heureuses conséquences. Je lui ai exposé qu'il n'y avait qu'un Pie IX
capable de réunir le vainqueur et le vaincu de Solférino,
et que, pour une telle alliance, il était besoin de ciment

romain. J'ai de plus fait observer que si la France ne
faisait pas alliance avec l'Autriche, elle courrait de grands
risques, et que si l'Autriche ne s'alliait pas avec elle, elle
serait absorbée par les éléments slaves et germaniques.

Agréez, Sire...

*Note.* — François-Joseph a fait comme son ambassadeur. Il s'est
amusé dans notre capitale, il courait les théâtres, décorait des
journalistes peu orthodoxes et se montait en vaisselle d'or et d'argent.

A présent, ce vieux monarque écrasé de malheurs domestiques,
semble se réveiller ; il voit d'où lui vient le danger pour ses États ;
il se rend en personne en Bohème, à Prague, où il fait entendre sa
parole contre des ambitions rivales, et il constate qu'elle a été comprise et acclamée vigoureusement ; s'il n'a pas eu assez d'énergie
pour réprimer les abus des juifs et combattre les passions dissi-
dentes, rendons-lui cette justice, c'est qu'il n'a jamais approuvé
l'unité italienne avec ses odieuses spoliations, jamais reconnu Humbert et jamais abandonné la cause de la Papauté. Il était catholique,
lui, et il est resté catholique, et son successeur, qui a hérité de ses
sentiments religieux et qui comprend comme nous que la vérité est
là avec le salut des peuples, paraît bien résolu à marcher dans cette
voie.

Saint-Désert, le 20 août 1901.

---

## A M. Ernest Pinard, Ministre de l'intérieur

*Du 5 décembre 1867.*

MON CHER PINARD,

Je ne sais si vous vous rappelez le jeune Chalonnais
qui jouait avec vous aux barres sur ce grand champ de
récréation du petit séminaire d'Autun. Il était au-dessous
de vous d'une classe, au-dessous par ses facultés, ses
vertus, son caractère qui lui attirait souvent les foudres
du Père Juillet ; il l'est bien encore plus, actuellement que
vous avez l'honneur d'être un des premiers dans les conseils du pays ; il est en effet médecin de campagne, et
vous, ancien magistrat, ancien procureur général, hier
conseiller d'État, vous êtes aujourd'hui ministre de la
France.

L'année dernière, vers cette époque, comme il était question de vous pour porter la parole en faveur du Gouver-

nement devant les Chambres, je m'étais proposé de vous envoyer ce que je vous envoie, une copie de la lettre que j'avais adressée à Sa Majesté ; j'y joins une autre pièce, et je le fais afin que vous n'ignorez pas ce que pense l'un de vos contemporains, qui a bu à la même source que vous.

Dans votre tribunal interne et avec le jugement qui se révélait déjà sous nos yeux, vous déciderez si c'est folie ou sagesse.

Je voulais profiter de la circonstance, il y a bientôt un an, pour vous offrir aussi mon livre : *La Médecine et la Religion*, qui m'a valu d'illustres sympathies : la bande est toujours dessus et dans l'adresse je n'ai qu'à changer le mot de *conseiller d'État* en celui de *ministre*. Veuillez agréer cet hommage comme un souvenir d'un autre âge.

On dit que vous avez conservé le culte du souvenir, comme vous auriez eu le privilège de rester au point de vue religieux ce que vous étiez, c'est-à-dire catholique ; privilège, hélas ! que je n'ai pas su toujours conserver.

Malgré la note sur *le droit* dans mon livre, vous ne me lirez pas, parce que votre tête est trop chargée d'affaires ; mais en voyant le titre, et en présence de tout ce qui se passe dans les Facultés et ailleurs, vous pourrez vous convaincre combien j'avais raison, il y a dix ans, de livrer bataille au matérialisme.

Si j'avais été plus riche, j'aurais pu joindre à toutes ces choses un travail que j'intitule : *Le Problème du temps.*

C'est un manuscrit et ce n'est qu'un manuscrit, le budget d'un docteur rural ne pourrait subir d'écarts trop fréquents pour quoi que ce soit, et particulièrement pour des frais de publicité.

Maintenant quelles réflexions, mon cher Pinard, suscite dans nos âmes votre nomination ? Vous êtes l'objet de la part d'un grand nombre de vos concitoyens, qui vous connaissent, de bien des pensées ; les cœurs avec les espérances se tournent vers vous, et ceux qui croient encore à la divine Providence la supplient de vous donner les forces pour soutenir tous les périls, tout le poids de la responsabilité ; car tout ministre est responsable ; il l'est devant Dieu et devant l'histoire, quand il se soustrait devant les assemblées.

Pour moi, qui ai le temps de me recueillir dans la solitude, et qui considère, que depuis un siècle, les royautés et
les empires ne durent pas plus de dix-huit ans parmi nous,
en voyant la situation telle qu'elle est, j'estime qu'il faut
un grand courage pour accepter la mission que vous avez
acceptée, et je vous en félicite sincèrement ; car si c'est le
moment pour les catholiques de donner leur sang, leur
argent, leurs écrits, leur parole en faveur de la cause religieuse, c'est aussi pour tout citoyen le moment d'offrir à la
patrie ses lumières, ses forces, son ascendant, toutes ses
facultés, tout son dévouement, à l'effet, s'il est possible,
d'écarter les dangers qui la menacent.

Votre raison d'être, mon cher Pinard, c'est la nécessité
dans laquelle on se trouve de faire sentir la loi, de réprimer ce qu'on aurait dû réprimer depuis longtemps ;
elle est dans le besoin qu'on a d'être défendu par la
parole.

Dieu, qui a ses vues, vous a appelé (jamais peut-être
politiquement, historiquement, la preuve de l'existence
de Dieu ne s'est mieux révélée que dans le temps actuel ;
les gouvernements sont organisés matériellement d'une
manière formidable, les moyens humains sont à leur
maximum, toutes les forces humaines sont convoquées, et
pourtant ces gouvernements ne sont point sûrs d'eux ; que
dis-je ! ils penchent, ils chancellent, menacent de sombrer
parce que leur centre de gravité qui est l'élément divin
leur manque), Dieu, dis-je, vous aura appelé pour éclairer
le Pouvoir autant que pour le défendre, pour rappeler
les hommes au respect de la loi, au vieil honneur français, pour faire triompher le droit ; et comme le droit civil
et politique dérive du droit absolu, qui se résume dans
sa loi divine, il vous aura appelé pour attirer à Lui, qui est
la personnification de la loi, la génération actuelle, tous
ces hommes d'État qui ne croient qu'en eux et qui se manifestent si impuissants.

Soyez ministre longtemps. Si vous l'êtes dans deux ans,
si vous l'êtes dans quatre, et si nous sommes encore debout, combien, mon cher condisciple, nous aurons d'actions de grâce à rendre au Tout-Puissant !

Recevez, mon cher Pinard, avec mes vieux sentiments

d'adolescent, l'expression de tout le respect que Votre
Excellence me commande.

———

## Au Même

Octobre 1868.

MON CHER PINARD,

Je suis à peine rentré chez moi, à Saint-Désert, et de retour de mes visites de malades, que je viens encore vous
assiéger. Je crois que nous ne nous sommes pas compris,
n'ayant pas eu le temps de nous ouvrir et de nous expliquer.

J'ai été heureux de vous revoir et je vous ai reconnu;
j'ai retrouvé celui qui faisait gravement tout ce qu'il faisait,
qui portait avec gravité le marteau de minéralogie dans
nos excursions, et qui me prenait gravement aux barres,
dans nos récréations, il y a quelque trente années.

J'ai revu avec bonheur ces lieux de ma première jeunesse: ce collège où j'ai achevé mes études classiques et
dans lequel un homme, qui n'était pas de l'école Duruy,
exerçait une influence méritée. J'ai revu cette cathédrale,
et je me suis incliné devant sa majesté, la majesté de l'art,
comme n'en enfante point la doctrine matérialiste.

Mais au fond, quel a donc été l'objet de ma visite et de
ma démarche auprès de vous?

J'ai rencontré sur le seuil de votre porte le vénérable
supérieur du petit séminaire, l'abbé Juillet. Qu'est-il venu
faire là? Que viens-je y faire moi-même? Je ne le lui ai point
demandé; mais je suis persuadé, qu'en homme de foi, en
fils pieux de notre Père commun, en citoyen qui aime
sa patrie, qu'en père tendre qui chérit ses enfants, il est
venu plein de sollicitude pour la cause sacrée de Dieu,
de la vraie justice, de l'amour vrai, manifester un soupir
de son âme, un élan de son cœur, et avec ce geste qui le
caractérise, avec cette expression d'une conviction qui
ne vieillit pas, je ne doute pas qu'il soit venu déposer une
sainte pensée dans l'intelligence de son élève ministre.

Et moi, son indigne sujet, moi, contre qui il a tonné
plus d'une fois, j'étais venu aussi pour épancher ma
pensée, je la tenais écrite sous mon bras, et j'aurais voulu

pouvoir vous la transmettre, si un devoir ne vous eût appelé. Vous aurez trouvé qu'il y avait indiscrétion, pour ne pas dire témérité de ma part, et que la façon dont je vous abordais était peut-être trop cavalière, mais que voulez-vous? Je suis de la race des Francs; j'ai sucé le même lait que vous; et puis les Amédée Bonnet de Lyon, comme les Lordat de Montpellier, comme les Jean-Baptiste Dumas de l'Institut, les Dufaure, les Cornudet Léon, les évêques Donet de Montauban, etc., sans parler des revues les plus graves, ont bien voulu me prendre au sérieux. — Vous étiez pour moi ni un Rouland, ni un Duruy, ni un de Persigny, ni un de Morny, encore moins un Rouher; vous étiez et vous êtes plus que ces hommes à mes yeux; vous êtes un homme de principes, un homme qui croyez à ces vieilles choses, le droit, l'honneur, la Religion, le Christ.

L'empereur a cru devoir vous appeler dans ses conseils; s'il vous a appelé, ce n'est pas pour rien; l'empereur est une nature généreuse que le courant entraîne; il a fait primitivement appel à tous, et jusqu'à la guerre d'Italie tous ou presque tous ont répondu à son système d'éclectisme politique et de pondération, qui satisfaisait tout le monde, tous les partis, ainsi que les masses populaires. A présent, ce système est usé; il faut choisir entre telles données, telles lignes, telle combinaison; il s'agit d'aviser; les événements se précipitent; les obstacles s'accumulent; le suffrage universel contenu dans la philosophie de Jean-Jacques et de Lamenais qui l'avait apporté, menace de l'emporter, de le briser; le moment est arrivée où il faut opter entre le Pontife de Rome, qui est supérieur à son clergé, à son siècle, et le pontife Sainte-Beuve, qui représente les idées négatives.

Isolé à l'intérieur, isolé à l'extérieur, que va devenir le Chef de la nation, que va devenir cette nation, notre bien aimée patrie? Il y a longtemps que nous prévoyons et que nous annonçons ce qui déjà arrive; pour tout observateur, la situation s'accuse très grave.

Dans de telles conjonctures, je me suis dit:

La Providence aura pris un homme; elle l'aura élevé pour dire ce qu'il pense de la chose publique, et si avec sa mâle logique, il démontre que le salut est du côté du droit combiné avec la force, du côté de Dieu qui résume ces deux choses, il pourra peut-être conjurer l'orage qui gronde déjà.

En 1863, j'exposais à M. Drouyn de Lhuys qu'il n'y avait qu'un moyen de résister aux puissances du Nord et d'établir une paix solide en Europe et en particulier chez nous, que ce moyen était l'alliance de la France avec l'Autriche cimentée par la Papauté, laquelle alliance devait nous conduire, est seule capable encore de nous conduire à une confédération de toutes les puissances catholiques.

A cette heure, tout docteur rural que je suis, j'ose dire à Son Excellence que le suffrage universel, tel quel, est une machine dangereuse; que la loi sur la presse est une triste loi; qu'il faut être de son temps, tenir compte des choses acquises, des grandes données de 89, mais qu'il ne faut pas jouer, comme certaines feuilles et certains écrivains, avec du feu qui brûle, pactiser avec les impies; qu'il faut jeter l'ancre dans les grands principes qui ont fait la vie et la gloire des sociétés; qu'il faut combattre à mort le positivisme, ces doctrines qui ravalent l'homme et font de ses organes des instruments de jouissances, etc., etc. — Le manuscrit que j'avais à la main jeudi, chez vous, tendait à démontrer tout cela.

Je vous demande pardon de vous avoir fait connaître les difficultés que j'éprouve à répandre mes idées. Si vous saviez tous les efforts, toutes les veilles, les privations, les sacrifices que j'ai faits, vous m'auriez saisi et épargné cet aveu. Si vous aviez pu prendre connaissance de mes nouvelles pages et si, mes vues vous allant, vous m'eussiez dit: *Marchez, faites de nouveaux sacrifices, je vous soutiendrai sinon officiellement, du moins officieusement*, je n'aurais pas hésité. Je croyais, en allant à vous, frapper à à la porte de Mécène : bien que non-riche, je n'accepterai jamais un denier. Obscur Parmentier, j'ai cultivé ma fécule ; j'ai vu souvent ma pomme de terre volée dans mon champ; je n'accuse personne; j'aurai pu accepter le patronage d'un grand, je n'accepterai jamais ni une obole, ni une place qui enchaîne ma liberté.

J'ai donc été auprès de vous, comme ce grave et digne

prêtre, notre vieux supérieur. Si j'échoue après avoir, il y a dix ans, obtenu quelques succès; si tandis qu'on subventionne tant de productions malsaines, on passe à l'ordre du jour sur mes chères études; que, réduit à l'isolement et sous le coup d'influences délétères qui prédominent, je ne puisse répandre et faire triompher mes idées, je me consolerai dans ma retraite, je m'efforcerai de me consoler, et pour que vous ne soyez point tenté de me renvoyer à mes malades et à la médecine, je vous adresse un exemplaire de mon travail, *L'Enseignement médical de l'École de Paris.*

Que les coups de Jules Favre vous soient légers! Qu'ils ne produisent pas sur votre organisme délicat ce que le député Mauguin, mon parent, a produit en 1832 sur l'organisme de Casimir Périer! L'organisme de Casimir Périer é.  · ravagé, dissous par l'éloquence de *l'orateur de la répliqu.* quand le choléra l'a surpris.

Encore une fois, je suis heureux de vous avoir abordé.

Que le Dieu de notre adolescence guide vos pas, qu'il utilise vos facultés et vous protège, vous et les vôtres, et la France avec vous !

Votre ancien condisciple.

Dr V.

*Note du 20 août 1901.* — Pinard était un très honnête homme, l'homme de l'impératrice. Il était arrivé trop tard et ne pouvait rien au milieu de tout ce monde officiel, avec des roués sans *h* et un Rouher muni d'un *h* qui tranchait tout; il était fait pour être magistrat et il aurait dû rester dans la magistrature : un grain d'ambition ; grisé, enivré un peu par cette fée qu'on nomme le Pouvoir.

---

## A M, Bougaud, Vicaire général à Orléans

*Du 18 janvier 1867.*

MON CHER BOUGAUD,

Je ne sais si vous vous rappelez le jeune élève chalonnais qui jouait avec vous au petit séminaire d'Autun. Il était d'une classe au-dessous de vous et de toutes manières, comme il n'a cessé de l'être. Nonobstant ces désavantages, il croit devoir essayer de renouer avec vous le présent au passé, parce que dans sa modeste sphère il fait des efforts, isolés, avec vous qui avez le bonheur d'être dans un milieu bien différent, au centre d'un puissant arsenal pour les vrais combats du Seigneur, sous la direction d'un général en chef, le plus grand, le plus éloquent, le plus nettement rationnel, le plus fort des lutteurs de son temps.

J'ai parcouru vos pages de *Sainte Chantal*, et après la lettre épiscopale, moi pas plus que d'autres, nous n'avons rien à ajouter. Si vous n'aviez pas reçu cette approbation magistrale, j'aurais pu dire que vous n'avez pas seulement été érudit dans ce travail, mais encore que çà et là, et d'une manière dense, vous y avez semé, avec les accents de votre âme pieusement sacerdotale, des vues très larges, qui promettent de votre part d'autres travaux.

Je vous prierai de vouloir bien agréer mon livre, *La Médecine dans ses rapports avec la Religion*, qui m'a valu l'amitié, hélas! trop courte, d'Amédée Bonnet de Lyon, un penseur et un grand chirurgien, dont la *Bibliographie catholique* a rendu compte dans son numéro de février 1857 et dont l'évêque de Montauban a bien voulu s'occuper, comme il me le prouve en m'adressant la *Revue catholique*, où il me cite à l'appui de sa thèse sur le traditionalisme.

Si j'étais plus riche et si j'avais des substituts ou des grands vicaires, il y a longtemps que j'aurais répondu à une invitation de votre grand évêque et que j'aurais été passer *trois jours sous son toit*, selon ses expressions, mais je suis attaché à la glèbe de mes occupations journalières, comme un cantonnier à son mètre de pierre, avec deux petits enfants à nourrir et à élever.

Comme il est question d'Ernest Pinard pour être l'orateur du Gouvernement, je lui ai écrit pour lui communiquer ce que j'ai l'honneur de vous communiquer et pour lui faire savoir que j'étais content d'apprendre qu'il était au Conseil d'État, attendu, lui disais-je, que si jamais le Gouvernement avait eu besoin d'hommes pour le défendre, jamais il n'en avait tant eu besoin pour l'éclairer.

Le pays sera sauvegardé, il sera sauvé et ne pourra l'être que par Dieu et médiatement par l'épiscopat, par des soldats de toutes armes, par des hommes de foi qui, comme notre ancien condisciple, ont conservé le respect du droit du vieil honneur français.

Recevez, mon cher grand vicaire général, etc... Et veuillez, je vous prie, déposer aux pieds de votre grand évêque l'expression de mon admiration respectueuse.

*Note.* — L'Abbé Bougaud s'est empressé de me répondre par une lettre des plus affectueuses qui commence par ces mots : « Oh non! mon cher ami, je ne vous ai pas oublié, et je vous retrouve dans vos pages. » Ce travailleur infatigable, cet élève cher au cardinal Pitra et qui faisait tant honneur à son maître, a écrit le *Christianisme moderne*, son œuvre capitale dans laquelle apparaît son esprit libéral; les questions de science, à l'inverse de ses frères dans le clergé, le préoccupaient tellement que, devenu évêque de Laval, il m'écrivait en parlant des matérialistes, des positivistes de l'École : *Poursuives-les*, mon cher condisciple; on était sans cesse sur leur piste, de son temps, à l'évêché d'Orléans, et on n'avait pas trouvé mauvais qu'un pauvre membre de la famille médicale, tel que je suis, tentât de les réfuter par leurs propres armes.

Le 20 juillet 1901.

## A M. Léon Cornudet, Président de sections au Conseil d'État

Du 28 avril 1867.

Mon bien cher Compatriote,

J'ai l'honneur de vous envoyer copie de la lettre que je viens d'adresser à l'empereur sur l'enseignement matérialiste de l'École. Je la communique également à l'archevêque de Paris, afin qu'il avise, s'il le juge à propos. Je serais parti l'année dernière pour Orléans auprès de Mgr Dupanloup qui m'avait invité, si j'avais reçu un seul mot du Palais des Tuileries.

Les temps n'étaient et ne sont pas encore arrivés pour prêter une oreille attentive ; on se croyait et on se croit peut-être encore solide; il faudra plus que l'imminence du danger pour ouvrir les yeux: que Dieu veuille qu'il ne faille pas sa verge providentielle, la verge de la justice absolue!

Que si l'on s'étonnait qu'un médecin s'occupât de politique générale, je pourrais répondre que la cataracte règne d'une façon opaque dans les régions gouvernementales et que c'est à la médecine qu'appartient d'opérer cette maladie.

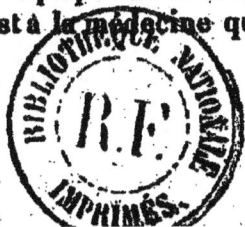

Vous le voyez, mon bien cher voisin, le cadre s'est singulièrement agrandi pour moi.

Autrefois et au début de ma carrière en 1849, je luttais pour mon cher Buxy, et je réagissais contre un bandit, le pontife du concubinage du lieu, qui a eu le triste privilège d'y exercer son influence corruptrice et d'y porter les plus graves atteintes à la justice dans sa passion dominante, je veux dire la passion politique, sa passion de se venger contre tous ceux qui ne pensaient point comme lui, qui ne votaient point pour lui, et surtout qui votaient contre lui. C'était, dans ce dernier cas, le plus grand des crimes, et c'était bien le mien.

Les effets des influences de ce grand misérable sont tels que notre pauvre et si digne prêtre vient d'être insulté en chaire dans son église, le jour de Pâques et qu'il a pris à témoins, comme on dit.

Dans cette lutte que vous avez pu suivre, j'ai eu l'avantage d'être nivelé, mais au fond non vaincu ; les miens ont été dispersés ; ma sœur aînée, une veuve infortunée digne d'un meilleur sort, a été écrasée avec ses quatre enfants en bas âge ; mon beau-frère qui dépendait de ce citoyen néfaste a été brisé ; quant à moi, marqué du fer rouge politique par ce dénonciateur émérite, il n'a pas dépendu de lui, si je n'ai pas été exporté à Lambessa. J'étais en tête sur sa longue liste de proscription, et si je n'ai pas été exilé de ma patrie pour avoir manifesté en faveur d'une république chrétienne, que je fais découler en ligne droite des principes du christianisme et que je crois pratique, j'ai dû m'exiler de cette patrie dans la patrie où je suis né, j'ai dû battre en retraite à Saint-Désert. C'est là que mon ennemi me poursuit, c'est là qu'on espère me réduire et me chasser plus loin.

Je travaille ici, je travaille beaucoup, je donne des leçons à mon Léon de 10 ans, tandis que sa mère prie et ne se lasse point de prier.

En 1857, vous en savez quelque chose, puisque vous vous êtes intéressé à mes travaux, j'avais livré bataille au matérialisme en général ; dans ces derniers mois je prépare contre le matérialisme de l'École de médecine, une brochure, *L'Enseignement médical de Paris*, que j'aurai le plaisir de vous adresser, comme un hommage qui vous est dû. D'après ce qui se passe au sein de la Faculté et presque partout, je m'attends bien à être étouffé.

Enfin depuis 1857, je fais des tentatives auprès de ceux qui nous gouvernent, je ne cesse d'assiéger le Pouvoir et je lutte contre toute espérance.

A bientôt, mon cher compatriote. Soyez heureux dans la santé et les vertus des vôtres, qu'ils ne s'écartent jamais de la voie tracée par vos exemples et ne cessent d'appartenir à ce petit nombre de ceux qu'exigeait le Seigneur pour ne pas exterminer Sodome !

Recevez, etc.

*Note.* — J'ai entretenu une correspondance soutenue avec M. Cornudet, qui a répondu avec bienveillance à toutes mes lettres. Voir plus loin ce qui s'est passé entre nous.

---

## A Son Éminence le Cardinal de Bonald, à Lyon

*12 juillet 1868.*

J'ai l'honneur de vous prier de vouloir bien agréer mon travail, *L'Enseignement médical de Paris*. Dans le temps, vous avez daigné m'encourager vivement par votre lettre du 9 octobre 1857 à l'occasion de mon livre, *La Médecine et la Religion*, que j'ai cru devoir vous envoyer à titre d'hommage. C'est ce qui me fait de nouveau penser à vous.

Pour rendre témoignage à la vérité, j'ai signalé vos médecins et chirurgiens lyonnais, les croyants ; je l'ai fait aussi pour protester contre Paris, au point de vue doctrinal.

Il est temps que la science et la foi contractent une alliance sur l'autel de la Vérité.

Peut-être serait-ce le moment, avec de l'initiative, du dévouement, des ressources, de réaliser, sur les bords du Rhône une Faculté première de médecine et d'en faire à Lyon même l'élément principal d'une Université catholique.

Recevez, Éminence, avec mes sentiments de profonde vénération, etc.                           D$^r$ V.

*Note.* — Mon vœu pour la création d'une Faculté médicale a été réalisé. La *Gazette de Lyon* du 7 octobre 1857 avait dit que telle que nous la concevions, la médecine devenait le *péristyle* et la *préface humaine* de l'Évangile, et c'est le surlendemain de l'article publié par le journal lyonnais que le cardinal de Bonald m'écrivait en me parlant de mon ouvrage : Plaise à Dieu qu'on nous envoie souvent de tels livres !

## A M. Schneider, député de Saône-et-Loire, Président du Corps Législatif

*Du 15 juin 1869.*

Monsieur le Député,

Vous faites un appel à nous, dans les graves circonstances où se trouve la France. J'ai le regret de vous dire que je ne puis vous accorder mon suffrage. Votre proclamation ne me garantit rien, et vous le savez, quand après Sadowa je vous adresse comme électeur, du fond de ma retraite, quelques réflexions sur le sort de mon pays, sur la coalition qui se prépare contre lui, quand je vous fais part, comme catholique, de mes anxiétés vis-à-vis de la situation faite au chef suprême de la religion, vous avez soin de vous renfermer dans un silence qui me donne à réfléchir.

L'Empire, monsieur, et j'en conviens sans peine, était monté jusqu'aux hauteurs solfériniennes ; mais vous en conviendrez avec moi, depuis Solférino, l'Empire descend, et avec l'Empire la patrie. Or, je constate que votre personnification politique date surtout de cette période, durant laquelle le pays qui s'était un certain temps relevé auparavant se précipite, sous votre présidence surtout, dans toutes sortes de décadences : décadence vis-à-vis de l'étranger, décadence vis-à-vis de la vraie liberté, de la morale publique, décadence du commerce dont vous avez lieu de vous préoccuper, décadence de la littérature et des beaux-arts dont vous ne paraissez pas vous soucier, décadence de la philosophie pour laquelle votre esprit ne paraît pas avoir été fait ; décadence de la religion au-dessus de laquelle vous me semblez placer le fini d'une locomotive, l'habileté et les ressources de votre humaine raison.

Vous avouez, monsieur, que durant cette période on a

commis *quelques fautes*, contrairement à ce ministre d'expédients, à ce ministre orateur, à cet avocat de la cause impériale plutôt que de celle de la France, qui déclare à la tribune, en pleine séance, qu'*aucune faute n'a été commise*. Vous les confessez tout bas, ces fautes, Monsieur le Président, et c'est parce que je suis convaincu que vous y avez trempé que je ne puis voter pour vous.

Comment, en homme d'expérience et en industriel consommé, avez-vous pu ne point protester contre le traité de commerce improvisé, conclu par un avocat, qui nous livrait à des puissances rivales et qui nous supposait un peuple d'ouvriers de l'atelier, quand avant tout et par nature nous sommes un peuple de soldats et de laboureurs? Comment, en homme d'économies domestiques, tel que votre fortune privée l'atteste, avez-vous pu laisser passer sans protestation ces folles dépenses, ces dépenses stériles qui ont pour effet fâcheux d'attirer les travailleurs des campagnes dans les capitales? Comment, en homme pratique que vous nous aviez apparu, avez-vous pu ne pas vous élever contre cette énormité des budgets et tant d'aventures périlleuses? Vous avez, il est vrai, ménagé la presse, mais dans quel but? Je vous le demande.

Vous parlez de morale, comme en parle le prince Jérôme, et j'ignore comment vous l'entendez et sur quoi vous la faites reposer. Vous parlez de religion comme d'un moyen, en usinier, et je crains bien qu'en politique vous vous en serviez comme d'un instrument : vos votes sur cette matière ne nous rassurent guère, et votre adhésion consentie d'avance à tout ce que le Pouvoir fera dans ce sens n'est point faite pour nous tranquilliser.

Vous dites que vous vous associez à tous les actes du Ministère Duruy qui veut laïciser l'Université et qui se prononce contre la liberté de l'enseignement, vous avez l'air de vous confier au suffrage universel : il est vrai qu'il nous a confondus nous autres républicains avec bien des monarchistes dans un vote célèbre, mais je le demande à tous mes concitoyens, si Napoléon III fût resté ce qu'il était, c'est-à-dire Louis Bonaparte nommé pour dix ans, président d'une république, qui était allé à Rome défendre réellement le Saint-Père, est-ce que les fautes que nous déplorons ensemble pèseraient aujourd'hui sur la France? Aurions-nous le gouvernement d'un seul, le césarisme en 1869 et toute cette puissance gouvernementale, avec sa vaste clientèle dont vous avez l'honneur de faire partie ?

Le suffrage universel, monsieur, s'il était ce qu'il doit être, ce serait le centre de gravité politique; tel qu'il est et tel qu'on le fait, c'est une arme à deux tranchants, et puisqu'il faut vous le dire, je pense que vous n'y avez que tout juste confiance; dès qu'il atteindra votre personnalité, vous le maudirez, vous ferez plus que de le maudire. Nous savons comme on le lamine au Creusot.

Vous avez raison, monsieur, de ne rien nous promettre, parce que vous ne pourriez nous accorder ce que nous sommes en droit d'exiger de vous.

Vous qui connaissez la métallurgie, certains rouages administratifs, certains détails de réglementation, certains balanciers politiques et pas mal de chevilles et de finesses gouvernementales, vous ignorez peut-être ce qu'est et ce que doit être un candidat. Je veux en deux mots vous le révéler.

Candidat, du latin *candidus* signifie blanc, pur, parce que, sur le forum romain, celui qui briguait les suffrages de ses concitoyens était revêtu d'une tunique blanche. Il n'y avait point alors de circulaires, de journaux dévoués et tout cet attirail administratif officiel. Il paraissait en plein jour, le fier Romain, il portait sur ses épaules le signe de ses prétentions et dans sa poitrine un cœur robuste, éprouvé, dévoué à la chose publique; il ne disait mot; ses actions, ses services rendus parlaient pour lui : il était là, et en le voyant chacun disait: C'est lui, le voilà, c'est lui qui a fait tel acte, qui s'est signalé par tel fait...

Tout candidat, qu'il soit rouge, bleu, blanc, doit donc avoir cette robe sans tache. J'ai gémi souvent en voyant, au lieu d'actions d'éclat, certaines souillures sur la robe de nos candidats, et je l'avouerai, j'ai rougi plus d'une fois quand je les ai vus poser à la façon des républicains de l'ancienne Rome, bien autrement dignes que nous d'être investis d'un mandat ou d'une magistrature civique.

À l'heure où nous sommes, quand tout est en question, que tout chancelle, quand non seulement l'Empire, s'il n'y avait que l'Empire, mais la France penchent, quand il n'y a plus de principes fixes, que tout va à la dérive, il nous faut des hommes de valeur et d'énergie, des hommes qui croient en Dieu et à sa Providence, qui le professent hautement avec les génies de tous les siècles, qui croient au Christ, à la morale évangélique et à la vertu, qui croient que la morale repose sur la religion, comme la politique sur la morale, qui soient persuadés que, sans morale religieuse, sans politique qui découle de cette source divine, rien n'est stable, rien n'est solide dans les sociétés humaines.

Il nous faut en face de tant d'ambitions, de compétitions, après tant d'expériences tentées, des hommes qui sachent sacrifier leurs préférences personnelles pour telle ou telle forme de gouvernement et être avant tout du grand parti de la France. Il ne nous faut donc point de révolutionnaires, parce qu'en présence de l'inconnu et vu les principes négatifs qui dominent, avec la révolution, il n'y a qu'un abîme de malheurs; il ne nous faut pas mieux des partisans exclusifs de la puissance d'un seul, parce que le pouvoir personnel peut être dangereux, à l'égal de la révolution, et nous mener, sinon brusquement comme elle, du moins lentement, et nous le pressentons, aux mêmes catastrophes.

Il nous faut des députés qui puissent, sans culottes courtes et sans habits dorés, mais parés de leur indépendance et de leur dignité, représenter au chef de l'État qu'il est dans une fausse route, fausse au point de vue de la question italienne, fausse au point de vue de la question allemande, et qui sache bien que le grand secret de nouer des alliances extérieures, sérieuses, c'est d'avoir une ligne de conduite simple et droite, d'être fidèle à la parole écrite ou parlée, et de ne jamais faire, comme on a fait de la signature apposée au bas du traité de Villafranca.

Il nous faut des députés qui par leurs votes puissent dire à l'empereur : Sire, vous n'irez pas plus loin dans certaines prodigalités, dans ces transformations ruineuses de la grande cité, vous reculerez dans certains sentiers de la voie libre-échangiste; vous ferez refluer les forces de la nation du centre à la circonférence, et vous économiserez avec ses deniers le sang de la France.

Il nous faut des députés capables de réduire les dépenses, à commencer par le budget impérial. Dans ces temps où des courtisanes absorbent presque la moitié du revenu d'une province, où des parvenus font les grands seigneurs, il nous faut des hommes austères et de mœurs pures et qui fassent la guerre au luxe, tout en encourageant les industries et les arts utiles; nous avons besoin surtout d'hommes intègres en présence de tant de spéculations véreuses qui enrichissent de grands misérables, enflamment les convoitises et les appétits dépravés des masses.

Il ne nous faut pas des députés qui tendent à accaparer le Pouvoir exécutif, parce que l'absolutisme avec toutes ses conséquences pourrait ne faire que changer de place et passer dans une convention, mais bien des députés qui puissent faire contrepoids à ce Pouvoir exécutif, agir de concert avec lui, l'appuyer, et au besoin lui infliger respectueusement et virilement un blâme; des députés qui puissent redresser la logique de celui qui représente surtout le pouvoir, quand il s'avise par exemple de dire à la face de l'Europe : *La Prusse n'a pas assez d'homogénéité ; elle est mal limitée géographiquement.*

Et si jamais quel que soit ce pouvoir, il osait mettre la main sur les libertés de l'Église du Christ, si *donneur de sages conseils*, il voulait abattre ce qui est sur la terre le plus grand rempart et le plus grand honneur des consciences, de leur libre arbitre, la garantie sacrée des sociétés, oh! alors, c'est surtout alors qu'il nous faudrait des députés qui puissent non seulement protester, mais se lever en masse, avec tout ce qu'il reste de généreux dans la France des Français, et se faire tuer plutôt que de laisser consommer ce que ne consommerait pas le sultan de Constantinople ; car ce serait alors pour la grande nation prévaricatrice, qui n'a cessé d'être avertie, un éternel opprobre, une éternelle chute, un éternel Waterloo moral.

Je ne puis concevoir ce qu'il peut y avoir de compromettant pour une majorité à voter d'après sa conscience, lorsque l'évidence des faits parle avec l'honneur du pays, c'est non seulement faiblir que de se courber devant le Pouvoir, c'est trahir ; c'est non seulement abdiquer lâchement, mais c'est aussi entraîner ce pouvoir dans des voies pleines de périls; l'histoire contemporaine et celle de ces dernières années confirment largement ce que j'avance ; c'est entraîner le Pouvoir à sa ruine et compromettre les intérêts, tous les intérêts généraux ; c'est, en plus, ignorer ce qu'est la nature humaine.

Le monarque, quel qu'il soit, n'est qu'un simple mortel. Les anciens, sous ce rapport, étaient plus sages que nous: sur le char de triomphe, il y avait derrière le triomphateur, un licteur chargé de rappeler aux puissants de ce monde qu'ils n'étaient que poussière.

Les Anglais dans leurs parlements discutent et concluent sans se prosterner devant la haute sagesse de leur gracieuse souveraine; dans nos assemblées et en face du trône, nous avons des majorités entraînées par leurs intérêts cupides qui redisent sans cesse par leurs votes et leur plate attitude au monarque : *Vous êtes infaillible*, et partant de nature supérieure. Les Rouland, les Rouher, les de Persigny, les Duruy, les Émile Olivier ont poussé sur ce point les choses à l'extrême. Je ne crois point qu'on puisse marcher avec de tels rhéteurs qui sont loin d'être des politiques profonds.

Je vous rends cette justice, monsieur, que vous avez été plus sobre de louanges que ces hauts et trop puissants personnages; mais je prétends que vous portez la tache, la livrée officielle, très officielle, que votre silence comme député est coupable, et que par ce silence vous vous êtes associé à une majorité coupable, si tant est que vous n'en avez pas été le corps et l'âme avec trois ou quatre citoyens qui pensent et agissent comme vous.

Quand on ne vote plus comme député, je ne puis comprendre qu'on vienne solliciter des suffrages à la députation.

Recevez mes salutations.

A M. B., ancien Conseiller général de Saône-et-Loire, le porte-drapeau du Légitimisme dans toutes nos régions, à qui Henri V écrit : « Mon cher B., » et qu'il place à sa droite dans ses réceptions intimes

## SUR LA SITUATION POLITIQUE EN 1869

MONSIEUR,

J'ai lu dans votre journal vos sombres réflexions à propos du résultat des élections. Le motif qui vous fait rompre le silence se dégage de votre appréciation, et le remède que vous proposez et qui consiste à faire appel à toutes les intelligences, du degré de la vôtre, bien entendu, n'est plus qu'un moyen fictif, puisque vous déclarez que nous sommes loin des hommes de 1849, qui ont *rendu possible l'ancre de salut d'alors et qui, seuls, sont capables de nous sauver.*

Le temps ne serait donc plus aux discours, aux phrases; il faut en effet des actes.

Il y a dix ans, il y a plus, il y a moins, on pouvait discourir, écrire, parler, discuter; à présent il faudrait songer à s'armer sans trop perdre de temps : la guerre sociale commencée le 23 juin 1848 et vaincue pour un moment, non point par des avocats, se relevant et menaçant d'être plus terrible et plus formidable encore. Aujourd'hui, vous comprenez enfin qu'il ne s'agit plus ni de légitimité, ni d'orléanisme, ni d'empire, ni de république. C'est ce qu'il fallait comprendre, monsieur, depuis plusieurs années, en constatant le courant du matérialisme pratique qui débordait jusque dans les dernières couches de la société; il fallait, au lieu de s'annuler volontairement et de s'aigrir le caractère, se porter en avant, faire des sacrifices et servir son pays, quelles que soient ses sympathies pour telle ou telle forme gouvernementale.

Bien que l'heure présente ne soit point aux vaines récriminations et que je sois très disposé à vous seconder localement, si vous vous décidez un jour à organiser la résistance dans nos campagnes, je ne puis ne pas vous faire observer combien il vous sied peu de parler de *bannière du catholicisme*. C'était à vous qu'il appartenait de la lever dans votre circonscription et de la déployer. Pourquoi ne l'avoir point fait? Auriez-vous jusqu'à ces derniers jours placé votre trône avant l'autel? Auriez-vous réservé au grand Pie IX une dent, parce qu'il n'a jamais dit: Vive Henri V! comme vous avez manifesté plus que de la mauvaise humeur contre votre évêque, parce qu'il n'avait point fait voter son clergé pour le marquis un tel, votre ami politique; comme vous avez dû en vouloir au comte de Falloux pour avoir été ministre sous Louis Bonaparte; comme vous en avez voulu probablement à tout l'épiscopat, qui avait donné son concours à un régime qui n'était pas de votre goût.

L'épiscopat, monsieur, est le corps lumineux dans cette nuit qui se prépare et commence; il renferme des ressources capitales. Vous n'en dites rien dans l'énumération que vous faites de vos éléments de salut: il est vrai que les larges et profonds politiques du temps n'en tiennent plus aucun compte.

Combien, monsieur, parmi nous qui se croient très clairvoyants et qui sont atteints de cataracte, et combien qui posent pour des hommes très graves et qui ne sont que des esprits malades de rancunes, de haine, d'orgueil, d'amour excessif et exclusif de soi!

Est-ce bien vous, monsieur, qui vous élevez contre la politique de dévouement à la personne? Je ne le conçois point; je ne comprends point non plus comment vous pouvez parler de conciliation; d'en faire, cela se comprendrait très bien, mais d'en parler par la voie du journalisme, quand durant une période d'au moins seize ans, vous avez montré des sentiments si hostiles au gouvernement et à l'administration de votre pays!

« J'aime peu les princes *héréditaires*, j'aime encore moins leur clientèle quand ils sont sur le trône. En 1747, nous avons cru devoir, dans ma famille, les remercier, comme ils se *faisaient dieux de chair*. Je ne raisonne pas en politique sur les lignées royales, comme sur une ligne géométrique qui doit se prolonger à l'infini. Si je raisonnais ainsi, un grain d'histoire et quelques grammes d'expérience viendraient rectifier mon jugement. Aux monarques de famille je préfère pour toute l'Europe, dont les rois se découronnent eux-mêmes et s'en vont depuis longtemps, des présidents de république nommés pour dix ans, élus par un suffrage universel épuré et à deux degrés, rééligibles avec un traitement modeste... Je voudrais autant qu'il est possible, je dis autant que possible, car encore une fois nous sommes dans les choses de l'humanité, et bien insensé celui qui voudrait atteindre la perfection, je voudrais, au moyen d'une saine éducation, que le pouvoir contrôlé, pondéré par des chambres, advînt au plus digne, pourvu qu'il eût le bon sens d'accepter hautement, publiquement, solennellement ce qui dans tous les âges a été la force, la splendeur des États, les principes éternels de l'éternelle Raison, et pourvu surtout que sa conduite soit en harmonie avec ces principes. Ce serait le seul moyen d'empêcher les abus inhérents à la nature humaine de s'enraciner et pousser dru, comme ce serait aussi le moyen de niveler tant de compétitions et de répondre aux aspirations d'une époque dévorée par la soif de l'égalité et de la liberté, qui a fait main basse sur tous les privilèges, qui dans ses mœurs et ses institutions est profondément démocratisée et vient de prouver, le bulletin à la main, qu'elle ne voulait ni césarisme, ni gouvernement personnel.

Sans principes spiritualistes bien définis, tels qu'ils le sont dans nos codes religieux, et surtout sans la pratique de ces principes élevés, aucun gouvernement de n'importe quelle forme n'est possible, durable, progressif. Ces principes suppléent tout et rien ne peut les suppléer; 89 est pour moi jusqu'à ce moment l'expression de la plus haute raison humaine politique, et 89 est la preuve expérimentale de ce que devient cette raison quand elle fait acte de scission avec Celui qui est l'expression de la Raison absolue et qui n'abdique jamais dans le gouvernement des sociétés.

Relier la raison de l'homme avec la Raison de Dieu, consommer cette alliance, tel était et tel est encore le problème des temps modernes.

Mon idéal, vous le voyez, serait, abstraction faite de toute individualité, une démocratie qui affirmerait la Divinité. C'était l'idéal d'un légitimiste fameux, de l'immortel auteur du *Génie du Christianisme*, qui conseillait sur la fin de sa vie, à votre prince, de travailler à en préparer l'avénement. »

Hélas ! je le constate avec douleur; nous sommes loin de ce règne de justice, de paix, de gloire et de bonheur; nous ne faisons même que de nous précipiter à l'opposé de cet avenir.

Sous certains rapports, le Pouvoir a fait dans certains pays immensément pour démolir les trônes; je le regretterais peu, s'il n'avait fait plus encore, pour saper ou laisser saper les bases sociales : le plus grand méfait des gouvernements contemporains est d'avoir, à travers un machiavélisme raffiné, poussé à une démocratie athée; or, la démocratie athée, je l'ai dit, écrit, réédité, est la pire des choses, c'est le plus grand crime qui doit être, historiquement parlant, suivi des plus grands châtiments.

J'étais et je suis donc, sous ces conditions et en théorie, républicain, tout en reconnaissant que pour arriver au but nous devons passer par des coups d'État, des oscillations et plus d'une déception, et tout en subissant sans trop me laisser entamer ce qu'il plaît à la Providence et au suffrage universel de m'imposer. Mais après tant de révolutions qui devaient nous faire échouer, quand les idées négatives prédominent, et en Français de la France qui voit au fond de toutes les questions son pays et qui est, avant tout au point de vue pratique, du grand parti de la nation, je serais l'être le plus suranné du monde, si amant passionné d'une forme politique, j'avais tout sacrifié à cette forme, je serais un être stérile, si, ayant reçu des facultés diverses, la santé, la fortune, le talent, je les avais enfouies ; et que serais-je , si, tandis que le gouvernement de mon pays ratifié par des millions de voix, la mienne non comprise, faisait des actes de bien, comme avant le traité de Villafranca et jusqu'à la signature de ce traité, je n'avais en tout et pour tout cessé de l'attaquer, si je l'avais traqué partout? Certes, je n'aurais guère le droit de prendre la plume, de parler de rapprochement pour sauver ma bourse, je n'aurais guère qu'à me frapper la poitrine et à m'incliner devant les décrets du Tout-Puissant, qui tient dans ses mains les destinées des empereurs et des peuples.

C'est un devoir impérieux, monsieur, que de réagir contre les doctrines subversives, c'est aussi un devoir de reconnaître et d'apprécier le bien qu'un gouvernement quelconque accomplit, et j'estime que c'est non seulement une injustice que de ne pas lui en savoir gré, c'est en plus, peu généreux quand ce bien vient d'adversaires.

On cite de vous, monsieur, un propos qui m'a douloureusement impressionné et qui m'a fait comprendre jusqu'où allait la passion humaine; ce propos, le voici :

Un ancien radical, démocrate, irréconciliable, comme vous n'avez jamais cessé de l'être, chassant avec vous (les irréconciliables chassent ensemble) et vous parlant des fautes du gouvernement impérial, vous lui auriez répondu, je tiens le propos de lui-même : *Tant mieux, il n'en fait pas assez !*

Il me semble que vous deviez être satisfait dans ce moment, car tous, tant que nous sommes, nous ne partageons point le sentiment de ce ministre d'État qui prétend qu'aucune faute n'a été commise; et, soit dit en passant, si Napoléon III fut resté Louis Bonaparte, président de république pour dix ans, ce que nous déplorons, nous n'aurions pas à le déplorer, ou si nous avions quelque chose à déplorer, nous aurions le moyen de le rectifier.

Personne n'ignore, monsieur, et l'honorable maire de Chalon, M. Pescard, moins que tout autre, jusqu'où a été votre acharnement contre tout ce qui se faisait administrativement dans notre région. Vous vous êtes sans cesse tenu à l'affût de nos administrateurs; vous vous êtes localisé dans un petit coin, et l'on vous a vu, pour une ligne ferrée qui devait traverser une rivière, vous noyer en amont d'un pont du côté qui regarde vos domaines.

Ainsi, tandis que des questions brûlaient l'air et menaçaient de nous consumer, votre belle intelligence s'est enfermée dans des détails insignifiants, et vous n'avez su faire qu'une guerre de braconnier, dans laquelle vous avez toujours laissé passer le bout d'oreille de votre unique

personnalité. Petit métier : vous savez ce qu'il vous a
valu à l'endroit de votre dernière candidature.

J'avoue qu'il y a vingt ans et après vos beaux débuts,
j'attendais mieux de votre riche nature.

Vous demandez, monsieur, où nous allons. Après mon
premier travail qui restera, ne vous déplaise, et dans lequel je signalais déjà la grande plaie du siècle, j'aurais
peut-être pu dans des pages inédites qu'il ne m'a pas été
donné de pouvoir faire imprimer, grâce à la sottise et à la
haine imméritées qui ont réduit mon humble situation de
docteur rural, j'aurais peut-être pu vous l'apprendre
depuis trois ans à vous ainsi qu'à d'autres, car les éléments de décadence ne manquaient point, comme ils
surabondent de nos jours.

Que peut devenir une société où il n'y a plus pour ainsi
dire de solidarité que pour le mal, où les passions subversives n'ont plus de contrepoids que la force matérielle, où
les meilleurs ne croient plus qu'à eux-mêmes, à leur habileté, à je ne sais quelles influences morales, c'est votre
mot, résultant de leur capacité et de leur humaine sagesse,
où chacun s'abîme dans la contemplation et dans l'éclat
menteur de sa personnalité, où il n'y a plus qu'égoïsme,
amour du lucre, mercantilisme, agiotage, envie, fureur de
jouir organiquement et rage d'impiété? Où voulez-vous
qu'elle aille, cette société sinon à la chute, à moins d'un
retour à Dieu et partant d'une nouvelle protection divine?

Et cette chute, quelle peut-elle être, sinon en raison
des hauteurs atteintes sous l'action du spiritualisme
chrétien? Et la violence de cette chute, quelle sera-t-elle
sinon en raison du tempérament de ces multitudes, que
nous avons laissées corrompre quand nous ne les avons
pas nous-mêmes perverties? Ah! nous sommes bien coupables, monsieur, nous le sommes d'autant plus que nous
avons perdu jusqu'à la conscience de notre culpabilité.

« Nous sommes si malades mentalement que dans
l'ordre moral les mots sont bouleversés pour exprimer
les choses, que ce qui est bien on le nomme mal, et que
ce qui est mal on l'appelle bien; que nous commençons
à être frappés dans certains milieux d'ostracisme administratif, législatif et autres, si nous avons le courage de

pratiquer encore ces vieilles choses, l'honneur, la vérité, la religion; que nous sommes menacés, si nous persévérons, de boire la ciguë et de subir la guillotine par certains brigands des clubs, du journalisme, des sectes impies et par une plèbe lisante, écoutante, surexcitée, saturée de convoitises, endoctrinée par des bandits de l'idée, qui s'abreuve tous les jours aux sources du meurtre et qui ne respire que pillage et destruction. Bientôt, posséder, être propriétaire, avoir du mérite, de la supériorité intellectuelle, sera et devra être un crime aux yeux de cette armée de Barbares, nourrie dans le sein de la patrie, préparée par des académiciens athées, des écrivains athées, des professeurs de l'École de médecine athées, des avocats et des jurisconsultes athées, des publicistes, des sectaires, des journalistes, des conspirateurs athées, des députés et même des sénateurs athées. »

D'après ces considérations, monsieur, vous pressentez les moyens de salut que je dois comme conclusion préconiser, à l'intérieur aussi bien que pour l'extérieur. Je les expose dans ma brochure, *Le Problème politique*, que je viens de lancer, et dans mes lettres à M. Drouyn de Lhuys, notre ministre des affaires étrangères. Dans ces lettres, il est fortement question de l'alliance de Pie IX avec l'empereur et de celle de la France avec l'Autriche cimentée par la Papauté, pour réunir en faisceau toutes les nations catholiques et les opposer aux puissances du Nord.

Pour moi, monsieur, là est le salut, dans le présent et dans l'avenir. Ou bien, comme je l'écris en terminant cette dernière étude, la Papauté restera ce qu'elle était, libre dans sa mission divine, avec des moyens matériels d'existence, d'indépendance spirituelle et d'épanouissement, dans son centre, sa capitale, la capitale de la Catholicité : ou bien la Papauté qui soutient le monde moral, subira pendant quelque temps des atteintes terribles, elle sera spoliée, exilée, sa grande voix sera étouffée, et selon la prophétie de notre grand capitaine, la vieille Europe redeviendra barbare, d'une barbarie plus raffinée, infiniment plus dangereuse que la primitive.

Je regrette beaucoup, monsieur, que vous ne vous soyez

pas associé aux grandes luttes du temps. Cette lettre destinée à paraître dans le journal n'a pas paru et n'a pas été adressée à M. B.

Recevez, etc.

Ce que j'ai écrit dans cette lettre entre guillemets est tiré de mon *Problème politique*.

*Note du 25 août 1901.* — Tout ce que j'ai exposé touchant les alliances cimentées par la Papauté je le maintiens.

Je n'ai point reçu de réponse du Chef de la catholicité; je n'en attendais point et je n'ai point qualité pour en recevoir. Si je voulais croire certains esprits rétrogrades et chagrins, qui m'accusent, depuis que Léon XIII a donné l'ordre au clergé français, d'adhérer sans arrière-pensée au Gouvernement de la République, de l'avoir influencé, parce qu'ils savent pertinemment que, bien avant cette recommandation de sa part, je lui avais fait hommage de mes brochures, je pourrais peut-être me figurer qu'il m'a fait l'extrême honneur de me répondre publiquement, magistralement.

Mais cela importe peu : ce qu'il importe, c'est que ceux qui sont appelés dans ce moment au Pouvoir se souviennent qu'ils ont été élevés chrétiennement, catholiquement.

---

## A M. le Président de l'Académie de Dijon, M. de La Cuisine, Président de Chambre dans cette ville, l'auteur du PARLEMENT DE BOURGOGNE (12 volumes in-8°.)

MONSIEUR ET VÉNÉRÉ PRÉSIDENT,

Je réponds immédiatement à votre lettre du 10 courant, qui m'annonce l'honneur qui m'est fait par l'Académie, qui veut bien me recevoir dans son sein, honneur que je vous dois et dont je vous remercie.

En vérité, je suis confus et je ne sais comment vous reconnaître de tant de bonté.

J'avais constaté en vous beaucoup d'excellentes choses : cet amour du travail, cet amour pour le Droit, pour la science de Cujas; ce labeur sérieux, tenace pour mener à bonne fin votre grand ouvrage, à travers des occupations professionnelles et d'autres préoccupations, cette noble passion pour tout ce qui est juste et qui respire la littérature vraie et digne : nous connaissions, tous, votre grand mérite, qui consiste à ne point tant compter sur des titres anciens que sur des titres nouveaux et personnels ; nous n'ignorions point que le fond de votre nature intègre était la bienveillance ; nous avions déjà éprouvé les effets de votre obligeance sympathique, mais je ne m'attendais nullement à ce qui m'arrive de vous et que j'accepte avec reconnaissance dans ma situation de docteur rural.

Puissé-je m'en montrer digne dans l'avenir !

Puissent les pages que je fais imprimer dans ce moment sur l'*Enseignement médical de Paris* être à la hauteur du milieu dans lequel vous et vos distingués collègues veulent bien me placer !

Puissiez-vous, monsieur, être longtemps, très long-temps encore conservé parmi nous dans le centre intellectuel qui vous respecte et vous aime !

Recevez, monsieur le président de l'Académie de Dijon... Ce 12 août 1869.

*Note.* — C'est sans fausse modestie, je le déclare, que je ne me croyais pas digne d'être un jour académicien. Lorsqu'en 1857, je reçus d'Amédée Bonnet, de Lyon, cette lettre si élevée par les sentiments, la largeur et la profondeur de la pensée qu'il m'a autorisé à publier, j'ai été si saisi d'étonnement que je suis allé sans tarder le trouver à son hôpital pour le sonder et savoir de lui s'il n'avait pas forcé la note. *Je viens vous regarder dans vos yeux*, lui disais-je, *afin de connaître si vous n'avez point, par votre lettre, exagéré en ma faveur.* Sur ces mots, ce grand savant fit un geste de mauvaise humeur, mais en constatant ma simplicité et ma bonne foi, il me prit par la main et me fit les honneurs de son service ; il me dit qu'il avait entrepris de se livrer aux mêmes études auxquelles je m'étais livré, qu'il avait conçu le même plan, qu'il n'avait pu l'exécuter, et qu'il ne comprenait pas, comment dans la pratique de la campagne et en l'absence de ressources j'étais parvenu à le réaliser, avec, etc.

Saint-Désert, ce 22 avril 1901.

*Note.* — Répondant au même hommage, M. le Dr Théodore Perrin, président de l'Académie de Lyon, est allé jusqu'à me dire, en visant le docteur rural de Saint-Désert, qu'il avait prédit qu'il surgirait un penseur qui saisirait les rapports de toutes les sciences avec les vérités éternelles. Dans une séance publique, le secrétaire perpétuel de l'Académie de Mâcon, en parlant de mon étude, *La Question scientifico-religieuse*, s'est exprimé en ces termes : C'est une synthèse de toutes les sciences.

## A M. l'Abbé Moigno, des *Mondes*, à Saint-Denis

Du 28 juin 1870.

J'ai lu dans votre revue, *Les Mondes*, de mai et juin 1860, la conférence de M. Barker *sur la corrélation des forces vitales et des forces physiques*, ainsi que vos réflexions sur ce grave sujet. Vous dites que cette conférence est orthodoxe ; permettez-moi, mon cher abbé, à moi qui suis jaloux autant que personne des droits de la science et qui par-devant certains théologiens, à l'exception de l'évêque philosophe de Montauban qui m'a approuvé et de beaucoup d'autres qui se sont réservés, ai été tenu en suspicion, veuillez me permettre de vous faire observer que les propositions de M. Barker mènent droit à l'unitarisme scientifique, au panthéisme matérialiste, et partant au nivellement de la physiologie, de la médecine, de la métaphysique, de la théologie.

Soutenir que le calorique, l'électricité, la lumière... ne sont que des affections de la matière, des états particuliers de cette même matière, des modifications matérielles, c'est déjà une erreur grosse de dangers, c'est le point de départ de la grande et immense erreur. Je sais bien qu'on a l'air rétrograde en parlant ainsi. Cependant, en outre des raisonnements basés sur l'inertie de la matière, et des expériences à opposer aux partisans de ce système, ce qui serait le plus expéditif et le plus rationnel, ce serait de leur appliquer des décharges d'électricité.

A une époque toute de sensations et de faits bruts, la bouteille de Leyde et la pile électrique me semblent la meilleure argumentation pour démontrer qu'il y a là quelque chose, une substance qui se transmet, une substance à part.

Soutenir d'un autre côté ou mieux parallèlement, que les forces vitales se résolvent dans les forces physiques, sont réductibles en forces physiques, convertibles les unes dans les autres, qu'elles ne sont que la matière sous un certain état changeant, sous une forme purement phénoménale, c'est nier la spécificité, les espèces, c'est sup-

primer la physiologie, l'histoire naturelle, la médecine ;
c'est non seulement supprimer l'agent, le principe de la
vie physiologique, mais c'est aussi supprimer la personnalité, le principe de la pensée, car la pensée n'est plus,
et l'auteur ne le dissimule guère, qu'une *action* de cellules
cérébrales dressées, exercées pour percevoir des impressions, des idées.

Les cellules cérébrales agissent dans ce système pour
manifester la pensée, comme les molécules de matière
organique vivante agissent dans le règne végétal, le règne
animal, y compris le règne humain, pour produire de la
matière organique, comme les molécules de matière inor-
ganisée ou minérale agissent, *se mettent en mouvement*
(de la matière qui se meut) pour produire tous ces corps du
règne minéral ; comme la matière cérébrale, la cellule
cérébrale, l'ensemble de ces cellules ne sera autre que
l'âme, le principe pensant dans toutes ses opérations, ses
manifestations, sensation, idée, volonté ; comme enfin,
je défie qu'on n'en tire point la conclusion nécessaire, la
déduction fatale, la matière cosmique sera rigoureusement
Dieu et toute la personnalité divine.

Dieu et la matière cosmique ne seront pas plus distincts
que la force spirituelle ou l'âme ne le sera de la substance cérébrale, que le principe vital ne le sera de tout
organisme vivant ou organisé, pas plus que le fluide électrique ne le sera de la matière minérale.

Tel est l'enchaînement logique, mon cher abbé, sur
lequel j'appelle votre sérieuse attention. Il y a plus, d'après
votre conférencier, le mouvement sera de l'électricité, ou
pourra être de l'électricité qui pourra être du calorique,
et comme le calorique et l'électricité ne sont, ou ne peuvent
être de la matière, il en résulte que celle-ci et le mouvement seront tout *un*, ou pourront être tout *un*.

La matière qui est du mouvement, le mouvement qui
est de la matière ! La matière qui se meut moléculaire-
ment, comme mouvement, le long d'un fil électrique avec
une vitesse de soixante-dix mille lieues par seconde, sous
l'influence d'un petit choc, et malgré les obstacles molécu-
laires accumulés à l'infini ! Le fluide électrique qu'on sent
et qu'on entend passer avec une vitesse prodigieuse sui-

vant ce fil conducteur, sans qu'on puisse avec nos appareils les plus sensibles, constater aucun déplacement de molécules depuis le point de départ au point d'arrivée !

On parle de chaleur, d'électricité dans l'organisme humain, mais qui donc les nie ?

Avant M. Backer et Cie, on savait que dans le travail de la pensée il suffit de porter la main sur le front pour y sentir de la chaleur; l'on n'ignorait point non plus que, dans l'exercice musculaire, on éprouvait une sensation de chaud qu'on est loin d'éprouver à l'état de repos. Tous ces phénomènes n'ont rien de surprenant, du moment qu'on sait que nous ne sommes point des êtres psychologiques et physiologiques purs. Nous-même, nous avons admis dans l'organisme le jeu des forces physiques et chimiques dans notre *Enseignement médical de l'École de Paris*, et nous ne pouvions point le méconnaître. Dans notre travail sur *la Médecine et la Religion*, nous avions été jusqu'à considérer le cerveau comme une pile vivante, comme étant l'instrument unique de l'âme ou du principe pensant, mais de là à prétendre que la pensée est identique à la substance cérébrale, que la force spirituelle ou psychique n'est qu'une manière d'être, une modalité de cette substance matérielle, que la force vitale ou organique ne serait qu'un état particulier de la matière organisée, comme la force physique, l'électricité, ne serait qu'une affection, un mode de la matière minérale ; que toutes ces forces se résolvent dans une unité et sont convertibles les unes dans les autres, en d'autres termes qu'il n'y a que de la matière affectée physiquement, chimiquement, physiologiquement, psychologiquement, comme on le pense et le proclame, il y a un abîme.

Et qu'on ne dise pas que M. Backer réserve par derrière et par delà le cerveau, la question de l'âme et de Dieu; non, ces expressions que je souligne, l'excluent; les prémisses sont posées, et la force de son système, qui n'est point le sien, l'anéantit : tout y passe, l'âme et Dieu.

Je médite dans ce moment une théorie de la substance basée sur les données scientifiques; je voudrais pouvoir apporter sur ce sujet délicat et difficile la clarté que l'illustre Lordat de Montpellier prétendait, dans sa correspondance avec moi, avoir trouvée dans mon premier travail. Malheureusement les ressources me manquent ; la pratique médicale m'absorbe ; j'accumule des cinquante mille kilomètres sur mes jarrets, et c'est au milieu de ces labeurs, à côté du sené, en face de l'administration très fréquente du sulfate de quinine, des leçons de grec et de latin données à mon fils, que je vous adresse, mon cher et vaillant abbé, ces considérations.

*Nota.* — Depuis 1870, la science a fait bien des progrès ; je crois en avoir tiré parti dans ma dernière étude, *La Question scientifico-religieuse*, pour la traiter dans le sens du spiritualisme chrétien.
(22 août 1901).

---

## A M. Émile Keller, Député de Belfort

*20 juillet 1871.*

J'ai eu l'honneur de vous adresser dans le temps mon *Problème politique*.

Aujourd'hui, après les ravages causés par la presse, ces restaurations stériles, tant de déceptions et de ruines, au lendemain de cette atroce Commune de Paris, en face de l'inconnu qui se dresse devant nous, alors que dans le camp de l'impiété et de la politique subversive on constate des efforts synergiques, des ardeurs d'ensemble, des forces qui convergent pour détruire, après vos luttes personnelles, je viens vous convier à fonder de concert avec vos amis, avec M. de Laprade, avec tous ceux qui comprennent, comme nous, les signes du temps, ces grands coups de la Providence, ses châtiments qui nous accablent, à fonder avec votre humble serviteur, s'il en est capable et digne, car il faut être digne pour une telle œuvre, à fonder un journal qu'on intitulerait : *La Démocratie religieuse.*

Ce journal poserait le problème, indiquerait clairement et carrément le but, serait soutenu par tous les hommes de bonne volonté, par tous ceux qui ne s'obstineraient pas à regarder en arrière, se répandrait à bon marché, aurait pour programme l'alliance des principes de 89 avec les principes chrétiens, je veux dire la raison humaine avec la Raison divine, la justice relative humaine avec la

Justice absolue, la loi civile avec la loi religieuse, battrait en brèche les utopies du siècle, démasquerait les prétentions de la fausse science, éclairerait le suffrage universel, ferait appel aux forces collectives, s'efforcerait, en un mot, de jeter sous les fondations de l'édifice social écroulé, des idées saines, des principes sains, en rapport avec les besoins et les nécessités des temps nouveaux.

Aucun organe existant qui arbore le drapeau tricolore d'une république sérieuse avec le drapeau évangélique, persuadé que l'avenir n'est à nous qu'en tant que Dieu sera avec nous et que l'alliance de la raison des siècles se consommera avec la suprême Raison, je n'ai pas cru pouvoir faire mieux, pour arriver à un résultat, que de vous soumettre mon projet dans la lutte présente et d'avoir recours à votre ardent patriotisme.

J'écris aussi dans ce but à mon ami Duréault, votre sympathique collègue, pour s'entendre avec vous.

----

## A M. Émile Duréault,
### ancien Ingénieur en chef, Député

*Du 20 juillet 1871.*

MON CHER COMPATRIOTE ET AMI,

Je viens vous prier de soumettre à vos honorables collègues, MM. Keller, de Laprade et autres, le projet ci-dessus que j'avais l'intention de leur soumettre moi-même. J'ai pensé que vous feriez mieux que je puis faire, et que vous seriez l'avocat de cette cause, vous, dont l'âme si profondément religieuse sent le besoin du juste et du divin sur la terre. Je compte sur vous, mon bien cher Émile.

----

## A M. Victor de Laprade, de l'Académie française

*12 janvier 1871.*

Je viens de lire votre patriotique invocation à la France. Bien que je ne sois qu'un obscur académicien de province, permettez-moi de vous offrir mes félicitations.

Vous appartenez, monsieur, à ces caractères rares qui surnagent au-dessus des vastes gouffres, *apparent rari nantes in gurgite vasto,* et l'on a besoin de vos accents pour élever les âmes courbées par le matérialisme, qui date depuis au moins un demi-siècle et qui pèse sur notre malheureux pays. Bravo! monsieur. L'idée du divin s'est éclipsée dans cette vaillante et généreuse France; c'est pourquoi nous descendions. Continuez, monsieur, efforcez-vous, ou si vous daignez l'admettre, efforçons-nous tous tant que nous sommes de rappeler la vertu divine sur le sol de la patrie meurtrie, et cette patrie mutilée sortira du fond de ses ruines et rayonnera encore de nouvelles splendeurs dans le monde.

Que je serais heureux, monsieur, si je pouvais, sous votre égide, combattre avec vous dans les luttes de la publicité!

*Nota.* — Ces trois bons Français se sont empressés de me répondre, de me féliciter, bien entendu, de me témoigner de leurs sympathiques adhésions pour mon dessein. Comme résultat, il a été nul, et il devait l'être au milieu du désarroi général, et surtout à la Chambre où Dupanloup parle avec éloquence, se surpasse dans la bataille avec Thiers, lequel, malgré ses atermoiements, finit par déclarer à la tribune qu'il défendrait l'indépendance du Chef de l'Église. *Seul, ou avec les autres nations catholiques,* ajoute-t-il, *je la défendrai autant que je le pourrai.*

L'évêque d'Orléans avait terminé son discours en plein parlement par ces paroles : « Je vous supplie de ne point marchander à la Re- » ligion la place qui lui convient dans la régénération de la société ; » je vous supplie de ne pas diminuer, sans le vouloir, le rang de la » France dans les conseils des nations européennes. » Séance du 22 juillet 1871 : rapport sur les pétitions en faveur de la Papauté. Comme couronnement de ces discours, dissolution de la Chambre des députés.

Thiers, par son ambition remuante et ses idées voltairiennes, avait dans son opposition fait beaucoup de mal à son pays; il s'était singulièrement abusé sur le rôle, les visées de la Prusse et sur ses ressources, et s'il n'avait le plus contribué à réduire l'infâme Commune, il aurait une triste page historique. Comme chef d'État et sur la fin de sa carrière, il a été à la hauteur de sa mission, et tous ses discours sont des chefs-d'œuvre de bon sens, de patriotisme et de patriotisme religieux.

## A M. Charles Boysset, Président du Conseil général de Saône-et-Loire

29 juillet 1871.

Je viens vous exposer pourquoi je voudrais voter pour vous et pourquoi je ne le pourrais point. C'est le moment du recueillement et des sérieuses réflexions.

Je voudrais voter pour vous parce que vous êtes un partisan de la république et que je le suis, et parce que je crois que c'est le gouvernement de la justice humaine qui, bien compris et surtout bien pratiqué, doit contribuer à nous sauver si nous devons l'être.

Je désirerais voter pour vous, parce que vous avez souffert pour la cause républicaine, comme nous avons tous souffert plus ou moins, parce qu'étant honnête homme, vous la réclamez, la défendez et luttez pour elle.

Celui qui est juste aime la république; celui qui veut la justice pour son voisin ou pour autrui appelle la république et tient pour elle; celui qui veut la justice pour lui seul et non pour les autres, qui la veut avant tout pour soi, est indigne de la république et veut autre chose que la république.

Ainsi nous sommes d'accord sur ce chef, à savoir que la république est la plus pure, la plus large expression des droits de chaque citoyen.

Mais la république étant une institution humaine, comme toutes les grandes institutions de ce monde, pour qu'elle soit viable et puisse durer, doit s'appuyer sur des bases, des principes supérieurs, lesquels ne sont ni le cerveau de la France, ni le cerveau de l'Europe, ni le cerveau en particulier tel que le vôtre et le mien, ni le cerveau en général pour me servir de vos expressions qui vous sont si chères, à vous qui êtes matérialiste et vous donnez comme tel.

Le cerveau, pulpe cérébrale, matière cérébrale, monsieur le licencié en droit, est l'organe, l'instrument de l'âme ou de la pensée, de même que la tête du piston d'une machine à vapeur est l'instrument de la force motrice, mais ce n'est point le principe, la force pen-

santé; ce ne peut être cette chose matérielle qui puisse
servir de fondation à une institution politique, sociale.
Sous ce rapport, je me sépare de vous et vous déclare que
je ne puis voter pour vous, pas plus que, pour faire un
voyage en chemin de fer, je ne pourrais me confier à un
mécanicien qui, pour se mettre en route dans le train pour
me conduire, commencerait par supprimer la vapeur ou
toute autre force motrice.

Je ne puis voter pour vous parce que je tiens pour une
démocratie religieuse et que vous tenez pour une démocratie athée, parce que je suis un animal religieux, d'après
le mot d'un grand philosophe, un savant de l'antiquité
grecque, et que vous êtes un animal antireligieux, parce
que j'ai démontré, quelque part, contre vos tristes maîtres,
que le cerveau était simplement l'organe de l'âme, que
j'ai écrit dans mon *Problème politique* que la démocratie
athée était la pire des choses, parce que vous avez toujours sur les lèvres le mot *liberté* avec celui de *science*
et que vous aboutissez à la licence, et que, si je vous entends, pour la seule et unique fois, plaider sous votre robe
d'avocat, vous soutenez, moyennant un petit napoléon au-
rifère, la cause de l'ignorance incarnée ; parce que si la
vraie science élève les peuples, la fausse science, la
science athée, la science de Lucifer, c'est-à-dire la
science de l'orgueil, les réduit, comme elle nous réduit
à présent, et qu'en face des épidémies graves, des perturbations de l'atmosphère, comme aussi devant les
grandes guerres, les grandes calamités publiques, elle
est trop souvent impuissante.

Que peut votre science économique, pardon, avocat
chalonnais, la science économique de vos chefs de file
dans bien des cas, celle de Proudhon, par exemple ? Que
peut la science des Littré et des Robin ; la science de
Gambetta, comme soldat sur la Loire ; celle de Bancel
comme parole, de Bancel, votre ami qui, une fois mort,
vous êtes-vous écrié, *est mort tout entier ?*

Je vous demande ce que peut la science médicale le plus
souvent en présence de la petite vérole noire, de ces cas
foudroyants de choléra, de phtisie galopante, etc., ce que
nous pouvons, ce que vous pouvez, contre la pluie qui

tombe et celle qui ne tombe pas, contre le cours des astres, etc.

Aveugle, vous ne voyez pas que Dieu, le père de la science, l'auteur de toute science, nous confond dans ces jours de si cruelles épreuves, et que le seul moyen de retrouver notre équilibre social, c'est de revenir à Lui, de prendre un point d'appui sur Lui, de baser notre justice sur sa justice, notre amour et notre fraternité sur son immense amour, nos lois sur sa loi sainte, que vous avez oubliée, ô faiseur de *catéchisme* !

Quand dans la grande République américaine, on subit et traverse de grandes crises, on fléchit les genoux, on ordonne des jeûnes, on décrète des prières au Tout-Puissant ; c'est, à vos yeux positivistes, de la puérilité, de la superstition stupide ; vous êtes d'un esprit trempé d'un autre trempe ; vous voyez l'humanité avec la gravité de ce pauvre aliéné, nommé Auguste Comte : l'humanité, c'est pour vous, comme pour Littré, son fameux disciple, tout votre Dieu, et comme vous faites partie de l'humanité avec ce grave penseur, vous vous croyez au moins quelque chose, comme une fraction plus ou moins forte de la Divinité, quand vous ne vous croyez pas une totalité divine.

Oui, monsieur, on en vient jusque-là dans votre doctrine ; pardon encore, dans la doctrine de ceux que vous avez suivis, copiés dans votre *Catéchisme du XIX° siècle*, que vous avez livré au peuple ; vous me permettrez de vous dire que vous n'avez de vous, que des phrases plus ou moins creuses et sonores, plus ou moins cadencées et harmonieuses. Miroir plus ou moins poli, plus ou moins exact, vous avez reflété, dans ces pages, les idées, ou plutôt les élucubrations des pseudo-savants de l'époque.

Voltaire, lui, avait vu les abus du Catholicisme, et ce libertin, ce bandit de l'idée, vous le savez, a déclaré dans son libertinage, la guerre à l'Infâme ; Proudhon a vu les abus du capital, et il s'est efforcé de l'anéantir, en disant que Dieu, c'était le mal ; Garibaldi a vu les abus de certaine prêtraille, et il aurait voulu, avec le sacerdoce, exécuter le dernier des prêtres ; Gambetta a vu dans le cléricalisme, lisez le Catholicisme, quelque chose qui lui faisait obstacle, et ce jouisseur émérite s'est évertué à faire la guerre d'extermination à Dieu et à substituer à sa Religion le culte du matérialisme avec celui des loges maçonniques.

Vous, monsieur, vous avez vu aussi quelque chose dans la pensée du siècle, voilà pourquoi vous avez fondé un journal dans un but évident, et sur la 4ᵉ page, comme vous ne pouviez douter de l'excellence de votre œuvre, vous n'avez pas craint d'afficher et de réafficher votre marchandise.

S'il m'était permis de vous donner un conseil, à vous qui avez la prétention de vous charger de nos destinées, je vous conseillerais d'étudier la philosophie, le libre arbitre, l'histoire, la science, le Décalogue, les lignes qui séparent la Religion de la Politique ; je vous conseillerais de vous étudier vous-même, non seulement comme le faisait Socrate, mais comme les enfants du Christ le font et doivent le faire, de sonder votre conscience, d'analyser votre *moi*, comme nous le devons tous, de ne plus prêcher contre le respect dû à Dieu, à sa Religion, car c'est plus qu'odieux, c'est criminel. Attaquons les abus, monsieur, mais respectons la chose ; nous sommes libres de penser dans notre for intérieur, mais nous ne sommes pas libres d'arracher l'idée divine du cœur de nos concitoyens.

Pour cet immense méfait, si vous eussiez vécu sous les Républiques antiques, aux temps de leur splendeur, on vous eût condamné à l'exil, et cela en vertu d'une loi républicaine.

M. Henri de Lacretelle, votre collègue électoral, proteste dans le *Progrès* contre ces aberrations et dit qu'il faut être *brute*, *idiot*, pour ne point croire en Dieu ; Alexandre Dumas fils, libre-penseur, éclairé et converti à la lueur des incendies de la capitale, écrit du Puy, à la date du 8 juin courant, qu'il faut exterminer tous ceux qui rejettent, avec Dieu, la Religion, fussent-ils nos parents, nos amis, nos frères ; je suis loin d'être aussi sévère que Dumas ; Pie IX en est encore bien plus loin : je me borne à rayer votre nom sur les listes des candidats à la députation le 2 juillet 1871, par la raison majeure, et vous le comprendrez un jour, si jamais vous étudiez à froid, par cette raison que j'ai trouvé, dans votre cerveau de positiviste, des idées non seulement négatives, mais destructives de tout ordre social.

Puisse la sage démocratie prendre racine et fleurir sur le sol français ! Et sachez-le bien, pesez la valeur de ces dernières réflexions, elle ne s'installera, elle ne durera qu'autant qu'elle s'appuiera sur la vertu de Dieu et sur les vertus des hommes.

J'ai l'honneur, monsieur, d'être un électeur indépendant.

*Note.* — Je n'ai point ménagé Boysset de son vivant ; je l'ai même pris à partie souvent dans le *Journal de Saône et Loire* et surtout dans ma brochure : *Le Suffrage universel*, publiée en 1880. Après sa mort, je me garderai bien de le poursuivre ; loin de moi une pareille pensée. Je lui dois cette justice, c'est qu'il s'est amendé dans les dernières années de sa carrière parlementaire, qu'il a réfléchi, qu'il a vu la vérité morale, philosophique et sociale, et qu'il a eu le courage de s'y cramponner et d'abandonner ses anciennes idées, à tel point qu'il n'était plus le Boysset d'autrefois ; et lorsque j'entends faire son éloge par le président de la Chambre des députés, je ne comprends pas que M. Deschanel ose parler de *l'unité morale de sa vie.*

L'unité morale de sa vie ! mais elle est coupée en deux parts diamétralement opposées, et c'est ce qui fait son honneur. Le président du parlement ne peut l'ignorer : En qualité de doyen d'âge, Boysset s'est exprimé assez à la tribune pour montrer que nous marchions à une ruine. L'affaire de Dreyfus avait blessé cette nature honnête ; en fils d'officier, il ne pouvait supporter les injures faites à l'armée ; en enfant d'une mère très pieuse, il se souvenait des leçons maternelles ; il était littéralement écœuré de tout ce qui se passait dans les régions gouvernementales. C'est pour tous ces motifs qu'il votait avec M. Schneider contre ses collègues et les sénateurs du département si chers à M. Waldeck.

Est-ce pour plaire à ce dernier que M. Paul Deschanel abuse ainsi des formes séduisantes de son langage pour établir une contre-vérité flagrante ? Ah ! les subtils discoureurs ! Ah ! les politiciens ! ils finiront, pour le besoin de leur propre cause, par confondre le pour et le contre, canoniser le mal et persécuter le bien, exalter le faux et mettre sous le boisseau le vrai. *O tempora, o mores !*

Le 25 août 1901.

## A l'Amiral Fourichon, de la Défense nationale

### SOULÈVEMENT DE LA BOURGOGNE ET RAVITAILLEMENT DE PARIS

AMIRAL,

Le 2 décembre dernier, je vous ai écrit à Tours pour vous soumettre un projet de ravitailler Paris par la Seine et par l'Yonne, appuyé par le soulèvement de la Bourgogne. Après avoir vu le sous-préfet de Chalon, qui l'avait approuvé, et après l'avis de deux ingénieurs, ce projet a été adressé à Gambetta par la sous-préfecture. Le moment était et est encore très favorable, les eaux étant grandes, couvertes de neige et de glace, les barrages baissées ; la lame d'eau suffisante pour faire flotter les colis.

Ce projet consistait à prendre des fûts solides, à les remplir de denrées alimentaires, à fixer solidement sur leurs fonds de larges barres de bois pour amortir les chocs. Ils seraient lestés de manière à peser autant que les mêmes fûts remplis d'eau, à la différence en plus seulement de quelques grammes, afin qu'ils puissent glisser au-dessous de la surface de la rivière et du fleuve ; on ménagerait au centre du colis, ainsi lesté et rempli de provisions, un vide, par une bouteille vide, pour imiter la vessie natatoire des poissons ; ce qui lui permettrait, s'il s'arrêtait en route, de ne pas rester au fond de l'eau et de remonter vers la surface ; avec ces dispositions et d'autres encore contre les changements de température et d'absorption, on éviterait les effets du remous, un des plus grands obstacles, et le convoi *sous eau* arriverait dans Paris assiégé qui, averti, saurait bien l'arrêter et en profiter.

*Saint-Désert, ce 11 janvier 1871.*

Ci-jointe, la proclamation à la Bourgogne que j'aurais faite, si j'avais été à la place de Gambetta, je dis si..

### APPEL AUX HABITANTS DE LA BOURGOGNE

COMPATRIOTES,

Jusques à quand allons-nous boire la honte et resterons-nous courbés sur nos intérêts dans les régions de l'égoïsme et des vaines terreurs, contemplant stupidement nos stupides jouissances compromises ou perdues! Déjà l'ennemi nous a entamés et nous attendons qu'il déborde de la capitale sur toutes nos villes et les villages de nos départements. Il n'est qu'une poignée d'hommes du côté du Sud-Est et dans l'Est, et il compte sur notre lâcheté pour nous envahir totalement, nous dépouiller, nous déraciner.

Quoi! ferons-nous comme on a fait jusque-là : tandis que Strasbourg et d'autres places luttaient avec désespoir, les cités voisines ne bougeaient pas ; Auxerre, Chalon, Mâcon, Beaune, Autun, Louhans, Lyon... subiront le même sort, si elles persistent à méconnaître le principe de solidarité.

Tout se tient dans la vie d'un peuple : aussi je vous le prédis, si nous restons les bras croisés, nous sommes voués à toutes les infâmies prussiennes.

Il en est temps encore : pendant que les Allemands sont sur la Loire et au delà de Paris, il faut voler d'abord au secours de Dijon, se lever en masses, délivrer cette cité malheureuse, s'emparer de la grande ligne P.-L.-M., en faire une position stratégique, s'alimenter par cette grande artère, et nos flots grossissant, nos multitudes s'organisant, soutenues qu'elles seront par nos francs-tireurs, nos mobiles, nos chefs militaires, des canons, armés de haches, de pioches, de pelles, de piques, de fusils, il faut déborder sur la Seine, les Francs-Comtois se portant sur le Rhin. Il nous faut contribuer à débloquer Paris.

Si Paris tient, la France meurtrie, ensanglantée, souillée dans ses plus riches provinces ne risque rien, mais s'il est obligé de capituler, et cela ne peut tarder, calculez, s'il vous est possible, toutes les conséquences de cette capitulation.

Alors même que nous aurons des obstacles pour arriver jusqu'à ses murs, nous pourrons le soutenir, combiner nos efforts avec ses assiégés.

Nous pourrons, en effet, le ravitailler avec des convois confiés à la Seine et à ses affluents, aussi par les grandes lignes ferrées, et les canons de la capitale répondant à nos canons, rien ne pourra nous résister.

Debout, Bourguignons! un effort, un vigoureux effort de quelques journées. Partons sans trop tarder, et si nous rencontrons l'ennemi, abordons-le avec des milliers de lances improvisées, attaquons-le avec des armes de toute nature, et avec l'élan et la vigueur de nos aïeux, enveloppons-le de nos multitudes.

Que nos préfets et sous-préfets sortent avec nous, au lieu de se faire enlever ! Que les maires laissent aux vieillards le soin de la commune et s'avancent en tête de leurs administrés ! Que les magistrats soient dans nos rangs pour donner l'exemple de la discipline ! Que les ministres de la Religion marchent à nos côtés, pour nous montrer, sous la divine armure de la prière, le chemin du sacrifice ! Que les journalistes laissent la plume ; moi, qui l'ai maniée, je trouve que c'est quelque chose de trop léger pour transpercer un Allemand. Que les médecins transforment leurs lancettes en petites lances acérées, à l'effet de pouvoir tuer d'une main, tandis qu'ils relèveront et soulageront de l'autre ! Que le riche, au lieu de se faire appréhender chez lui et de servir de passe-port, sur des trains, à nos richesses volées, accoure ! Qu'il accoure le pauvre aussi menacé et déjà plus atteint que le riche ! Qu'il vole avec nous pour combattre, l'ouvrier qui vit de travail, afin de mettre un terme à ce brigandage savamment organisé, qui anéantit tout travail et engendre la misère noire ! Qu'ils accourent tous les hommes valides qui ont tant soit peu de patriotisme au cœur !

Dieu est Dieu, et la patrie n'est pas un vain mot. Je m'étonne qu'on n'invoque pas, comme on le fait dans la grande République américaine, aux heures de calamités, Celui qui donne, avec la sagesse, la vraie force et la vraie grandeur, qui châtie les peuples quand ils l'oublient et qui les relève quand ils reviennent sincèrement à Lui.

La terre de France, malgré la mauvaise herbe qui a poussé dru, sera encore la terre de la justice, de la générosité et de l'honneur,

Quittons donc pour un moment ce qui nous attache à ce sol sacré, laissons nos femmes et nos enfants et donnons un rude coup de collier pour les délivrer et nous avec eux. Pour moi qui supporte déjà le poids d'un demi-siècle de labeurs, je me croirais indigne de leur amour, si je ne tentais un suprême effort d'épargner à ma famille, de la part des barbares raffinés, les souillures et les dévastations du foyer domestique.

Aux armes Bourguignons ! Sus aux voleurs, aux incendiaires avec préméditation, aux assassins de la France !

Après Metz, après Sedan, vous le constatez, nos armées régulières ne suffisent pas. Marchons par masses énormes sous le gouvernement de la Défense nationale, au nom de Dieu et d'une République qui le confesse et l'implore, et au moyen de plans combinés, de concert avec nos frères de Paris, de l'armée de la Loire, de tous les bons Français, sauvons la patrie.

---

## A M. le Duc de Broglie

*Du 18 juillet 1872.*

MONSIEUR LE DUC,

Je lis dans l'*Univers* un projet qu'on vous attribuerait, consistant à établir avec le concours de MM. d'Audiffret-Pasquier et Cⁱᵉ une république sur des principes chrétiens.

Ce projet est, bien entendu, critiqué, combattu par Louis Veuillot qui, selon son habitude, ne laisse rien sur le terrain que lui-même, dans ses acerbes et passionnées discussions.

Cette entreprise, si vraiment vous l'avez conçue, ne serait réellement susceptible de réalisation, qu'autant que vous feriez appel à une vigoureuse publicité.

Déjà, il y a plus d'un an, j'avais essayé de m'entendre avec MM. Émile Keller, de Laprade et mon ami Duréault, députés, pour fonder une revue politique que je baptisais du nom de *Démocratie religieuse*. Je n'ai pas abouti et je ne le pouvais, à cause de l'état des esprits et aussi à cause de ma qualité de docteur rural. Et pourtant, combien un pareil organe est nécessaire !

L'idée républicaine déborde, Monsieur le Duc, elle nous a déjà envahis et nous sommes bien obligés de le reconnaître : feu votre père l'avait reconnu publiquement. Le flot monte, il s'agit de l'endiguer, et ce n'est pas une petite affaire.

Il faut pour cela du talent, des sacrifices de toute nature,

9

et l'on ne peut réussir qu'en faisant appel à toutes les énergies humaines et religieuses.

Oui, il faut faire appel à Dieu, à son Christ, et de cette façon nous pouvons entraîner les consciences, les puissances catholiques, mettre de notre côté la Papauté comme force morale, et si nous savons concilier les droits des peuples avec ceux de la Divinité, nous ferons de la bonne et de la grande politique, nous résisterons aux barbares du dedans, aux ennemis du dehors, et nous fonderons en Europe la juste et puissante démocratie.

Je ne sais, Monsieur le Duc, à quel titre mon grand-oncle Vitteaut, du barreau de Paris, le fils de l'écuyer de Louis XV, était connu dans votre famille ; tout ce que je sais, c'est qu'il en avait acquis l'estime et l'amitié. Si donc vous aviez l'honneur de fonder un organe dans le sens en question et que sur ces épreuves (mon livre et deux brochures que je vous adresse) vous vouillez bien agréer mon faible concours, je vous l'offre de bon cœur dans ces jours où il est du plus rigoureux devoir de lutter contre tant d'idées malsaines, contre un journalisme dissolvant, et où la conscience française se dissout avec notre nationalité.

*Nota.* — M. Cornudet a répondu à toutes mes lettres par d'autres lettres aussi nombreuses. Voir plus loin ce qui s'est passé entre nous.

Du même jour, lettre à M. Léon Cornudet pour le féliciter d'avoir été mis à la tête du projet d'élever un monument expiatoire à Montmartre au Sacré-Cœur de Jésus. Je lui fais observer, sans ambages, qu'il ne nous couvrira qu'autant que nous saurons amputer, à cause de lui, notre frivolité, nos intérêts personnels et notre égoïsme.

------

A mon fils, âgé de 15 ans, en pension à Autun

*Du 2 janvier 1874.*

MON CHER LÉON,

J'attendais ta lettre avec impatience ce matin avant la rentrée de ta sœur (pensionnaire à Givry). J'en ai été profondément touché. Je l'ai donnée à ta sœur qui l'a lue à ta mère. Rendons grâces à Dieu, mon cher enfant, de ce qu'il vient d'opérer ici dans mon foyer domestique.

Ta mère est rentrée avant hier soir sous mon toit. C'est ta sœur qui me l'a ramenée. Les méchants voulaient briser le lien qui m'unissait à elle. Dieu ne l'a point permis; le président du tribunal, M. Fondet, ne l'a pas permis non plus, et moi je ne l'ai pas voulu; je n'ai point voulu poursuivre votre mère, malgré l'avis de mon avoué qui me représentait que j'étais sûr de gagner, qu'elle me ferait toujours des misères. On m'a mis en demeure de plaider ou bien de recevoir ta mère, j'ai préféré ne point plaider: j'ai pris ma conscience et mon cœur dans mes mains et je n'ai point voulu profiter des enquêtes pour attaquer à mon tour, lacérer celle qui est votre mère et qui était ma compagne. Je m'étais borné à me défendre et j'ai fait tomber les hostilités.

J'ai agi ainsi parce que je crois en Dieu et que je n'ai cessé d'aimer ta mère, parce que je ne l'ai pas épousée pour me séparer d'elle, et aussi et surtout parce que je vous aime, mes enfants, et que vous avez, à votre âge, tant besoin de moi pour achever votre éducation et vous mettre à même de vous établir un jour. Je ne puis vous donner, je crois, une plus grande preuve de mon affection paternelle. Plus tard, quand vous y réfléchirez, vous m'en saurez gré. J'ai l'espérance que jamais je n'aurai à me repentir de cet acte-là.

J'ai vu M. le Président, qui avait tout fait en conciliation pour gagner ta mère. Je lui ai dit que je serai pour elle ce que j'avais toujours été; que je ne lui ferai point de reproches; mais que de son côté elle serait soumise et qu'elle ne se laisserait plus aller à des influences criminelles. Ta mère comprendra, et elle me sera dévouée, comme je lui serai dévoué.

Je sais comment elle a été élevée; je connais ses forces, je n'exigerai pas trop d'elle; je lui réclamerai de la bonne volonté. Nous nous recueillerons tous deux surtout en vous et nous réparerons le mal fait, le grand mal.

Si quelqu'un parle contre ta mère, je serai là debout; aussi bien je n'ai pas attendu jusqu'à ce jour pour dire aux personnes, que je supposais lui jeter la pierre, qu'elle n'était au fond nullement coupable; ce sont ses misérables conseillers, ses avocats qui m'en veulent politiquement,

qui sont coupables, qui ont abusé de ses dispositions
d'esprit. Nous serons prudents et fermes tout à la fois.
Si nous avons quelques rares ennemis, nous avons beaucoup d'amis, toute la conscience publique, et puis nous
tâcherons de mettre, comme nous l'avons fait, le bon Dieu
de notre côté.

Tu vois, mon cher fils, que je te fais des confidences
très graves et que je ne te traite plus en enfant. C'est un
ami qui se confie à son ami. Oui, j'ai voulu recevoir votre
mère, continuer mon existence avec elle, afin de pouvoir
continuer de vous élever, ta toute jeune sœur et toi : je
serai pour vous un père qui ne vous demandera que le
possible ; je vous demanderai du travail et de la bonne
conduite ; je m'efforcerai toujours d'être pour vous bon,
mais sans trop de faiblesse. L'éducation que j'ai voulu
et voudrais vous donner est une éducation sérieuse.

Soumis moi-même à la loi du travail, je tendrai toujours
à vous diriger dans cette voie; sans fortune personnelle
et sachant le prix des choses, je tiens à vous voir avec des
goûts modestes et simples, disposés à mettre la main à
tout et capables de vous suffire plus tard dans toutes les
circonstances de la vie.

Ah! si je pouvais voir un jour mon fils docteur en médecine et si je pouvais faire avec lui sa première visite de malades! Mon père, qui était l'arrière-petit-fils d'un médecin
du Charolais, n'a pas eu ce bonheur; ma si dévouée mère
a été plus heureuse pour me voir débuter dans cette carrière, l'une des plus belles, la plus belle peut-être.

Courage, mon cher Léon ! Étudie ; prépare-toi aux
luttes de cette vie, et comme tu ne seras pas des plus
fortunés, songe à te créer une situation honorable.

Ton père qui t'embrasse de tout son cœur.

---

## A M. X..., Avocat

### MON LAMENTABLE PROCÈS EN SÉPARATION

20 mai 1875.

N'est-il pas vrai, monsieur, que nous serions l'un et
l'autre deux fameux hypocrites, si nous ne croyions pas

réellement à l'immortalité de l'âme avec toutes ses conséquences pratiques ? Il est possible que je rende mes
comptes avant vous, mais il est plus probable que vous
passerez le premier devant le Juge des juges. Que vous
me le permettiez ou que vous ne me le permettiez pas,
par pitié pour votre avenir d'outre-tombe et en raison
aussi des tortures morales et physiologiques que vous
m'avez fait endurer, je prends la liberté de vous assigner
devant Celui qui voit le fond des natures humaines.

Ce juge, vous l'admettrez bon gré mal gré, vous pose
ainsi les questions, dans le but de vous faire voir clair et
pour vous empêcher de tomber dans le gouffre. Il vous
interroge donc dans le silence de votre retraite et de vos
respirations entrecoupées, et il vous dit :

« Ne vois-tu pas l'orgueil qui suinte du fond sur toute la
surface de ton être et ne comprends-tu pas que tu as tout
sacrifié à cette maîtresse tyrannique, qui plus d'une fois
t'a fait prendre un sot entêtement, un parti pris passionné,
pour des convictions raisonnées et t'a fait poser devant
les hommes, comme si tu faisais exception à l'espèce :
*Omnis homo mendax ?*

N'est-ce pas à cause de l'orgueil que tu as broyé du
noir, de l'humeur atrabilaire, que tu en as voulu à beaucoup de tes contemporains, même aux plus sages d'entre
eux ; que, comme le sanglier blessé, tu t'es enfoui dans
le plus épais de tes taillis ?

N'est-ce point par orgueil, que dans les délibérations
publiques, de même que dans les discussions privées, tu as
toujours voulu faire prévaloir ton opinion, en branlant ta
tête d'une façon caractéristique, que tes boutades se dé-
versaient contre tout adversaire qui soutenait une thèse
contraire à la tienne, quand cet adversaire surtout n'était
pas de ton bord ; et si mon Christ t'eût traité de braconnier
politique, comme un certain médecin t'a traité d'homme à
homme, pour cause[1], par orgueil n'aurais-tu point, de

---

1. Dans une conversation politique que j'eus avec lui, chez lui et qu'il avait
provoquée, en parlant des républicains, il osa me dire : *Il n'y en a pas un qui
ait de la valeur.* Sur ces mots prononcés avec son aplomb accoutumé, je lui
fis observer que j'étais du nombre, qu'il n'en ignorait, et je l'invitais à retirer ses
paroles. Comme il y refusa, je n'hésitai point à lui déclarer qu'il était un
orgueilleux, et je me retirai.

même que MM. les Juifs, tes ancêtres, trouvé une petite loi contre lui (*habemus legem*, disaient-ils); et encore par orgueil, si tu n'avais pas eu le courage d'enfoncer des clous dans ses mains, sur sa croix, n'étais-tu pas de taille à les lui faire enfoncer, en te mettant à l'écart? Car, ici-bas, tu as su jusqu'ici te mettre à l'écart. Avec moi, on ne peut s'y mettre toujours.

J'ai livré le monde à la dispute des savants, et toi, qui n'es ni savant, ni saint, ni *doctus*, ni *sanctus*, qui es limité par le mur mitoyen, n'as-tu pas cru que tu étais le seul profond, le *criterium* de la sagesse, *superbia vitæ*? Et à propos de programme politique, si tu dis qu'il faut être tolérant pour les personnes, est-ce qu'il existe un individu qui soit plus intolérant que toi? Tolérant à la surface, comme débonnaire à la surface, comme modeste en apparence, obligeant sous réserve, as-tu jamais pu pardonner en politique surtout à celui qui n'était pas de ton avis?

N'est-ce point à cause de ta cataracte d'orgueil que tu as ramené tout, la Religion, mes ministres, à ton étroit système? N'as-tu point voulu placer le trône avant l'autel, faire du trône un instrument?

Tu ne crains pas de parler de la Papauté dans ton manifeste : qu'as-tu fait pour elle, quand elle agonisait à Castelfidardo? qu'as-tu fait de tes fils d'alors? Tu les avais mis à Paris dans une grande institution religieuse, dans le but, c'est avoué par leur grand'mère, de leur faire avoir de belles relations, ces relations n'ont-elles pas été rompues avant Monte-Rotondo, où leurs anciens camarades d'études, les Dufournel, sont tombés glorieusement?

Tu aspires à représenter des idées généreuses, à avoir le monopole de la vertu civique; on te l'a reproché publiquement; l'honorable maire de Chalon, M. Paccard, te l'a reproché ironiquement. Tu veux avoir le monopole de la probité, de la dignité, comme de la science, grisé que tu es par les insignes honneurs que te fait le comte de Chambord; tu veux faire revivre l'ancien régime, tu te figures être appelé à le représenter; eh bien! sache-le une bonne fois, tu ne possèdes ni les vices, ni les vertus de la noblesse, et comment pourrait-il en être autrement quand, au lieu de prendre pour mobile, comme tu l'avais fait dans le principe, la ligne droite sur l'effigie d'un Cujas, tu as consenti, dans la dépendance progressive, en tête d'une famille qui t'avait accablé de millions, à recevoir pour blason une pile d'écus ?

Qu'as-tu fait de cette immense richesse ? Ta femme est loin d'avoir été avare ; elle a été au contraire prodigue et a dépensé largement pour les pauvres et les malades. Nous aimons à le reconnaître et nous lui en sommes, au nom de nos indigents, reconnaissants. Mais tandis qu'elle répandait ses largesses, que faisais-tu, toi? Ouvrais-tu tes mains, quand tes vignerons étaient gelés ou grêlés, et venais-tu à leur secours ?

Ce talent que je t'avais donné, comment l'as-tu employé dans ces dernières et assez longues années ?

Est-ce à servir la cause de la veuve et de l'orphelin, celle de la famille, ou bien à servir ta propre cause, à s'appliquer à l'édifier, et quand tu as reconnu que cela ne t'avait pas réussi, que s'est-il passé dans les profondeurs de ton être moral ?

Compare ta fin avec tes débuts. Examine si tu n'as pas, dans tes extravagantes idées d'omnipotence, voulu tout régenter, les municipalités, le parquet, la sous-préfecture, la préfecture, les chemins de fer, l'épiscopat et jusqu'à la Papauté ?

Quand il faudrait dégainer l'épée et ouvrir sa bourse, quand la cause de la légitimité se plaide à coups de canon de l'autre côté des Pyrénées, politiques eunuques, que faites-vous, vous qui portez l'épée d'Henri IV, et qui depuis plus de quarante ans la laissez rouiller ? Indignes, à part d'admirables exceptions, indignes d'une si grande cause, vous surtout les avocats et les chicaneurs, vous faites dans des conciliabules des manifestes ; vous faites des phrases pompeuses ; vous sanctionnez des programmes, vous écrivez des articles dans les journaux, vous formulez gravement, car vous êtes graves, des propositions, et vous croyez que l'humanité et moi nous puissions avoir confiance en vous qui vous battez les flancs pour je sais bien quoi.

Je laisse de côté ces différents points de vue. Je te de-

mande, en passant, si tu as été bien soumis à ma loi,
l'absolue, si tu en as bien compris la portée; si, à l'instar
des rationalistes tu n'as point pensé que la loi humaine devait primer la loi divine; si, dans la pratique du
moins, car ton intelligence ossifiée, étouffée, perdue dans
ta personnalité, bridée par l'embranchement d'une petite
ligne ferrée, ne peut s'élever jusqu'à ces théories, si tu ne
t'es pas imaginé qu'en fait de lois, il n'existait que du
relatif, que de l'humain, et que tout devait s'incliner par-
devant la haute raison d'État incarnée par ta raison.

Je te donne à réfléchir sur ce grave sujet, et je veux te
demander ici, à cette heure, si, comme avocat, tu n'as pas
caché dans les plis de ta robe des idées de vengeance,
d'une haine à froid, implacable, et cela, toujours par orgueil,
par amour-propre froissé; si tu n'as pas profité de ton
influence, de ta situation pour te venger avec une malice
raffinée; si tu n'as pas torturé le sens naturel des faits
pour les plier à tes vues passionnées, si tu ne t'es pas
persuadé sénilement que ta petite opinion, ton intérêt, ton
bon vouloir et ton bon plaisir devaient tenir lieu de loi,
avaient force de loi; si tu n'as pas profité de ton crédit pour
faire une blessure à la justice et partant pour meurtrir la
conscience publique; si dans ces derniers temps tu n'as
pas déshonoré tes cheveux blancs, déraillant dans tes faux
jugements, ton caractère méchant étant de plus en plus
aigri.

J'appelle ton attention sur un cas particulier, sur celui
qui a trait à un médecin, dont la famille, tu ne l'ignores
pas, a contribué à enrichir ta femme et toi-même, avec
qui tu étais très mal, dont le plus grand crime avec ses
allures indépendantes, par sa présence à Saint-Désert,
était de vous rappeler votre origine calicotière et chau-
dronnière, sa mère à lui ayant eu des relations commerciales avec vous.

Avant d'aller plus loin, un mot sur ce médecin que tu
as fait semblant de méconnaître et que tu connaissais de
longue date. Il faut avouer qu'il a la vie dure. Ce n'est
pas la première fois qu'il est traqué. Satan, le vieux Satan
buxinois, l'avait déjà taraudé, tenaillé; il l'avait mis en
tête de sa longue liste de proscription du 2 décembre, lui,

le pseudo-libéral, qui s'était jadis insurgé contre l'Empire; il l'avait dénoncé de partout, au parquet comme ailleurs; il l'avait pourchassé partout, de maison en maison; il l'avait calomnié, comme pas un; il avait jeté ses intérêts et ceux de sa famille à tous les vents de la terre; mais parce qu'il s'était rallié à moi, qu'il n'avait pas déserté son devoir, il était encore debout vingt ans plus tard, alors que tu crus avoir trouvé le joint pour l'entreprendre.

Je t'ordonne de laisser désormais ce travailleur tranquille, ou bien, si vous voulez l'attaquer, que ce soit en face et non par des procédés et des procédures de la nature de ceux que vous avez employés. Laissez-le reconstituer son foyer que vous avez assiégé, pendant plus de quinze mois, avec un acharnement digne d'un plus grand succès. Laissez-le, il n'a rien de commun avec vous. Dans sa famille on ne fait pas comme dans les vôtres. Si la cour sent la putréfaction et qu'on ait un service à la cour, le service accompli, on remercie le roi sans l'abandonner; si le roi est vertueux et qu'on soit du barreau de Paris, on se range parmi ses défenseurs et l'on entoure le roi; on ne fait pas comme l'homme de la bande aux cœurs légers, qui laisse glorieusement fusiller Bonjean, sous la Commune, se sauve en Bourgogne, crie plus haut que nous autres, *Vive la République!* et vient, la tempête passée, inaugurer dans le ressort de Chalon, à Chalon même, un genre nouveau, agressif, bilieux, insolent, se faisant escompter d'avance ses insolences, sa bile, ses provocations dans la plaidoirie; on ne fait pas comme cet éminent, car vous êtes des éminents, qui se garde bien de répondre quand on lui demande raison, on se fait sous la terreur guillotiner pour la défense du roi. Lui-même, ce médecin encore étudiant, je l'ai vu agir sur le pont de la Concorde au 15 mai 1848, saisir à la gorge un grand révolutionnaire, qui gagnait avec sa liste l'Hôtel de Ville, proclamant le gouvernement de Blanqui, je l'ai vu entraîner ce révolutionnaire avec un factionnaire qu'il appelle à son aide et le clouer au poste de la place, et si on lui demande son nom, il répond: *Je vous le donnerai à l'Hôtel de Ville*, où il arrive en même temps que Lamartine.

Je ne puis répondre que, dans le cas où l'homme de la bande aux cœurs légers voudrait passer avec sa liste à lui, qu'il ne lui mette pas sa main au collet ; il est probable qu'il n'en aura pas la peine, car dans les jours de crise le renard est dans sa tanière.

Laissez, messieurs, laissez en paix cette nature prompte et douce, emportée quand on la soulève et calme au centre de ses emportements, impatiente et résignée, abrupte et polie, si ardente et si modérée, des plus sympathiques ; il ne vous demande rien ; il n'ambitionne ni les grandes richesses, ni les honneurs, ni le pouvoir.

Ce qu'il ambitionne, c'est le pain quotidien pour ses enfants, la plus grande somme de vérités pour eux, pour son pays et pour lui. Laissez cet ouvrier accomplir sa tâche ; laissez-le à ses idées. S'il n'est qu'un rêveur, laissez-le rêver ; s'il est un penseur, et vous ne voudrez jamais l'admettre, laissez-le penser. Il ne croit pas en vous, il ne peut se résigner à y croire, il n'y croira jamais ; il croit à la démocratie, et comme il a écrit ceci, à savoir que la démocratie athée est la pire des choses, c'est assez dire qu'il veut une démocratie religieuse.

S'il conforme sa pratique avec ses idées, s'il ne pactise pas avec les pervers, si, sans haïr le riche, il aime le peuple des travailleurs et s'il le lui prouve par ses actes, s'il ne néglige ni la médecine, ni ses malades, laissez-le vivre et mourir dans ses principes, laissez cette activité se mouvoir dans sa sphère.

Tant qu'il ne dépasse pas les limites que j'ai tracées, et il s'efforce de les connaître et de ne pas les dépasser, vous n'avez rien à dire, et moi qui peux tout, je n'y peux rien, puisque je l'ai créé libre comme vous et que je l'ai doté de la liberté, pour en user comme il convient.

Laissez donc ce travailleur travailler. Il a pour habitude de dire que, malgré ses labeurs et ses travaux, il n'a rien fait, comme il a pour habitude aussi de dire que le meilleur d'entre les fils de l'humanité, et il se met du nombre, ne vaut rien sans Moi. S'il se place réellement au premier rang sous ce rapport, s'il n'est pas un orgueilleux, s'il se connaît comme je le connais, s'il travaille à s'épurer, s'il recherche sincèrement la vérité, s'il combat pour elle jusqu'à la fin, je le couvrirai contre vous, je l'ai déjà couvert, et si, chose qui lui coûte le plus, il vous pardonne à tous sans exception, je serai loin de le repousser.

J'appelle donc d'une manière toute particulière ton attention sur son affaire qui est tienne et je continue ainsi :

N'as-tu point dans le courant de 1872, accueilli dans ton cabinet la femme de ce médecin, lorsque la simple délicatesse te commandait de ne point la recevoir, à cause de ce qui s'était passé entre son mari et toi ? N'as-tu pas deux ou trois mois avant de l'engrener dans les redoutables engrenages de la chicane, toi, son conseil, qui n'aurais pas dû l'être, insinué à cette femme que pour pouvoir se séparer, il fallait qu'elle fût frappée et mise à la porte du domicile conjugal, et quand tu t'es assuré qu'il n'y avait pas de cas à séparation, et qu'il n'en naissait point, malgré tout ce que tentait cette femme pour se faire battre et se faire chasser dudit domicile, quand tu as reconnu qu'on ne pouvait point raisonnablement plaider, n'as-tu point consenti, sur le désir formulé du mari, à une séparation à l'amiable, à cette condition, rappelle-toi bien, qu'on liquiderait les biens de cette femme, comme si le tribunal avait prononcé?

Ainsi il n'y avait pas matière à séparation, as-tu osé avouer à son mari, et tu voulais une liquidation notariée, comme s'il y avait une sentence prononcée.

Ton vaillant collègue, ex-substitut du procureur impérial, qui fait à présent le triste honneur du barreau chalonnais et qui par le tranchant de sa parole porte noblement le tranchet de ses aïeux, lui, n'en a jamais voulu, il a voulu bien autre chose d'emblée et *a priori*.

Et tu voulais cette liquidation notariée, remarque bien, quand tu étais certain que la petite fortune (quinze cents francs de rente, pas davantage) provenait de l'épouse. Mais quel est donc le notaire, malheureux! qui aurait consenti à faire une pareille liquidation? Et puis, si Mme X. née X., qui t'a apporté deux à trois millions, se fût avisée par caprice, les femmes en ont plus d'un, de vouloir se séparer de toi, si elle t'eût dit, comme tu l'as fait dire à Mme V. : Allons trouver un notaire, liquidons, prenons chacun ce qui nous a été attribué par notre contrat de mariage, et allez vous promener, aurais-tu été bien satisfait ? Encore que M^me X. née X. aurait pu alléguer, pour se séparer, des raisons que M^me V. n'avait pas, elle aurait pu, par exemple, se plaindre que tu la délaissais, que ta passion de la chasse et ta manie de l'isolement la laissaient seule avec ses guipures, ses manteaux de velours et son fin sourire dans ses appartements vides, son salon vide, sa magnifique salle à manger presque toujours vide, et qu'avec de pareilles passions de ta part on ne pouvait aboutir qu'à faire bel et bien de ses fils des sauvages.

Tu as donc accueilli la femme du médecin, quand tu ne le devais pas, et quand tu n'avais pas vu matière à procès, tu l'as adressée à un avocat plaidant, osé, passionné, lorsque tu demeurais son avocat consultant, n'ayant pas le courage de porter toi-même la parole ; et tu demeurais l'avocat consultant, après que la liquidation notariée fut refusée par le mari, et lorsque celui-ci pour te mettre en demeure de plaider, alla te trouver, lorsqu'il t'engagea à plaider, à ne pas hésiter à plaider toi-même, te souviens-tu de ce que tu lui répondis, chez toi, à ce mari, qui allait simplement porter sa sonde dans ta pensée et qui te connaissait trop pour savoir qu'il n'obtiendrait rien : tu lui répondis, en balbutiant d'abord, que tu n'avais vu en tout cela qu'une affaire de notaire, et le mari qui s'était promis d'être impassible resta impassible devant une pareille énormité, et bientôt t'équilibrant, tu ajoutas avec ton ton très grave et ton imperturbable sang-froid, que du moment que l'affaire prenait un caractère hostile, tu entendais te mettre à l'écart, que tu n'avais agi que pour la conciliation, qu'entre voisins tu ne pouvais agir que dans ce sens. Et voilà que le surlendemain ce mari apprend que tu avais adressé, avec recommandation, bien entendu, sa femme à l'avocat du Diable, qu'elle était depuis quinze jours entre ses griffes, qu'il n'y avait pas huit jours qu'elle était encore reçue par toi.

Non seulement tu ne t'es pas effacé, abstenu, non seulement tu n'as pas mis à sa place charitablement M^me V., mais chaque fois que tu venais dans ta campagne, c'est au su et vu de tout le monde, elle était avertie et introduite auprès de toi. Le mardi gras 1873, elle se trouve dans ton cabinet à Chalon; durant toute l'instance elle est en relations suivies avec toi; ta spirituelle et très compatissante femme saute au cou de M^me V. qui la prévient et l'embrasse; ta noble belle-mère, la femme au grand cœur, au large cœur, rend visite à M^me V., lui remet un billet de cent francs, se trouve être la seule dans la commune qui l'honore de ses visites. M^me D. accompagne M^me V. partout; son mari, le fabricien de la paroisse et ton vigneron, l'escorte jusqu'à la porte du cabinet du président du tribunal, afin que, oh! comédie ignoble, il ne soit pas attenté à ses jours par son époux; enfin le 12 juillet 1873, le docteur et M. Y. ont de leurs yeux vu M^me V. accompagnée de M^me ta Vigneronne entrer chez toi, à ton domicile à Chalon. pour te porter le résultat définitif de la contre-enquête : l'entrevue commencée à 3 h. 3/4 a duré plus de 20 minutes, et c'est toi-même qui reconduisis ces dames jusqu'au dehors de ta porte, sans te déconcerter, toujours le même, c'est-à-dire toujours bon, toujours obligeant, c'est-à-dire toujours digne, très grave, le col très haut et rectiligne, comme tes idées.

Le mari, fin octobre 1872, pour éviter un procès et avant d'aller lui-même te trouver, t'avait envoyé ton intime, l'excellent M. M., qui n'a qu'un tort, celui de dire *amen* à tout ce que tu dis. Celui-ci était parti chez toi tout chaud pour le docteur, tout bouillant, se promettant bien d'enrayer ce maudit procès; il s'était chargé de renouveler ses propositions d'arrangement, ses offres par écrit, signées de lui, qu'on avait trouvées si généreuses pour arriver à une séparation amiable à laquelle il s'était résigné, les débats engagés. Que ne lui as-tu pas dit contre le mari pour le convertir à tes desseins? Malgré le mot de sa femme, M^me M. qui traitait M^me V. d'exaltée, malgré tout ce qu'il avait appris par l'opinion publique, il a été très bien et instantanément converti, ton fidèle mérinos.

M. de L., le cousin de M^me V. qui avait confiance en toi, comme tant d'autres, sur ta renommée surfaite parmi les légitimistes surtout, M. de L. t'écrit au début du procès; il ne peut croire que tu trempes dans cette affaire; il manifeste le désir d'aller à toi, d'avoir avec toi une entrevue, et tu lui réponds d'une manière évasive, tu lui réponds à distance que tu n'as aucune influence sur l'esprit de sa cousine, alors que sa cousine dit à tous dans l'omnibus qu'après le bon Dieu et la sainte Vierge, c'est M. X., c'est M<sup>me</sup> X.

De braves gens, des personnes sensées et charitables avertissent cette malheureuse, elles lui demandent quel est son conseiller, et elle, rassurée, rayonnante, triomphante d'avance, de répondre : *C'est M. un tel*; et pour mettre son noble cousin au pied du mur, pour l'obliger à croire que tu tiens réellement pour une séparation judiciaire, elle lui donne, dans ton cabinet de Chalon, un rendez-vous qu'il juge à propos de refuser.

Et quand elle répondait ainsi, comptant sur toi comme sur Moi, quand elle déchirait le voile dont tu cherchais à t'envelopper, que faisait-on ?

On plaidait, on plaidait quand même, on ouvrait le feu et chargeait à mitraille; on s'engageait dans un projet ruineux pour la femme, l'époux, les enfants et même pour la vieille tante; on était en train d'exécuter le mari, et on avait l'audace de vouloir l'exécuter sans preuves et sans témoins. Toi, tu étais entré en lice, tout en étant à l'écart et voici comment :

L'avocat plaidant avait recommandé à M<sup>me</sup> V. une lettre saisie par le mari le démontre, de cacher sa fille, de la dissimuler, de ne pas la laisser prendre par son père; la mère, la fille et la tante s'étaient retirées chez un prêtre, dans la maison appartenant à un prêtre, qui avait promis au mari de ne pas louer à la tante et qui s'était empressé de louer; à peine cette tante était-elle installée, que sa nièce M<sup>me</sup> V. saute par une fenêtre du domicile conjugal, entraînant sa fille et se sauve dans cette maison rejoindre sa tante, au grand scandale de tous. Et toi, le plus près voisin de cette demeure, tu trouves cela bien, comme tu ne trouves point mauvais qu'on case ces dames dans la chapelle de la Vierge et la tante dans le banc des religieuses; et quand par des procédés incroyables, par des conseils qu'on pourrait qualifier d'un mot, on irrite le père de famille, on se joue du mari, qu'on l'exaspère, s'il écrit des lettres sous le coup d'une juste indignation, d'une trop juste colère, quand il use dans ses lettres d'expressions vives, que faites-vous, consultant et plaidant ? Vous saisissez ses lettres, et toi qui n'avais pas vu matière à séparation, et qui néanmoins avais engrené l'épouse dans les engins de la chicane, ne disais-tu pas alors en toi-même et en dehors de toi : Ce *sont là des preuves de la violence de son caractère; il faut une séparation judiciaire*, et l'on poussa l'audace jusqu'à formuler la demande *de plano*, à plaider sur une pareille demande, et tandis qu'on montait à l'assaut du mari, que disais-tu, que faisais-tu dire autour de toi et à l'entour des juges ?

Croyant trouver dans les expressions de ces lettres sur quelques lignes de sa correspondance (sur trois lignes, Voltaire s'engageait à faire pendre un homme), sur plus de quatre qui ne visaient même pas son épouse et qui ne prouvaient rien de ce que vous vous efforciez de prouver, quand elles s'adressaient surtout à la tante, t'imaginant que tu tenais la preuve, que ne disais-tu pas alors? N'allais-tu pas tel jour, à telle heure, dans telle rue de Chalon, insinuer, que dis-je! faire entendre à l'oreille de l'honorable président du tribunal, M. Fondet, appelé à nous juger, ces paroles, en parlant du mari : *C'est un honnête homme, mais la vie en commun est impossible, et sa femme est la plus malheureuse des femmes avec lui?* C'est ainsi que tu faisais de la conciliation. Tu t'étais forgé ce raisonnement, entends bien :

Il m'a traité de braconnier politique, d'orgueilleux, donc il a été violent envers moi, *l'excelsior*, le premier du nom, le licencié en droit, l'auteur d'une fameuse brochure sur un sujet fameux qui a remué l'Europe ; il a été violent envers mon individualité souveraine, donc il a dû l'être envers sa femme, donc il l'est, donc il faut lui enlever sa femme et ses enfants, après l'avoir dépouillé de ses prérogatives de mari et de père.

Tel a bien été ton argument, celui de toute la partie adverse, ô illustres et dignes défenseurs de la famille!

Il a été bien violent, en effet, cet homme, comme il te le paraîtra bien davantage par ce communiqué. Mais, insensé, tu l'as donc oublié, mon Christ l'était bien autrement,

Renan le constate, lorsqu'il vous traitait de sépulcres blanchis, de race de vipères, de loups sous des peaux de brebis, et quand il chassait à coups de fouet les vendeurs du Temple.

Celui à qui tu avais recommandé M^me V. insulte ce père, ce mari, il le traite de républicain clérical, pratiquant; il l'insulte en ces termes, en audience publique, protégé qu'il est sous les insignes de la magistrature, car sans cela, il ne l'aurait pas insulté en y joignant un ton ironique, crois-le, crois-le bien; et toi, dans ta dignité, dans ton idée d'inviolabilité, toi qui confonds sans doute l'avocat et le magistrat, tandis qu'il serait bien nécessaire de savoir les distinguer, tu trouves la chose superbe.

Cependant la demande *de plano* va être rejetée; Satan tressaille de haine; son ennemi menace de lui échapper; il veut rouvrir les débats en l'absence de l'organe de la défense; il inspire, lui Satan, une charge à fond contre le mari à propos d'un prêtre; on ne recule pas devant le scandale, et le mari échappe; on ne pourra l'exécuter sans preuves.

On exige de lui de l'argent, la provision sur une copie de grosse; défenseurs très soucieux des deniers du mari, vous engagez la lutte sur une copie de grosse, doctes avocats, épris, envahis de délire; on vous résiste et l'on vous met en demeure ou de vous désister ou d'accepter l'enquête que vous redoutiez autrement que l'accusé. On plaide une deuxième fois et vous êtes battus par un deuxième jugement négatif.

On ne lâche pas la proie, le démon ne peut la lâcher, il lui faut une victime; on se prépare à l'enquête, et tandis qu'on y marche avec une lenteur cruelle pour l'époux, quelle est ton attitude et celle de ton entourage extrêmement restreint?

Tu n'avais point vu matière à procès d'abord, tu voulais la conciliation, avais-tu dit au mari chez toi, et malgré ces déclarations, tu persistais dans une liquidation de notaire, et tu engageais M^me V. dans la chicane tout en te mettant à l'écart, fais bien attention, suis bien; sur quelques expressions énergiques de la correspondance de son mari, de l'idée de liquidation notariée tu passes à une séparation judiciaire, tu consens à une séparation judiciaire; vous vous décidez ppor une séparation *de plano*, et vous échouez; vous échouez une première fois, vous échouez une deuxième, vous échouez sur la copie de grosse et voici le raisonnement que le Diable vous inspire : un peu d'impression sur l'esprit du tribunal par de nouvelles lettres, beaucoup d'impression par l'enquête, un peu de droite, un peu de gauche, de l'audace et toujours de l'audace, et nous le tenons.

C'est sous l'empire de pareilles dispositions qu'on se met en campagne pour l'enquête, je sais comment on y marche, avec qui et par qui, et voilà qu'on a le courage, on devait l'avoir, qu'on a le courage d'assigner les enfants du père de famille pour les obliger à déposer contre leur père.

Moi, qui sais tout, je sais comment on s'y est pris pour faire sortir ces malheureux enfants de 12 à 14 ans d'établissements pieux, pour les faire comparaître devant les tribunaux. Que si vous avez voulu atteindre ce père dans ce qu'il a de plus intime, dans l'essence de son être, si vous avez voulu le frapper au cœur, vous avez largement réussi; vous avez, par cet acte monstrueux, tellement désagrégé son existence, que sans les eaux de Néris et mes eaux spirituelles, vous en étiez débarrassé à jamais : la passion vous a tellement lancés que vous n'avez pris garde à ce que vous faisiez. *Il ne savent pas ce qu'ils font*, est-il écrit.

Assigner ces enfants dans un cas pareil, alors que vous aviez douze témoins, sans compter la tante de M^me V., lesquels avaient presque tous séjourné dans l'intérieur du foyer conjugal, la tante y ayant demeuré seize années avec les époux, c'est une immoralité perverse dont les tigres ou des ennemis aveuglés à l'excès par une passion maligne sont seuls capables.

Cette immoralité devant laquelle vous n'avez pas reculé, mais contre laquelle le tribunal de Chalon s'est à son grand honneur élevé, entends-tu, vous me la payerez.

L'enquête a lieu en dehors des enfants, qui ne sont pas admis; elle donne des résultats non seulement négatifs à l'endroit du mari, mais positifs, trop positifs contre l'épouse égarée, trompée. On la rappelle trois fois à l'ordre dans la salle des enquêtes, on rappelle à l'ordre son audacieux avoué ; plus de vingt-deux témoins de tout âge, de toute condition, des plus honorables, sont unanimes en faveur du mari, qui gémit au lieu de se montrer triomphant, qui gémit de voir sa femme ainsi malmenée ; les témoins de son épouse sont pour lui et déposent contre elle ; sa tante que son noble cousin qualifie de tête folle, convoquée et présente, justifie par ses extravagances de paroles cette qualification ; sa déposition ne dure pas dix minutes ; comme elle avouait qu'elle n'avait ni vu de ses yeux, ni entendu de ses oreilles, dans tout ce qu'elle disposait, mais qu'elle avait *ouï dire*, le juge enquêteur se hâta de la renvoyer ; la sacristaine du curé elle-même, la fille de Mᵐᵉ D., témoin de Mᵐᵉ V., en est réduite à faire valoir pour votre cliente des circonstances atténuantes et rend justice à M. V. ; il n'y a qu'une voix en faveur de l'époux ; la lumière est faite dans l'intelligence des juges ; la conscience publique outragée par ces choses de l'enfer est vengée et l'acte d'accusation pulvérisé, anéanti avec toutes ses allégations mensongères, se dresse debout contre ceux qui l'ont dressé.

Mais Satan enrage et rage toujours. Satan est rageur de sa nature ; sa bave veut encore s'épancher par l'organe de son lieutenant, car il a sur la terre des représentants, il ne peut se résoudre à abandonner son ennemi qu'il avait enlacé de ses lanières visqueuses ; il poursuit, et sans le moindre motif, c'est toujours, lui, Satan, qui est le premier moteur, il fait demander une prolongation de l'enquête ; on plaide une troisième fois sur cette prolongation, et cette fois, on insulte publiquement et politiquement les témoins, la haine politique éclate ; on juge qu'on a affaire non à un procès de séparation, mais à un procès politique ; le tribunal en a assez.

Après toutes ces choses et malgré toutes ces choses, pour faire pièce au mari et pour le faire endiabler, on ne veut point entendre parler de séparation à l'amiable, comme on n'avait point voulu dans le principe entendre parler d'aucun arrangement ; on l'oblige à recevoir sa femme ou à formuler contre elle une demande reconventionnelle.

Primitivement, le mari, qui savait que sa femme n'était pas si coupable que certains mauvais esprits le pensaient, s'était bien promis, et M. le Président avait fait son possible pour l'en détourner, de plaider lui-même, afin de démasquer ses adversaires, ou plutôt ses ennemis ; mais il ne voulut point profiter de ses armes pour riposter contre elle, l'attaquer, lacérer la mère de ses enfants, il aima mieux les déposer et recevoir sa femme ; et c'est quand toutes les issues de la chicane sont fermées, qu'on a épuisé tous les moyens, c'est alors que toi, tu conseilles à la malheureuse, que tu lui conseilles, ainsi que le curé qui s'était bien gardé jusque-là de le lui conseiller, de faire sa rentrée au domicile conjugal ; c'est alors, seulement alors, comprends bien, que tu dis à ta noble compagne, qui avait été de communauté avec toi dans cette triste affaire et dont la piété catholique s'était accommodée très bien à l'idée de rompre le lien sacré du mariage (vous étiez des catholiques et vous teniez pour une séparation judiciaire), c'est alors, rien qu'alors, que tu lui dis à ta gracieuse épouse : *Si cette femme revient*, la femme du docteur, *dis-lui de ma part, qu'elle n'a qu'une chose à faire, c'est de rentrer.*

Si dans ta pensée tu n'as pas été satisfait du résultat, tu n'as pas dû être mécontent de toi, car d'après ta promesse faite à ces dames, tu avais bien fait tout ce que tu pouvais. Le mari, dans son entrevue avec toi en 1871, comme tu lui disais que tu allais te mettre à l'écart, a trouvé l'occasion de te rappeler cette fidèle promesse dont s'était vantée déjà ton imprudente et trop confiante cliente.

Comme pour le Maître, il s'est élevé contre son infime disciple un homme, l'avocat plaidant de M^me V., qui a dit : « Qu'avons-nous besoin de témoins ; s'il y avait une enquête, elle *révèlerait des faits trop graves* à sa charge qui lui aliéneraient l'affection de ses enfants (il a osé dire cela, ce décoré du régime impérial, cet appendice de Haute-Cour), il a blasphémé contre la tante de sa femme, qu'il soit exécuté comme mari ! » Il n'a manqué ni Caïphe, ni un grand vicaire, ni trois à quatre prêtres indignes, ni le type iscariotique, ni le sénateur de la loi, ni quelques

railleries phariséennes; mais Pilate a fait défaut, c'est
énorme, l'indigne disciple ne pouvait être digne de Pilate;
mais le peuple maudit criant : *Qu'il soit crucifié !* a fait
défaut, c'est encore plus énorme; mais il s'est trouvé une
justice humaine sur laquelle vous n'aviez pas compté, qui
vous a arrêtés dans vos fureurs.

Moi, le Juge des présidents des tribunaux, je saurai
gré un jour à ce président du tribunal civil qui a noblement et paternellement fait son devoir; moi, le Juge de
tous les procureurs et de tous les substituts du monde,
je tiendrai compte à ce procureur qui a vu dans l'attaque
des *plano* le stratagème infâme, le piège tendu au tribunal, qui s'est élevé virilement contre les indécentes
prétentions d'un misérable, qui voulait l'exécution d'un
mari, sans preuves, sans enquêtes, sans témoins, qui a
repoussé l'enquête, laquelle a manifesté l'accusé tel qu'il
a été, tel qu'il sera; je tiendrai compte à l'un des juges
honnêtes qui dans son indignation, en sortant du prétoire,
répondant à un intime, lui déclarait qu'il y avait quelque
chose *par-dessous*. Ce quelque chose, vois si ce n'était
point ta haine méchante et iniquement vengeresse de ton
cœur ulcéré par la passion de l'orgueil blessé, ta haine
au premier chef servie par ton collègue qui ne badinait
pas.

Ne viens point m'alléguer que tu croyais, que tu ignorais.
Lorsqu'on veut, dans ces cas, éclairer sa conscience, on ne
se tient pas debout, comme tu le fais, sur le sommet de son
individualité solitaire, bourré de rancune, on descend
dans la plaine; on ne se cantonne pas dans un petit cercle
de gens hostiles à celui qu'on veut atteindre d'une
manière si grave. Tu n'avais qu'un pas à faire, et tu ne
l'a pas fait. D'ailleurs, moi qui sais tout, je sais que tu
connaissais l'intérieur des époux. Si tu avais pour toi ta
vigneronne avec son mari le fabricien, tu sais comment tu
les avais; tu avais contre toi la fille de ces gens-là, qui avait
passé plusieurs années dans la maison V. et qui de même
que les autres qui avaient été domestiques, n'avaient
jamais vu ni entendu le mari se fâcher; tu avais contre toi
ta vigneronne P., âme honnête, qu'on n'a pu parvenir à
faire mentir; appelée par le mari, elle a déposé contre sa

femme, comme tous, et sur toute la ligne ; tu avais les
antécédents du mari, ses longs et vieux antécédents, son
dévouement pour son épouse et pour ses enfants, qu'il
aurait adorés, s'il ne m'eût pas adoré moi-même, sa vie de
sacrifices, son amour immense de la famille ; tu avais toute
une population honnête et laborieuse contre toi ; tu avais,
contre ton opinion erronée des prêtres dignes qui manifestent ma face, les curés de Moroges et de Saint-Cosme,
qui ont déposé d'une manière si grave et si solennelle, en
faveur d'un accusé qui aurait pu se porter accusateur ; tu
avais contre ta passion à froid les audaces délirantes et la
passion à chaud de ton confrère, ce bonapartiste autori-
taire, forcené qui en voulait au médecin pour des raisons
de famille et surtout pour ses opinions politiques ; tu avais
contre toi toute la famille de M<sup>me</sup> V. qui lui donnait les
meilleurs avis, à l'exception d'une vieille fille, sa tante, qui
n'avait point élevé sa nièce pour le mariage, qui lui avait
inspiré des idées de grandeur et qui à vingt et un ans s'était
séparée de son père, lui avait fait rendre ses droits du côté
de sa mère et l'avait livré à la misère ; tu avais les lettres de
son cousin qui ont circulé sous vos yeux à l'audience et
ont eu la propriété d'exciter vos conduits biliaires ; tu avais
encore contre toi, cet ange de charité, la sœur hospita-
lière de Tournus, la cousine germaine de M<sup>me</sup> V. qui était
venue de loin intercéder près de toi à l'effet d'enrayer ce
maudit procès, et qui, avant d'aller à ces dames et à toi,
était descendue au domicile du mari, avait dîné chez
lui, avec lui et s'était dispensée de faire une visite à la
cure.

Tu avais contre toi le pauvre esprit de votre cliente, qui
s'en allait disant à tous, au président, qu'elle voulait se
séparer pour avoir sa fortune (quinze cents francs de
rente, sur une ferme réparée par son mari) ; qui disait partout qu'elle redoutait le mari et qui consentirait, si elle ne
gagnait point son procès, à rentrer ; qui disait, sur vos avis,
qu'elle ne risquait rien de se lancer dans ces débats, parce
qu'elle aurait toujours le droit de revenir au domicile conjugal ; tu avais cette tête obstinée, cette enfant gâtée, dont
les obstinations avec ses chimères s'étayaient sur votre
crédit, votre talent, tu l'avais avec ses défaillances.

Elle n'était point coupable, comme on l'a dit, et comme vous vouliez si iniquement le faire dire à son mari, non, mille fois non.

De même qu'on trouve sur certaines faces l'empreinte de l'iscariotisme et de l'orgueil âpre et traître, on trouvera toujours sur sa face, à elle, l'empreinte de la pureté; elle n'était point coupable, mais dans son fanatisme religieux, elle ne pouvait comprendre que son mari pût prendre à cause d'elle, pour son honneur à elle, pour l'honneur de ses enfants, dans le but d'écarter les moindres soupçons, le moindre sentiment de malveillance, certaines précautions devenues nécessaires contre un ecclésiastique, le directeur de sa conscience, des mesures loyales, proposées loyalement à ce prêtre, qui auraient dû être acceptées de même et que vous avez su tourner en délit.

Ils n'auront point *tiré sa robe au sort*, mais ils auront converti en mal ses intentions, tous ses efforts pour le bien, et ils seront parvenus à assigner ses enfants devant les tribunaux pour déposer contre leur père.

Elle, innocente, ne pouvait comprendre la nature des mesures prises pour la sauvegarder; elle dut s'en offenser; elle dut en vouloir à son mari, et elle lui en a voulu, et si celui qui la dirigeait dans les choses religieuses s'avisa, je sais, Moi l'Omniscient, ce qui s'est passé, et son mari sur ses révélations soudainement exaltées le sait aussi, si le directeur de sa conscience lui a dit que son mari était un jaloux dangereux, elle a dû se troubler, se monter de plus en plus, elle a dû prendre réellement peur, elle peureuse et pusillanime à l'excès, elle a dû et devait invoquer tous les saints, employer tous les moyens divins et humains.

Comme elle était opiniâtre, qu'elle n'avait pas une tête solide, elle devait persister dans sa voie et faire irrésistiblement ce qu'elle a fait.

Non, encore une fois, elle n'est pas coupable, ce sont d'autres qui le sont; elle est répréhensible pour être allée aux ennemis de son mari, dans son idée fixe d'arriver à ses fins, pour avoir cherché à exploiter leurs inimitiés contre son protecteur vrai, son seul ami, son ami véritable, le père de ses enfants, tout en subissant leurs conseils,

sans s'apercevoir qu'elle était le jouet et la première victime de leurs menées ténébreuses et délétères.

Tu avais devant toi, ne l'oublie point, devant et contre
toi, cette femme dont le premier tu as apprécié les facultés
mentales, troublée dans ses facultés; tu avais une pauvre
malade atteinte d'un aveuglement incurable, selon le mot
de son cousin, que les religieuses de la localité traitaient
de tête faible, qu'un prêtre qualifiait de maniaque, et que
l'un de vous deux, qui l'a défendue, avec une chaleur
simulée, n'a pas craint, dès l'ouverture des débats, de la
traiter de *timbrée*, l'ignoble misérable !

Tu étais le maître de la situation, tu n'avais qu'un mot
à dire pour tout faire rentrer dans l'ordre et tu ne l'as
pas dit. Vois, si dans ces conditions je puis te recevoir
dans mon Paradis, à moins de repentir de ta part et de
réparation. »

Je vous le répète, Monsieur, tout cela n'est qu'une
hypothèse, c'est à vous de vous recueillir et de reconn-
naître si ce n'est pas une réalité.

J'ai l'honneur d'être...                    Dʳ V.

*Nota*. — J'eus l'occasion de rencontrer ce Monsieur, comme il
était sur le siège d'un omnibus aux côtés d'un brigadier de gendarmerie ; je l'apostrophai en ces termes : *Descends donc, j'ai quelque
chose à t'administrer*. Il n'est point descendu, et le lendemain une
plainte était déposée au parquet, le procureur me fait appeler.
Je dis au procureur, que je ne demande qu'une chose, c'est qu'on
me poursuive afin de me défendre moi-même, et la plainte n'a pas
eu de suites.

Il est bien entendu que si je publie ces pages, c'est avant tout par
devoir et par respect pour celle qui a été mon épouse, déclarant
que je ne conserve aucun ressentiment pour ceux qui lui ont fait du
mal.

Saint-Désert, le 8 février 1902.

---

## A M. le Président de la République Française,
## le Maréchal Mac-Mahon.

*Du 4 avril 1876.*

MONSIEUR LE PRÉSIDENT,

Ce n'est pas d'aujourd'hui que la France est malade,
mais elle l'est dans les temps présents plus que jamais.

elle l'est pour ainsi dire dans son organisme tout entier.

Le suffrage universel vient de nous le révéler d'une manière palpable ; il nous enseigne, quand on le sonde attentivement, qu'il y a dans la nation beaucoup d'ignorance, d'oubli des devoirs, encore plus d'impiété et plus encore d'envie et de haines malignes, enracinées.

Il y a longtemps que nous signalons le flot qui monte et que nous voudrions le voir endigué, sous peine d'être tous submergés. La démocratie religieuse, disais-je en 1869 dans mon *Problème politique*, c'est l'avenir, s'il doit y en avoir un pour nous. Il m'a toujours paru logique et pratique d'unir l'idée de 89 en ce qu'elle a de véritable et de sain avec l'idée du Christ, dont je la fais dériver directement, et de consacrer l'alliance de la raison humaine, représentée par cette date célèbre, avec la Raison divine représentée par l'Évangile. Au lieu de cela, on nous a poussés à la démocratie athée, qui est la pire des choses en politique, et nous voilà arrivés bientôt à cette hideuse et désastreuse démocratie.

Vouloir rétablir la monarchie, quand le premier Empereur avec son génie, avec sa gloire a échoué ; vouloir la rétablir, quand la Restauration avec sa conquête d'Alger, ses bonnes finances et son honnêteté n'a point réussi, c'est matériellement, radicalement, mathématiquement impossible ; l'expérience et le raisonnement concordent pour le démontrer.

En effet, si la légitimité veut passer, et elle vient de le tenter, l'empire, la république, l'orléanisme même, sont là qui l'en empêchent ; si l'orléanisme veut passer, les trois autres partis, nous l'avons expérimenté, lui barrent le chemin ; si l'empire veut passer, il a et il aura contre lui ses trois adversaires.

A cette heure, c'est le radicalisme niveleur qui veut passer : il faut lui opposer toutes les énergies qui survivent au sein du pays, parce qu'il est organisé solidement, secrètement et synergiquement, sur une très vaste échelle.

Voilà pourquoi, Monsieur le Président, j'ai l'honneur de vous soumettre, pour lui faire pièce ouvertement, le projet suivant sur les *Volontaires de l'ordre social*, qui agiraient de concert avec la force militaire, société d'intelligence et d'action, au besoin, qui souderait efficacement au Pouvoir tous les gens de cœur et cette nombreuse armée qu'on appelle les fonctionnaires.

Il ne faut pas se le dissimuler, Monsieur le Maréchal, il n'y a de possible que ce qui est, la Constitution du 25 février 1875, malgré son imperfection, la résultante de toutes les forces politiques, cet état de choses qui nous divise le moins, selon le mot d'un grand esprit, la république, la république sérieuse, rigide, avec ses fortes garanties sociales.

Nul élément monarchique, nul prince, nul roi, aucun empereur, aucun fils de roi, d'empereur, aucun tribun ne saurait résister à ce courant qui nous entraîne et qui ne fait que grossir. La république conservatrice seule, qui rallie tout le monde, qui résume les intérêts de tous, est le gouvernement unique, capable de résister au torrent dévastateur. C'est, en effet, un soldat républicain, Eugène Cavaignac qui l'a domptée, en 1848, comme c'est un soldat français, vous en savez quelque chose, sous la République actuelle, qui l'a fait rentrer dans son lit en 1871.

Ils étaient dans Paris et rien que dans Paris, au début de la guerre sociale, en juin 1848, quarante-cinq mille insurgés; ils étaient pour le moins cent soixante-dix mille, sous la Commune; actuellement ils seraient plus de deux cent cinquante mille.

Pour être justes, disons que ce n'est point la République qui les a préparés tels et si nombreux.

Les hommes de 89 ont sombré pour avoir voulu faire scission avec l'idée divine; Napoléon Ier a sombré parce qu'il s'est mis en travers des idées de son époque, et parce qu'il a osé enchaîner à son char de triomphe le principe religieux, dans la personne du plus grand de ses représentants. Tous les politiques ont échoué depuis lui; Charles X, avec son intègre et habile ministre de Villèle, a sombré parce qu'il représentait l'idée monarchique ancienne et la vieille foi catholique; Louis-Philippe s'est effondré parce qu'il ne représentait ni l'une ni l'autre de ces deux grandes choses, et parce qu'il a inauguré le régime de l'égoïsme et du matérialisme officiel; Louis Bonaparte a sombré, parce qu'en voulant faire de la démo-

cratie en bas, il faisait en même temps du césarisme en
haut, parce qu'avec le règne des intérêts matériels, il a
donné dans celui de la jouissance des organes, sous des
apparences parfois religieuses ; parce que c'est lui et bien
lui qui, depuis Villafranca, s'est laissé déborder par la révolution italienne, et sans le vouloir, je veux bien l'admettre,
a réduit la Papauté ; M. Thiers a sombré, bien qu'au
pouvoir et comme chef d'État, il eût cessé d'être voltai-
rien, malgré ses magnifiques discours sur le Catholicisme,
parce qu'il renfermait la France dans sa personnalité,
parce qu'on ne pouvait croire à ses sentiments catholiques,
quand il mettait à l'instruction publique le père de la
libre-pensée, parce qu'enfin il a donné la main aux ra-
dicaux ; M. de Broglie a sombré, malgré ses lumières et
son crédit ; Guizot avait sombré à cause de son obstina-
tion de glace et son système de légalité à outrance ;
M. Dufaure succombera, avec tout son talent vigoureux et
sa haute probité, parce qu'il croit plus à la force de la loi
qu'à la loi de la force, et parce que, s'il représente 89, il
ne représente pas assez la puissance religieuse, indispensable à toute société, à tout gouvernement, à toute grande
institution ; MM. Rouher et Gambetta succomberont, comme
ils l'ont déjà fait, parce qu'on ne gouverne pas, on ne
relève pas un peuple avec de la fanfaronnade audacieuse,
avec des phrases de tribune et de banquets, encore moins
avec de l'indifférentisme, ou plutôt du mépris en matière
de religion, et surtout avec de l'athéisme positiviste et
des loges maçonniques.

Vous-même, Monsieur le Président, vous seriez sûr
de succomber, si vous ne vous rangiez point ouvertement,
carrément du côté, non d'une idée religieuse, étroite,
excessive, rétrograde, mais du côté de ce Christianisme si
large, si fécond, si sublime, d'une part, et d'autre part, du
côté de ces principes de 89 qui en sont les corollaires
naturels et qui, quoi qu'on en dise et pense, s'imposeront
toujours, parce qu'ils résument la justice civile, la Religion
du Christ étant l'expression de la loi, la grande loi morale
ou de la justice divine.

Oui, de nos jours, après tant de tentatives infructueuses,
au milieu de tant de courants d'opinions malsaines, de

passions hostiles, quand le droit civil cesse d'avoir sa sanction morale, pour ne point succomber et ne pas voir le pays entraîné, plongé dans une ruine ultime, il faut être de taille, comme un vrai maréchal de France, à pouvoir dire résolument à la tourbe révolutionnaire, impie : Voilà la loi avec ses éternelles assises, et voilà la force pour la faire triompher.

Donc, Monsieur le Président, si je ne m'abuse, et les événements, la succession des hommes et des choses, l'état des esprits, l'histoire, l'impartiale philosophie me donnen' raison, la ligne à suivre est toute tracée: c'est la *voie de 89 avec Dieu pour guide et pour base*; c'est la seule voie non seulement de salut pour la France, mais encore, à travers toutes ces royautés, ces empires schismatiques, hérétiques, sceptiques, la sauvegarde de cette divine institution, notre mère spirituelle, l'Église universelle, laquelle se retrempera après les longs jours d'épreuves, au contact et sous l'influence de la nouvelle alliance, la raison humaine tendant la main à la Raison divine.

Il s'agit, Monsieur le Président, d'affirmer non point seulement pour quatre ans ou sept ans, car alors c'est ajourner la guerre civile, en augmentant ses contingents, il s'agit d'affirmer pour le présent et pour l'avenir la Constitution nettement et franchement républicaine, il s'agit de l'affirmer en invoquant, comme vous le ferez, Celui, sans lequel, on ne fonde rien, en faisant appel à toutes les bonnes volontés par le projet ci-joint; il s'agit de reconnaître, d'embrasser, de proclamer, de cimenter cette double idée : 89 et le Christ, la seule réellement et sûrement progressive, la seule capable de suffire à tout, de contenir tout, de répondre à toutes les aspirations raisonnables, et de faire, autant qu'il est possible ici-bas, le bonheur de la France et du monde.

Tout n'est point perdu, Monsieur le Président; sans doute la situation est exceptionnellement grave, d'autant plus grave qu'on ne l'examine pas à la lumière des principes et qu'on oublie trop vite les leçons de l'expérience. Plus on temporise, plus on vit d'expédients, plus on cède et laisse faire, plus on accumule d'orages et de tempêtes. Mais en prenant pour devise : *la Force appuyant le Droit*, la logique, la seule logique du moment, comme je l'ai dit dans mon *Problème du Temps*, avec l'aide du Ciel, qui inclinera vers nous, si nous l'implorons, et de tous les hommes de bonne volonté, et il en est encore, vous pouvez être le Fondateur réel du nouvel ordre de choses, qui tend laborieusement depuis plus de soixante ans à se dégager, le trait d'union entre cette raison humaine et cette Raison divine, destinées primitivement à s'entendre. Vous pouvez, si Dieu vous protège, vous l'élu des représentants de la nation, l'expression la plus haute et la plus éclairée du suffrage populaire, dans le cas où les Chambres essayeraient de vous tourner et nous livrer aux excès de la démagogie, vous pouvez, fort du sentiment national et de votre conscience, les dissoudre. Vous pouvez alors nommer, pour un temps suffisant, une commission militaire avec aussi des hommes d'affaires spéciaux, à l'effet de mettre à la raison cette plèbe athée, qui n'est avec ses chefs qu'un peuple de lâches, comme je l'ai écrit à M. Gambetta, dans mes *Réflexions sur les causes de notre décadence* ; vous pouvez refréner cette presse impie véritablement infernale, et réduire ces cabarets, ces lieux de débauches, où la génération s'étiole et se pervertit ; vous pouvez, ah ! vous pouvez beaucoup pour le bien, avec une armée fidèle et tous les éléments valides de la patrie, que vous trouverez dans les *Volontaires de l'ordre social*. Vous pouvez sauver le présent et assurer l'avenir, en sauvant contre des démocrates insensés qui la perdent, la grande cause politico-religieuse que le simple bon sens et le moindre sentiment du juste vous signalent, la cause sacrée, la seule capable, sous la garde d'une vaillante épée, de nous régénérer.

Vous pouvez, ne prenant conseil que de l'honneur, du salut de la patrie, qui priment tout, rectifier par une revision de notre charte, les écarts du nombre, de cette force aveugle et brutale, je veux dire le suffrage universel, qui, tant qu'il fonctionnera comme il fonctionne, donnera inévitablement ce qu'il donne.

Pour moi, Monsieur le Président, m'inspirant aussi des idées qui ont dominé à certaines époques historiques, et en particulier chez ces natures d'élite, tels que les Scipions, cette aristocratie du mérite, la seule légitime, ces soldats fameux qui admettaient, dans l'art si difficile de gouverner, la pratique de l'honnêteté contre celle de l'habileté, qui ne négligeaient point les lettres et les sciences, et qui, à l'inverse de nos politiques contemporains, joignaient, au culte de la patrie, la piété envers la Divinité sous ses formes multiples, je pense comme eux, l'humanité étant ce qu'elle est, et le progrès matériel n'étant point de nature à la modifier politiquement, moralement, loin de là, je pense qu'il faut avoir recours à Dieu; je pense en plus qu'il faut accorder au peuple, à tous ceux qui en sont dignes, les droits, tous les droits compatibles avec la dignité, la sûreté, la prospérité nationales: l'équité le veut, le Christ de Dieu le veut; mais qu'il ne faut point que l'incapable ou l'indigne puisse s'attribuer une part quelconque dans l'administration de la chose publique.

De même que ces grands citoyens, je tiens pour un pouvoir fort et respecté, d'autant plus fort pour faire observer les lois et, dans certains cas exceptionnels, les imposer, qu'il prendra son point d'appui sur des principes supérieurs, d'autant plus obéi qu'il se soumettra lui-même à une règle inflexible, qu'il sera l'esclave du devoir et pratiquera la vertu.

Ces grands hommes avaient un instinct conservateur très grand, parce qu'ils étaient doués d'un sens naturel profond. Aujourd'hui que pour régir les sociétés, on met dans l'ombre le Christianisme, qui résume et surpasse toute sagesse, il n'est pas étonnant qu'on ait perdu l'instinct conservateur. Le contraire serait surprenant.

Je prétends, en outre, que dans un pays comme le nôtre, si impressionnable, si mobile, si peu recueilli, à travers ses éclairs répétés d'intelligence, sa bravoure portée jusqu'à la témérité, je prétends que le suffrage universel tel qu'il est, est du feu qui brûle; qu'étant donné le suffrage tel quel, on ne peut que brûler décrets sur décrets, lois sur lois, constitutions sur constitutions, témoin ce qui se passe depuis si longtemps; on ne peut qu'aboutir à la tyrannie populaire, la plus odieuse de toutes, et que pour entreprendre de modifier ce suffrage sans l'abolir, ce n'est point trop, pour le gouvernement de mon pays, et de la force matérielle dont vous disposez et de la force morale contenue dans le projet sur lequel j'appelle votre attention, et qui pourrait avec certaines précautions, sans bruit, se réaliser tout d'un coup sur la surface du sol français.

Puissiez-vous, Monsieur le Maréchal, président de la République, unir à tous vos lauriers militaires la couronne civique !

Avec mes hommages respectueux...

### Les Volontaires de l'ordre social (Projet)

Article 1er. — Sous le nom de Volontaires de l'ordre social, il est institué avec la protection et le concours du Gouvernement, des Sociétés de citoyens qui se feront inscrire à la justice de paix cantonale, dans les sous-préfectures, les parquets et les préfectures.

Art. 2. — Ces Sociétés se recruteront dans les communes, auront leurs réunions dans le chef-lieu de canton, sous la présidence du juge de paix, assisté du brigadier de la gendarmerie.

Art. 3. — Celles qui s'organiseront dans les arrondissements se réuniront à la sous-préfecture, sous la présidence du sous-préfet, assisté des chefs de parquets et du représentant de la force armée.

Art. 4. — Celles qui se formeront dans la circonscription préfectorale seront présidées par le préfet à son hôtel, assisté des autorités civiles et militaires (gendarmerie, etc.).

Art. 5. — Il est bien entendu que la capitale et les grandes cités auront aussi leurs Sociétés qui fonctionneront là, comme ailleurs, au grand jour, à la face de tous et sous l'œil du Très-Haut.

Art. 6. — Ces Sociétés sont facultatives. Pour en faire partie, il faut faire profession de croire en Dieu; toutes les opinions politiques y sont admises, pourvu qu'elles soient modérées et qu'elles ne portent en rien atteinte aux bases sur lesquelles repose tout état social; toutes les classes doivent y être représentées, toutes les professions; le ministre de la religion est loin d'en être exclu.

Art. 7. — Le but, c'est le maintien de ces grandes et saintes choses : le foyer domestique, la propriété, la patrie, la religion ; c'est le rapprochement entre les divers membres de la famille française, la diminution de l'impiété, de ces haines envieuses, de l'ignorance profonde dans laquelle vivent un très grand nombre d'individus sur leurs devoirs civiques et sur leurs droits.

Art. 8. — Les moyens : la persuasion, la tolérance mutuelle, l'oubli des injures, la paix, la bonne volonté, l'amour pratique de ses semblables, la patience, la vigilance et, si tout cela ne suffit pas, en cas d'insurrection criminelle contre la constitution et les pouvoirs établis, la résistance à main armée.

Voilà pourquoi, il devra exister entre les divers groupes une communauté de vues, de croyance fondamentale et aussi une grande discipline pour lutter dans l'intérêt commun contre l'ennemi commun.

*Note du 8 septembre 1901.* — Aucune réponse, silence absolu, ce dont je n'ai point été surpris.

Je ne me tiens pas pour battu. Quelques mois plus tard, on me remet une lettre d'une sœur de Bon-Secours qui avait soigné le maréchal de sa blessure, reçue à Sedan. Dans cette lettre, il était dit qu'elle sortait de l'Élysée, qu'elle avait vu le président, et comme dans la conversation, elle l'avait prié de mettre à la raison tous les fauteurs de désordre, il avait répondu *qu'il n'y pouvait rien, qu'il était enveloppé de toutes parts par la franc-maçonnerie.* Je ne perds pas beaucoup d'heures ; je me jette dans un wagon de troisième, je cours à l'Élysée, je déclare mon nom, mes qualités ; je dis que je suis porteur d'une lettre d'une religieuse qui a soigné le maréchal, après son affaire de Sedan, et sur ces déclarations, je suis admis. Mais avant d'être introduit en sa présence, le maréchal me fait demander, par son secrétaire, l'objet de ma démarche ; je réponds qu'il s'agit d'une question politique.

Sur ce : *Arrière, on ne passe pas.* Je veux insister, je parlemente avec le secrétaire, le colonel Robert. J'expose que je connais le maréchal, que j'ai été élevé dans la même maison d'éducation que lui, que la personne qui m'a confié la lettre est une noble dame, amie de sa famille..., le bon colonel se résigne à tenter un nouvel assaut auprès de Malakoff, mais Malakoff ne répond pas ; la consigne est inexorable, la place inexpugnable.

Je me retire tristement ; je ne puis me résoudre à abandonner l'Élysée ; je m'arrête vingt minutes dans la cour de ce palais, pas toujours béni ; je regarde défiler des personnages galonnés, enrubannés, qui me paraissaient rien moins que philosophes, et philosophiquement, dans mon soliloque, je me disais :

Un chef d'État qui ne veut pas entendre parler de politique ! Un maréchal de France, un lion dans les batailles, qui n'a jamais capitulé devant l'ennemi et qui capitule devant quelques milliers de francs-maçons ! Je pourrais ajouter ce jourd'hui, qui devait capituler et qui a capitulé devant un Gambetta ! Tout cela me surplombait péniblement.

Avant de quitter cette enceinte élyséenne, j'ai eu la pensée de faire appel à Mᵐᵉ de Mac-Mahon et de lui soumettre la lettre en question ; mais je me suis demandé si Mᵐᵉ la duchesse de Magenta était de nature à entendre un vieux républicain, si elle n'était pas dans une demeure, un palais royal, comme tant d'autres l'ont été et le seront, plutôt pour faire de la représentation et satisfaire un sentiment d'orgueil ou de vanité, et je m'en allais avec un haut-le-cœur.

*Note du 4 octobre 1901.* — Avant ma déception élyséo-mac-mahonnienne, j'avais fait des démarches en personne auprès du duc de Broglie. Connaissant ses attaches orléanistes, j'avais lancé ma *Solution politique en 1873.* Dans cet opuscule, je visais surtout ce personnage, alors ministre des affaires étrangères ; je lui adressai mes lignes dont il voulut bien me remercier ; je lui rappelai que sous Louis-Philippe, son père prétendait que nous nagions déjà en pleine démocratie, et qu'il fallait avec Mac-Mahon, avec toutes les forces militaires, administratives, judiciaires, dont il disposait, établir ce que Thiers voulait : une République conservatrice.

Malheureusement, il n'en fut pas ainsi, et les 363 arrivèrent avec Gambetta, non seulement pour renverser les plans des monarchistes, mais, pour en même temps, fonder une République sans Dieu, laquelle a été jusqu'à ce jour exploitée par des juifs, des francs-maçons, des protestants, des libres-penseurs et des athées, tous coalisés contre le Christ et son Église. La République est bien devenue la proie de tous ces gens-là.

———

## A M. Gambetta

### SUR LES BASES DE LA POLITIQUE

*Du 20 septembre 1881.*

Dans le courant de 1872, après les désastres de la patrie, j'ai cru devoir écrire à votre adresse une brochure intitulée : *Réflexions sur les causes de notre décadence.*

Ce travail avait trouvé grâce devant l'illustre et austère Dufaure. J'ai eu l'honneur de vous l'envoyer ; vous, vous m'avez fait l'honneur de ne point accuser réception; mais si vous m'avez opposé un silence absolu, peut-être un dédain absolu, vos séries de discours et vos actes publics qui se sont succédé m'ont répondu amplement et m'ont démontré combien j'avais échoué pour vous convertir à mes idées.

Je m'en consolerais, Monsieur, très volontiers, s'il ne s'agissait que de votre situation personnelle, de votre avenir personnel et de mon individualité; il s'agit, dans ce grand débat, que j'engage avec vous, de bien d'autres choses: il s'agit de mon pays et de ses destinées.

C'est pour cela que prenant à témoins, non pas les six mille claqueurs du Cirque d'hiver prédisposés, non pas les commis-voyageurs également prédisposés, non pas les marchands de vin de la capitale encore mieux prédisposés, non point non plus cette foule d'individus des deux sexes, fonctionnaires ou non, solliciteurs ou non, ces frères et amis suspendus à vos lèvres en vertu de certaines affinités, de certaines convoitises, mais tous ceux qui de près ou de loin ont encore conservé quelque chose de sain dans leurs facultés mentales, quelque chose de sérieux dans leurs jugements, capables de s'orienter dans le chaos où vous nous plongez et de réagir contre vos doctrines erronées et funestes, prenant à témoin, tous ceux-là, j'entreprends aujourd'hui de vous demander raison de quelques-unes de vos paroles retentissantes, de quelques-unes de vos actions publiques, j'entreprends de politiquer avec vous qui vous posez en dictateur.

Et d'abord, je ne puis comprendre comment il s'est fait que mes compatriotes, en très grand nombre, aient pu vous considérer comme un sauveur, aient pu mettre à votre actif votre conduite dans la néfaste campagne de 1871. Avez-vous, comme Kossuth, tenu en échec une grande puissance et en seriez-vous venu à bout comme lui, sans le secours d'un autre Empire plus puissant? Avez-vous, comme Carnot, organisé la victoire sur toute la ligne et contre l'Europe liguée contre nous? Non, sans les Changy, les Paradelle, les Bourbaki, les Faidherbe, qui ont donné, vous n'auriez fait qu'achever la déroute commencée. Tel aurait été le résultat patent, votre résultat à vous.

Vous avez lancé de belles proclamations, j'en conviens; vous avez tenté de soulever la nation par votre parole, mais vous ne l'avez point conduite au feu de l'ennemi, vous n'avez point marché en tête de ses légions armées pour vaincre ou mourir; vos plans n'étaient pas des plans; c'étaient le plus souvent des contre-plans, et quand la guerre n'était plus possible, vous l'avez poussée à outrance, *en fou furieux*, selon le mot de l'historien de notre épopée militaire.

Vous avez été vaincu, et la couronne de laurier ne doit point ceindre votre front.

Non, hélas! non, vous n'avez pas sauvé la patrie devant les Allemands, et sans d'autres que vous, elle s'abîmait dans la guerre civile sous les yeux de l'étranger. Non seulement vous n'avez point sauvé la patrie, mais vous n'avez point travaillé à sa rançon.

Est-ce une double raison pour vous maudire? Je vous l'ai déclaré, on ne peut vous en vouloir de n'avoir pas triomphé. Vous ne le pouviez, alors que vous eussiez eu le génie d'un grand capitaine, et vous n'étiez qu'un simple avocat; nul ne le pouvait dans ces jours lamentables, les vertus civiques faisant défaut parmi nous, comme vous le dites très bien, comme vous ne cessez de le répéter, les Français n'étant plus les Français de 1792 et du premier Empire.

Les Français étaient dégénérés; vous appuyez sur ce point en maintes circonstances et je ne vous contredirai pas! Mais en vertu de quelles causes étaient-ils dégénérés? Ici nous cessons de nous entendre.

Pour vous, c'est parce qu'ils avaient subi l'influence énervante du Catholicisme, l'éducation amollie des Jésuites, et qu'ils n'avaient pas encore suffisamment bu à la coupe de la libre-pensée et de la franc-maçonnerie, telle que vous l'avez rêvée. Ils y avaient bu depuis et avant 1830; mais ils n'y avaient pas, d'après vous, assez bu; ils ne s'étaient pas, d'après vous, affranchis totalement de toutes pratiques superstitieuses, de toutes idées religieuses, de toutes les données du christianisme, de toutes ces doctrines spiritualistes qui attribuent une âme à l'homme et à l'univers un Dieu.

En d'autres termes, et vos derniers discours à effet, et votre apologie de Paul Berth, qui vous proclame un grand homme l'établissent surabondamment; pour vous, les Français n'étaient plus des braves, parce qu'ils croyaient encore un peu à ces vieilles choses, auxquelles ont cru toutes les nobles intelligences dans l'humanité; et dans votre opinion, ils ne seront forts, ils ne doivent être braves, ils ne devront progresser et s'élever sûrement, définitivement, que lorsqu'ils seront franchement matérialistes, de l'école positiviste, dont vous êtes la haute personnification: de sorte que, pour vous encore, il n'y a qu'une république athée qui puisse assurer le bonheur et l'avenir de la France.

Si l'on avait pu se méprendre sur le fond de votre pensée, monsieur, vos dernières harangues ne laissent plus aucun doute. Vous ne distinguez plus, si jamais vous avez distingué, entre le Catholicisme et le cléricalisme; il n'y a, à votre sens, d'autre religion que celle qui relie l'homme à l'homme et que vous décorez du nom de solidarité humaine; il n'y a d'autre dieu que l'humanité, de culte que celui de l'humanité, et cette raison que vous exaltez tant, ce don de la nature, selon votre expression, n'est autre que le cerveau, c'est-à-dire de la matière, de la pulpe cérébrale.

Tous les voiles sont déchirés: il n'y a plus, grâce à vous rien de caché, il n'y a plus de Sociétés secrètes : celle dont vous faites partie, que vous tenez et qui vous étreint, se révèle hautement, bruyamment par votre organe. Vous vous croyez assez puissant, le moment vous a paru assez opportun, en opportuniste que vous êtes, pour vous découvrir, pour affirmer devant la France votre sombre et affreux *Credo* philosophique.

Dans votre programme donc, plus d'âme, plus de Dieu, plus de lien entre l'âme et Dieu, plus de psychologie, plus de théologie, plus de morale basée sur l'existence de l'âme et celle de Dieu, plus de spiritualisme, mais la religion des organes, le matérialisme théorique et pratique dans la vie privée comme dans la vie publique, dans le système d'éducation nationale, dans le gouvernement des sociétés; c'est l'athéisme transporté dans la politique.

Voilà bien ce que vous voulez : vous vous êtes proposé ni plus ni moins que d'anéantir la Divinité, et vous vous êtes vanté d'en finir avec Dieu et tout ce qui est divin sous quelque forme qu'il soit.

Voilà pourquoi en homme d'État, en penseur que vous croyez être et à l'encontre des grands législateurs, vous prêchez un enseignement positiviste, l'expérimentation en politique, comme en physiologie, abstraction ou mieux en dehors de tous principes, le culte des intérêts matériels, la jouissance organique, tout cela, sous l'étendard de la liberté, de la fraternité, de l'égalité, de la moralité humaine, au nom d'une justice démocratique, éclairée par la lumière de votre raison scientifique, ayant ses racines, sa base dans le suffrage universel.

Voilà pourquoi enfin, après avoir appelé le fameux Littré à Bordeaux pour régénérer les hautes études, vous appelez à vous maintenant Paul Berth, le savant athée.

Je voudrais bien, monsieur, après vous avoir démontré, je crois, que vous êtes dans une étrange et funeste erreur, pouvoir définir avec vous ces mots : *République*, *religion*, *liberté*, *égalité*, *fraternité*, pouvoir examiner sommairement avec vous ce qu'on doit entendre par ces expressions : la république et le travail, la république et la propriété, la république et la souveraineté du peuple, la république et les Sociétés secrètes, la république et les vertus républicaines, la république et le suffrage universel et cette étude terminée, nous conclurions.

Nota. — J'ai traité toutes ces questions dans mes brochures : *Réflexions sur les causes de notre décadence*, mon *Suffrage universel*, ma *Réponse à Monseigneur Freppel sur les principes de 89*, mon *Alliance de la Démocratie avec le Christianisme*, ma *Question politico-religieuse*, ma *Question-scientifico-religieuse*, etc., et j'y renvoie M. Gambetta, tous ses partisans et ses adversaires.

---

## A M. de Larue, le cousin de ma femme

*1er février 1894.*

Mon cher Parent,

Je réponds à votre étonnante lettre qui me paraît empreinte de passion politique. Je n'ai pas à défendre le maire de Saint-V. que vous placez si bas dans votre estime, encore moins à me défendre des rapports que je puis avoir avec lui.

Gardons-nous de la haine politique. Il y a des coquins dans tous les partis, comme il y a de très honnêtes gens. Quelles que soient nos opinions, si nous sommes sincèrement honnêtes, nous devons nous respecter. Laissons donc de côté ces petites mesquineries et poursuivons notre but à travers tous les obstacles, tous les assauts qu'on nous livre, car l'homme indépendant, qui ne dissimule point la vérité, est soumis à bien des épreuves, et très souvent aux plus dures.

Quant à moi, j'ai confiance en Dieu : il m'a toujours soutenu; j'ai travaillé et travaille encore, j'ai lutté et lutte encore, et pour être indépendant je vis de peu, de très peu, et je ne demande rien qu'à faire admettre ce que je crois être la vérité.

Recevez, mon cher Armand, mes sentiments d'estime et d'amitié.

*Note du 18 juillet 1900.* — Dans ces derniers temps, quand j'ai prié ce cher cousin d'intervenir auprès de sa cousine, séparée d'avec moi amiablement, dans l'intérêt de ma bien-aimée fille, qui s'efforçait en vain de ramener sa mère au domicile conjugal, souffrait moralement et physiquement de ne pouvoir vaincre ses résistances, ce noble cousin s'y refusa carrément, terminant son épître par ces mots : *Avec votre Gambetta !* — Mon Gambetta, il ne l'ignorait, je ne l'avais point ménagé dans ma brochure : *Réflexions sur les causes de notre décadence*, que je lui avais envoyée. Toujours sacrifié jusqu'à ma fin dans les deux camps ennemis, républicains et monarchistes!

Cette épreuve a été une des plus amères de ma vie, me trouvant depuis plus de dix années, à cause de la santé de ma fille, dans l'impossibilité de prendre des moyens énergiques pour ramener la mère et délivrer cette martyre, ma chère enfant, qui venait avec tant d'empressement, tous les huit jours, s'asseoir à ma table, cette victime de son dévouement filial.

## À M. Sadi-Carnot, Président de la République

### SUR LA SITUATION. CONSIDÉRATIONS GÉNÉRALES

*Du 20 octobre 1892.*

MONSIEUR LE PRÉSIDENT,

Je ne croyais plus devoir insister auprès de vous pour vous dire ce que je pense de la chose publique. J'avais cru que, sous un gouvernement démocratique, tout citoyen qui avait dans la tête une idée et dans le cœur un sentiment avait le droit d'aborder respectueusement le chef de l'État, pour lui soumettre ce qu'il croyait être utile au pays. Vous ne m'avez pas accordé l'audience que M⁰ᵉ votre Mère a bien voulu solliciter, il y a déjà quelque temps, pour moi auprès de vous. Je ne vous en ai pas voulu, et je ne vous maudis pas pour autant.

Cette mère si intelligente et si attentive à tout ce qui intéresse sa patrie et son fils, m'ayant témoigné par écrit de son *salut cordial*, à l'occasion de l'hommage que je lui fis de mon petit travail, *La Conjonction des centres politiques*, l'accueil que je rencontre ici dans votre famille, mon âge et par-dessus tout les difficultés de l'heure présente, l'avenir qui s'assombrit sur notre France, les périls qui nous menacent tous et Vous le premier, je ne sais quelle puissance qui me pousse, toutes ces raisons me forcent à ne point vous dissimuler ce que l'on se garde trop de révéler au Pouvoir, je veux dire la vérité.

C'est un vieux républicain, Monsieur le Président, qui vient corps et âme à vous, un croyant qui n'a jamais douté de l'existence de Dieu, mais qui n'a pas toujours été fixé sur le terrain religieux, qui allait de Lacordaire à Cousin, de Victor Cousin qui nous disait, en 1843 : *Le règne de la foi est consommé, celui de la raison commence,* et qui, quelque quinze ans plus tard, prêchait dans son livre, *Le Vrai, le Beau, le Bien,* l'alliance de la philosophie avec le Christianisme, un croyant qui depuis près de quarante-cinq années est entré par la porte de la science dans ce Christianisme, d'où il fait découler ses principes républicains.

C'est un médecin qui n'admet pas rien que des organes

en nous, des microbes en nous et autour de nous, qui
croit qu'il y a autre chose, quelque chose qui s'appartient,
s'affirme, dit moi, qui a conscience de son identité, de son
individualité, de sa personnalité, qui se souvient, imagine,
raisonne, se détermine et se sent responsable de ses actes,
qui peut être atteint, qui l'est malheureusement trop
souvent par des microbes, des miasmes d'une certaine
nature.

C'est un citoyen qui a été initié à la politique par Mauguin, *l'orateur de la réplique*, le député de la Côte-d'Or,
le cousin de son pauvre père.

C'est enfin un parent et un ami d'un grand dignitaire
du Grand-Orient, qui s'est retiré de sa loge assez longtemps
avant sa mort, parce qu'il la voyait détournée de son but
primitif et envahie par des doctrines qui le heurtaient,
lequel dignitaire s'est éteint dans le sein de la religion du
Christ, silencieusement, avec le calme d'une conscience
honnête et d'un cœur ultra-généreux, qui avait donné
autrefois et à toutes brides dans les systèmes exagérés
du temps.

J'ai recueilli, Monsieur le Président, les paroles que
notre illustre Pasteur vient de prononcer à la Sorbonne,
au centre d'une couronne de savants et en votre présence.

Pasteur croit à l'avenir par la science, il croit que la
science est destinée à faire justice de ces luttes fratricides,
de ces guerres entre peuples qui déshonorent l'humanité,
il croit invinciblement que, de par la science, la concorde
régnera sur la terre.

J'en demande pardon à Pasteur et à tous ceux qui
pensent comme lui, les faits qui se succèdent après tant
de progrès scientifiques indéniables, se dressent contre
une semblable opinion ou plutôt contre la plus dangereuse
des illusions.

Je m'étonne que Pasteur, qui est au fond si chrétien, n'ait
pas été plus explicite, quand il recommande à notre jeunesse de s'affranchir du scepticisme, je suis surpris qu'il
ait donné à entendre qu'il s'agissait purement et simplement du scepticisme scientifique. Je suis non moins surpris,
qu'il ait osé dire ce qu'on n'aurait osé dire devant Louis XIV,

à savoir que votre présence transformait tout. *Quandoque bonus dormitat Homerus.*

Qu'est-ce donc qui empêche de parler ceux qui en ont bien le droit, les savants comme les politiques, qui devraient payer d'exemple ? Qu'est-ce donc qui empêchait Claude Bernard, cette nature d'élite, qui faisait sa prière tous les matins ? Qu'y a-t-il donc qui interdit à tous les représentants actuels de la science et du gouvernement, de prononcer non seulement le nom de Dieu, mais aussi le mot *âme*, de se découvrir devant Celui qui personnifie la science absolue, comme le faisaient Newton et tous nos grands maîtres d'autrefois ? Nous ne le savons que trop.

Nous ne savons que trop pourquoi le président du Sénat, ayant à faire l'éloge funèbre d'un sénateur de la droite et s'étant permis, par inadvertance, de dire qu'il avait *rendu sa belle âme à Dieu*, pourquoi il s'est empressé de faire disparaître à l'*Officiel* ces mots malsonnants et compromettants, pourquoi ce président de la haute assemblée et président d'une loge lyonnaise, invité à s'expliquer sur cette soudaine rectification, n'a point craint de déclarer, en pleine séance, qu'il en prenait la responsabilité.

C'est là, Monsieur le Président, un des signes du temps qui nous dit assez combien nous sommes malades.

La science, nous la voulons autant que Pasteur, autant que vous pouvez la vouloir, mais avec l'idée religieuse. Nous n'avons jamais depuis très longtemps cessé de préconiser l'alliance de la science avec la foi, et tous nos efforts ont toujours tendu à démontrer l'accord qui existe entre les données de la science, de la vraie science avec celles de la Religion.

Sans la religion, la science produit ce qu'elle produit : des fraudes, des falsifications scientifiques, des empoisonnements, des avortements, des infanticides scientifiques, des vols savants et très savants, des faillites savamment frauduleuses, des attentats, des forfaits scientifiques de tous genres, sans compter ces immoralités innommées qui pullulent, sous le culte de la jouissance, doublé du culte de l'argent.

Quoi! c'est lorsque les découvertes de la science se tournent contre l'ordre social, lorsque la dynamite menace de faire rage sur toute la ligne, quand on s'ingénie à créer des moyens de s'entretuer, qu'il y a un débordement de calomnies, de haines envieuses, que les fils de Caïn jalousent d'un regard de fauve les fils d'Abel, que l'ouvrier en veut à mort au patron, que les dissensions sont au sein de nos assemblées délibérantes, qu'elles existent partout avec la rébellion, au foyer domestique, à l'atelier, dans les réunions tumultueuses, c'est quand des millions d'hommes armés sont prêts à se pulvériser en Europe et par delà l'Europe, qu'on vient nous parler de la science, comme étant capable de réaliser le vrai progrès, et qu'on s'obstine à vouloir écarter l'élément religieux !

Qu'on consulte les statistiques des hôpitaux, des tribunaux, de la préfecture de police, et l'on constatera, avec nous, combien de folies en plus (elles ont doublé depuis dix ans), de suicides en plus et dès le jeune âge, de divorces en plus, d'unions légitimes et de natalité en moins, de naissances illégitimes, de souteneurs et de prostituées en plus, de voleurs et de criminels de toutes espèces en plus, de récidivistes si nombreux qu'ils forment légions à l'intérieur, brûlant sous la protection d'un radicalisme athée, jouisseur, de faire l'assaut de la société.

Qu'on examine bien tous les symptômes, je ne dis pas de décadence, mais de dissolution, sur lesquels depuis bien des années nous ne cessons d'appeler l'attention, et l'on se convaincra que notre civilisation tant vantée, n'est qu'une civilisation de surface et que le progrès moral est en raison inverse du progrès matériel scientifique. A mesure que la Religion a baissé, le thermomètre de la moralité, comme cela arrive dans tous les temps et chez tous les peuples, a baissé dans les mêmes proportions.

Les plus grands coupables, Monsieur le Président, ne sont pas dans les bagnes et au Panama, ils sont dans cette presse qui met le feu aux plus détestables passions, qui fait la guerre à Dieu ; dans ces réunions qui ont pour devise : *Ni Dieu ni maître* ; dans ces syndicats qui sont organisés non pour s'entendre, édifier, mais pour démolir. Les plus grands coupables, ce sont ceux qui travaillent à ruiner la foi religieuse, tous ces professeurs d'athéisme, qui de haut enseignent, et empoisonnent l'âme de la nation.

Il faut bien le reconnaître, Monsieur le Président, il existe un courant d'athéisme qui persiste dans notre pays, une véritable épidémie d'athéisme, qui tend de plus en plus à devenir endémique, contre laquelle la science sans Dieu, à plus forte raison contre Dieu, est radicalement impuissante. Aucun gouvernement ne peut tenir contre ce courant, et le Gouvernement de la République pas mieux que les autres. J'en atteste les grandes leçons de l'histoire ; j'en atteste ces perturbations profondes qui nous secouent périodiquement et qui nous menacent d'une catastrophe finale.

Dans la tourmente, Robespierre avait compris cet immense danger. C'est pour cela qu'il avait institué le culte de l'Être suprême, que certains savants en vue ont supprimé et que, sur les rapports de ces pseudo-savants, la franc-maçonnerie s'est empressée, elle aussi, de supprimer.

Resterons-nous au-dessous de Robespierre et attendrons-nous que le châtiment, le grand châtiment nous frappe pour ouvrir les yeux et pour recourir à la Source de la force, de la vraie grandeur, et à toutes les mesures que commandent la prudence et l'énergie humaines ?

J'ai regretté, Monsieur le Président, qu'au moment où la Papauté se prononçait pour la République, engageait le clergé et les monarchistes à faire adhésion à ce qui n'est pour vous, pas plus que pour moi, une simple forme gouvernementale, mais une doctrine politique et sociale, la plus juste théoriquement parlant, j'ai vivement regretté, que le gouvernement de mon pays ait répondu aux avances de Celui qui représente ici-bas, d'après le Spuller d'aujourd'hui, la plus grande autorité morale, par un défi, le plus grand défi porté à la conscience religieuse, en s'associant à cette manifestation publique, faite à l'occasion des funérailles du plus subtil, du plus célèbre impie du siècle, et en lui donnant une consécration officielle.

Un représentant du Gouvernement, en tant qu'homme privé, peut d'une manière privée penser et exprimer sa pensée comme il l'entend, mais il n'a pas le droit, en tant que ministre, de faire l'apothéose d'un sulpicien renégat, qui insulte à la religion de la majorité des Français, à cette divine et sainte religion, selon les expressions du maître de M. Jules Simon.

C'est à dater de ces funérailles, de ce défi sans pareil, que les épreuves ont fondu sur la République française, comme c'est le jour que nous retirions nos troupes de la Rome chrétienne, que les Prussiens entraient dans Paris.

L'histoire du XIX° siècle, Monsieur le Président, est plein de ces enseignements.

Après la brutalité impériale contre le Vicaire de Jésus-Christ à Fontainebleau, l'empereur Napoléon, qui voulait réduire la puissance spirituelle des papes et la soumettre à son omnipotence, n'a plus fait que décliner et a sombré.

Charles X a sombré pour avoir voulu rétablir des abus religieux et des privilèges de castes justement condamnés.

Louis-Philippe, le plus sceptique et le plus matérialiste de nos rois, a sombré quand il se croyait bien à cheval sur son gouvernement. Il venait de dire, le jour de l'An, à l'éminent archevêque Affre, qui le suppliait de prendre en main les intérêts religieux : *Monseigneur, passez de l'autre côté, cela regarde la reine ;* comme si la religion n'était qu'une affaire de femmes et n'avait pas toujours préoccupé les plus grands législateurs et les plus grands génies.

Louis Bonaparte a sombré pour n'avoir point exécuté le traité de Villafranca et compromis par des compromissions la Papauté.

On sait dans quelles conditions le président Grévy a sombré : il avait signé les fameux décrets; il s'était renfermé dans son coffre-fort et dans sa neutralité doctrinale, sans souci de la religion qu'il abandonnait à froid, en sectaire tel qu'il était, sans souci du vice et de la vertu, de l'honneur de la France.

Vous conclurez dans votre sagesse, Monsieur le Président, et vous ferez ce que Dieu et la patrie attendent de vous.

Agréez, Monsieur le Président.

Ce 20 octobre 1892.

*Note.* — J'ai reçu par l'intermédiaire de son secrétaire général,

une réponse dans laquelle il est dit que le président m'a lu attenti-
tivement, qu'il me félicite, mais qu'il ne peut, en raison *de ses nombreuses occupations* me donner une audience. Connaissant à fond le
président, sa prudence qu'il porte à l'excès, sa ténacité dans ses
opinions, je n'ai nullement été surpris. Il a apporté, nous ne pouvons
le méconnaître, de la décence à l'Élysée ; il s'est montré généreux,
lui, qui était l'incarnation de la probité ; il a rappelé le vieil honneur
français, et comprenant que la France ne pouvait tenir contre l'Europe,
il a préparé l'alliance franco-russe.

---

## A M<sup>me</sup> Hippolyte Carnot, la mère du Président

*Du 25 octobre 1892.*

Je crois devoir pour des raisons supérieures que vous apprécierez, vous donner copie de la lettre que j'adresse à votre
fils. Ne pourrait-on, madame, avec M. Loubet, président du
Sénat, qui doit connaître la situation à fond, qui a vu de près le
péril et qui a, si je ne m'abuse, des idées autres que celles
qui ont prévalu jusqu'à ce jour dans les conseils du Gouvernement, ne pourrait-on avec M. Ribot, l'ancien secrétaire de feu Dufaure, qui partageait mes opinions, ne pourrait-on pas, comme je l'expose dans ma *Conjonction des
centres politiques*, dédiée à M. de Freycinet, et avec cet
homme politique et d'autres, orienter la politique un peu
à droite, constituer une majorité avec un certain nombre
de ce côté, tout en maintenant la République, et avec une
propagande sage, amener notre pays à des idées plus
saines ?

Est-ce qu'on ne pourrait pas, une bonne fois, se séparer du
radicalisme athée, faire appel à tous les honnêtes gens sur
le terrain démocratique, sans faire comme on a fait, sans
blesser les consciences, en respectant la religion, en lui
donnant des garanties, en affirmant ses droits et ceux de
l'État ?

Ah ! si je pouvais consacrer ce qui me reste de vie à
cette double cause, et servir tant soit peu mon pays, combien
je serais heureux sur la fin de ma laborieuse carrière, et
combien je serais reconnaissant à tous ceux qui auraient
bien voulu m'aider dans cette tâche difficile, très difficile,
non impossible avec tout ce qui reste de force, de sen-

timents généreux, avec l'aide de Dieu qu'il faut invoquer!

Oui, il faut revenir à Dieu; il faut jeter l'ancre dans le sein de la miséricorde divine.

J'ai une immense confiance dans la mère du président Carnot, et je suis convaincu qu'elle nous secondera dans la mesure du possible.

Mes profonds respects.

---

## A M. le Président de la République

*Du 6 octobre 1893.*

MONSIEUR LE PRÉSIDENT CARNOT,

Qu'il me soit permis à moi, républicain d'avant 1848, qui préconise depuis bien des années l'union sur le terrain démocratico-religieux, de venir vous soumettre respectueusement quelques réflexions, au sujet de la manifestation qui se prépare pour fêter l'alliance franco-russe.

C'est réellement une fête patriotique, et nous devons tous nous y associer de grand cœur.

Or, dans toutes les fêtes nationales, dans toutes les alliances, il y a deux choses qui doivent coexister, à savoir : la forme et le fond; le côté extérieur, les jeux, les banquets, les toasts, etc., et le côté intérieur, c'est-à-dire l'âme de la grande fête, le ciment de l'alliance, j'ai désigné l'élément religieux.

Quand le musulman fait un traité, il prend Dieu à témoin, et il dit à celui avec qui il se lie : *Si tu me trompes, Dieu te voit et te jugera.*

Quand nos anciens rois faisaient un pacte public, ils juraient sur les évangiles, et ils gardaient la foi jurée.

Quand la grande République américaine élevait, en face de New-York, la statue de la Liberté, Spuller étant présent pour représenter la France, il y avait une cérémonie religieuse, et l'on invoquait le Tout-Puissant.

Dans toutes leurs fêtes, leurs grandes fêtes, l'amiral Gervais et nos marins en ont été les spectateurs ravis, les Russes se recueillent et ne manquent pas de faire intervenir la religion.

Je me demande si le gouvernement de mon pays se

préoccupe à cette heure de cette pensée si sérieuse, à la fois si élevée, si sainement politique.

J'en doute, et je crains bien que les adversaires de notre République et tous nos ennemis du dehors, ne profitent de l'État des esprits, pour lui tirer dessus à boulets rouges, attribuant au principe, ce qui est l'effet des hommes, qu'ils confondent avec lui, dans un but non équivoque; je crains qu'ils la représentent aux nations, comme étant un gouvernement d'athéisme; je crains que nos hôtes ne trouvent que le vide dans nos temples et constatent, ce qui est la plus grande calamité pour un peuple, l'absence de toute idée divine, dans les régions gouvernementales.

Pourquoi taire ce qui est patent, Monsieur le Président? Comme je le disais naguère, dans votre noble famille, où mes paroles trouvaient, je crois, de l'écho, on doit la vérité à ceux qu'on aime.

Grâce à Louis-Philippe d'Orléans, le plus incrédule et le plus endurci de nos monarques; grâce à Louis Bonaparte qui ne fit que dévier depuis le traité de Villafranca, dont le ministre Rouland créait pour le haut enseignement, pour des impies et des matérialistes, des chaires retentissantes; grâce à Gambetta qui appelait à Bordeaux le positiviste Littré pour *régénérer* les hautes études, qui s'était proposé d'effacer jusqu'au nom de Dieu, a malheureusement atteint plus que son but dans certains grands milieux, où l'on ne se permettrait pas même d'articuler le mot *âme*; grâce à Jules Ferry, de néfaste mémoire, l'auteur du fameux article 7; grâce au président Grévy, qui jouait au fin, à l'Élysée, amassait des trésors et se drapait dans sa neutralité religieuse et autre; grâce à tous ces ministres de l'instruction publique, à ces présidents du conseil supérieur qui se sont succédé depuis tant d'années dans le haut enseignement universitaire; grâce à la France-maçonnerie qui a déraillé de son but philanthropique et a banni son grand Architecte, à la plupart de nos savants en vue, dans le pas desquels tous nos sectaires ont emboîté le pas, sans examen, sans être à même d'examiner; grâce surtout à ces savants qui découvrent une foule de choses, de phénomènes et qui, en tant qu'analystes sont incapables de remonter à leurs causes secondes et encore moins à leur Cause première, qui ne veulent admettre que ce qui tombe sous leurs sens externes; grâce enfin à des exemples pernicieux, à des pratiques malsaines, à des calculs égoïstes, à l'action délétère d'une certaine presse, à certains langages de clubs, ce qui est vraiment, évidemment lamentable à notre époque actuelle, c'est l'athéisme qui s'affirme et lève la tête; c'est chose, qu'on ne rencontre pas dans les annales humaines, même parmi les nations les plus en décadence, c'est son existence officiellement pratique et pratiquée. Cet athéisme parti de haut et de loin, il s'est infiltré dans les masses, et d'épidémique il tend à devenir endémique de plus en plus.

Quel grave sujet de méditations, Monsieur le Président! Question de vie et de mort pour vous et pour la patrie!

Que l'heure est solennelle pour secouer le joug de ce matérialisme positiviste, qui a pris des allures scientifiques et qui n'a que les apparences trompeuses de la science!

Quelles circonstances! D'un côté, la Papauté, que l'intime de Gambetta, son second, veut bien reconnaître comme la seule force morale dans le monde; d'un autre côté, la Russie qui vient à nous, accourt, adorant publiquement le Dieu de la vraie France:

Que Celui qui est le symbole de la science absolue et du vrai progrès, Monsieur le Président, vous inspire et vous fortifie physiologiquement et religieusement!!

Votre tout dévoué,        D<sup>r</sup> VITTAUT.

Membre correspondant de l'Académie de Dijon, l'auteur de la *Médecine dans ses rapports avec la Religion*.

---

## A M<sup>me</sup> Carnot, la femme du Président de la République

*Du 8 octobre 1893.*

MADAME,

Au moment où je crois devoir vous communiquer la lettre que j'adresse au Président, il y a sur le trône d'Espagne une femme-homme, sur celui d'Angleterre une femme recueillie et forte, sur celui du Danemark une autre femme que consulte le Potentat de toutes les Russies qui nous envoie ses officiers et sa marine. C'est parce que j'ai pensé qu'il y avait aussi, à l'Élysée, une femme sérieusement attentive, ne séparant point dans son esprit l'idée de république ou de patrie de l'idée religieuse, que je me permets, dans un but que vous saisirez, de vous faire cette communication, convaincu que je ne puis être désavoué par vos si dignes parentes de notre région et par M^me votre Belle-Mère, qui a bien voulu, ces temps derniers, solli-citer auprès de son fils une audience, en faveur de votre très humble serviteur.

Recevez, Madame, etc.

_____

## A Mme Hippolyte Carnot

MADAME,

Je me garderais bien de venir encore vous assiéger, si les événements qui se succèdent ne justifiaient en tous points mes tristes appréhensions, je pourrais ajouter, mes angoisses de citoyen et de chrétien, que je ne cesse de traduire dans mes publications depuis bien des années.

Une seule chose me console au milieu de toutes ces mi-sères, c'est que la Papauté, à laquelle j'ai cru devoir en-voyer mes brochures, m'a donné théoriquement pleine satisfaction, en recommandant au clergé et aux catho-liques français de se rallier sans arrière-pensée à la Répu-blique.

Mais cette satisfaction ne me suffit pas, toute précieuse qu'elle soit pour moi: je serais autrement satisfait, si mon idée capitale, l'alliance de la Démocratie avec le Chris-tianisme passait dans le domaine des faits.

Il est loin d'en être ainsi.

Toutefois, on ne peut le méconnaître, il y a un pas de fait: le clergé n'est plus si hostile depuis que le Souverain-Pontife, s'est prononcé; les sectaires si funestes à la bonne cause ont mordu la poussière; Dieu les tient; les plus superbes et les plus redoutables disparus, si leurs doctrines disparaissaient !

Là est la plaie, là est le mal, là est le danger.

Jusques à quand fermera-t-on les yeux? Jusques à quand s'obstinera-t-on à ne pas voir la cause profonde du mal, à ne point vouloir recourir à la vraie science, au grand Médecin, à l'Auteur de la vie, à la Source du bien dans la famille et les sociétés ?

Je compte toujours sur vous, Madame, pour faire pencher de notre côté, cela, silencieusement, sous le regard du Christ, celui qui est à la tête des destinées de notre pays.

C'est une grave mission que celle que je voudrais vous voir remplir, une très grave ; elle n'est pas au-dessus de votre qualité de mère et de votre patriotisme.

Mme votre Belle-Sœur, Mme Carnot, née de Boissieux, cette femme si forte et si digne, et qui veut bien me recevoir à sa table, partage nos vues sur toute la ligne.

Recevez, Madame, etc.                         Dr V.

*Note.* — J'ai plusieurs lettres de Mme Carnot, la mère du président de la République : dans l'une, elle m'annonce qu'elle a tenté de me faire avoir une audience auprès de son fils, dans une autre, qu'elle insistera dans ce but.

C'était une femme très intelligente et remplie d'aménité que Mme Hippolyte Carnot ; elle comprenait parfaitement la situation et a fait ce que doit pour la modifier.

J'ai échangé des brochures avec son mari, l'ancien ministre de l'instruction publique en 1848, ancien saint-simonien : il n'était pas éloigné de mon *Alliance de la Démocratie avec le Christianisme.*

Avant d'expédier à l'Élysée ce que je destinais au président Carnot, j'ai consulté sa tante, Mme de Boissieux, dont le jugement était très solide.

---

## A Mme Hippolyte Carnot, la mère du Président

### SUR LA MORT DE SON FILS

MADAME,

Si je ne suis pas le premier à venir vous offrir respectueusement mes hommages et mes sentiments de condoléances, sous un certain rapport, je crois pouvoir vous dire que je ne suis pas le dernier. Je ne puis oublier que vous vous êtes associée à la pensée qui me dirigeait du côté du président de la République et que vous avez fait ce que dois pour l'incliner vers nous. Veuillez croire que c'est une raison et une raison majeure qui fait que je prends une grande part à votre écrasante douleur.

Pleurez ce fils, Madame, qui a su par sa droiture con-

12

centrer les sympathies du monde et qui avait dans le fond
de son âme des sentiments chrétiens ; pleurez-le, mais
songez qu'il a passé par où nous désirions tant qu'il passât ;
qu'il a pu, grâce à une parente attentive, voir le signe du
divin Crucifié sur la poitrine de son ministre, qu'il a été
soulagé par Lui, attiré, enlevé vers lui, à l'heure suprême.

Consolez-vous, Madame, dans cette pensée que Celui
qui est la miséricorde infinie l'a reçu dans son sein.

Il m'a été donné, le 16 de ce mois, d'assister à Saint-Cyr
(Saône-et-Loire), à un service funèbre pour votre fils,
dans la petite église de ce village. Là, dans cette retraite
familiale qu'il aimait tant, j'ai pu constater des choses
inoubliables. Sa respectable tante, sa cousine qui l'a
assisté à Lyon, son cousin Siméon m'ont réellement touché.
Siméon ne tarit pas, ses larmes se mêlent à ses paroles.
Le Président Carnot est ici, comme partout, vivant. Il
vivra dans la mémoire des hommes, il vivra par son âme
si imprégnée de justice et de paix dans l'Être qui est la
paix et la justice absolues, et la vie par excellence.

Daignez, Madame, agréer... Le 21 juillet 1894.

---

## A Mˡˡᵉ Lucie Faure

*Ce 1ᵉʳ janvier 1895.*

C'est un vieillard qui s'adresse à vous et vient vous
prier de vouloir bien mettre sous les yeux du président,
après en avoir pris connaissance, ces soixante-quatre
pages qu'il a l'honneur de vous envoyer, intitulées : *De la
Nécessité d'intervenir.*

Je n'ai point besoin de vous dire les motifs qui me dé-
terminent à prendre ce chemin, pour arriver à celui qui a
de si graves responsabilités. Aussi bien, quand on a,
comme vous, mademoiselle, l'amour de l'étude doublé du
sens religieux, avec en plus la noble passion du bien
public, on n'a point de peine à comprendre ce qui manque
à notre société, et sans prétendre à jouer le rôle de Jeanne
d'Arc, on peut très bien jouer un rôle équivalent, sous
une autre armure, l'armure de la parole écrite ou parlée,
je veux dire le glaive du grand apôtre saint Paul.

*Félix*, vous l'ignorez moins que personne, mademoi-

selle, signifie *heureux* et Faure est l'opposé de *faible*.
Puisse votre excellent père réaliser son premier pour
vous, tous les siens et pour notre pays ! Puisse-t-il être
assez fort pour avec l'aide du Ciel, avec votre aide, dominer
la situation et contribuer à nous ramener dans les voies
du spiritualisme chrétien, qui sont celles de votre tout
dévoué !

Dr VITTEAUT,
L'auteur de l'*Alliance de la Démocratie avec le Christianisme,*
de la *Médecine dans ses rapports avec la Religion.*

## A M. Ribot
### Président du Conseil des Ministres

*Septembre 1895.*

Dans le temps, j'ai cru devoir vous envoyer quelques-
unes de mes brochures, à vous, monsieur, comme ayant
été le secrétaire de feu Dufaure, qui avait bien voulu
examiner à l'état de manuscrit, mon *Suffrage universel ou
l'Avenir de la France* et m'encourager de son adhésion
pleine et entière, comme l'attestent ses lettres qu'il m'a fait
le grand honneur de m'adresser.

Aujourd'hui, je vous prie, monsieur, d'accueillir huit
pages, mon *Éloge funèbre du contre-amiral Lejeune,* parce
qu'elles contiennent un passage relatif à l'art si difficile de
gouverner ; j'y joins deux de mes opuscules, le *Radicalisme niveleur* dédié à M. Clémenceau et ma *Conjonction
des centres* à M. de Freycinet.

C'est un vieux républicain, un vieux croyant, aussi
catholique que démocrate, non clérical, qui croit le
moment venu de vous soumettre les questions suivantes :

Croyez-vous, Monsieur le Président du Conseil, en
présence de tout ce qui se passe, de toutes les déceptions, tous les efforts employés, toutes les expériences
en pure perte, de tant de sacrifices négatifs, de débats
stériles, passionnés, de mauvais aloi, pour ne pas dire
de mauvaise foi, qui usent les hommes et les choses ;
quand les syndicats, sur lesquels on comptait, ne font que
se tourner contre leur but et organiser, avec la rébellion,
l'égoïsme en grand, quand les colères grondent sourde-
ment, que les haines s'accumulent ; quand les sociétés

philanthropiques dévient de leur but et se font sociétés politiques pour soutenir, avec des élus du peuple, les grévistes et même les anarchistes; lorsque des savants qui connaissent la chimie, l'histoire naturelle, l'anatomie, mais qui ne connaissent point le cœur humain, qui ne se connaissent pas eux-mêmes, sous prétexte d'hommage à la science, la déshonorent, en s'efforçant, dans les réunions publiques, de niveler des croyances qui sont et resteront le fondement des sociétés; lorsqu'on voit un ministre de la République étayer de sa présence et de sa parole ces manifestations ouvertement, radicalement, tout à la fois antireligieuses, antispiritualistes, antisociales, pensez-vous, Monsieur le Président du Conseil, que la France ne court pas les plus grands dangers et que l'union, la paix qu'on réclame, dont on a tant besoin, que les gouvernants préconisent, puisse s'établir?

*Pax, pax, clamant, et non fit pax!*

Qu'on cesse de se faire des illusions. C'est bien, malgré des apparences contraires, le contraire de la paix qui règne dans notre état social : c'est bien une civilisation de mirage trompeur, de décors éblouissants, dont nous avons le triste avantage de jouir présentement.

Pourquoi cela, Monsieur le Président du Conseil, pourquoi ces troubles, ces divisions, ces dissentiments, ces guerres intestines, au lieu de la paix?

C'est qu'il ne suffit pas de proclamer la paix pour qu'elle existe. Il faut un terrain d'autant plus large et solide que nous sommes plus divisés, un terrain bien défini qui réponde aux aspirations honnêtes et réalisables, aux besoins légitimes et pondérés, aussi bien dans l'ordre matériel que dans l'ordre moral.

Or, dans mon opinion ancienne déjà, qui devient celle de bien d'autres, dans celle de Celui qui représente au Vatican, d'après l'aveu de Spuller, la plus grande autorité spirituelle ou morale dans le monde, cette paix ne peut et ne pourra se produire que sur le terrain démocratico-religieux, sous l'égide de la République, non pas de la république tronquée, fermée, mais de la république de tous, ouverte à tous.

Loin donc d'exclure ceux qui pourraient contribuer à l'union, loin de laisser attaquer ce qui pourrait gagner les âmes, qui les gagnerait à coup sûr à notre cause, loin de commettre des actes qui peuvent atteindre et léser toute une catégorie de citoyens, il faut faire appel à toutes les bonnes volontés, à toutes les forces vives et saines, à la science, à la raison dégagée autant que possible de la passion, avant tout à ce qui est l'expression de la Raison des raisons, je veux dire la loi de Dieu.

Pour moi, à qui vous avez bien voulu dire, Monsieur le Président du Conseil des ministres, par votre lettre du 1er avril 1887, que j'avais des idées élevées et généreuses, pour moi qui ai, je crois, étudié le Christianisme, non pas seulement au point de vue moral et social, mais surtout au point de vue philosophique et scientifique, je persiste à le considérer, en tant que bien compris et ramené à sa source pure, comme le premier élément, la base essentielle de la pacification et de la grandeur des États.

Le maître de Jules Simon, le philosophe Cousin, l'avait reconnu implicitement dans son dernier ouvrage, quand il disait que c'est une *sainte* religion, une doctrine *divine*, qu'il n'est pas possible à la raison d'en *concevoir une plus parfaite*, et qu'elle est *destinée à suivre notre civilisation dans toutes ses vicissitudes*.

Et vous, Monsieur le Président du Conseil, qui par vos titres et vos études, remontez au delà de 89 et pouvez vous éclairer à la lumière de l'histoire, j'espère que vous serez de mon avis et que, dans votre patriotisme, vous nous aiderez à sortir de ce scepticisme énervant, de ce matérialisme jouisseur et dégradant, de cette épidémie d'impiété qui nous font descendre, oui, qui nous font descendre, quoi qu'on en dise, et qui finiraient, si nous nous drapons dans notre indifférence, dans notre neutralité, si au lieu de réagir virilement, si nous nous en tenons à des expédients, à de petites combinaisons surannées, à des calculs égoïstes, qui finiraient par nous aliéner toutes les nations qui ont conservé un peu de foi, y compris celle à laquelle nous avons prodigué nos ingénieurs et notre argent, et qui est avec nous pour le moment.

J'espère, Monsieur le Président du Conseil, que vous

voudrez bien m'accorder une audience que je sollicite de vous, sur des lettres de créance, dans le but de pouvoir, pour une part tant minime qu'elle soit, utiliser ce qui me reste d'énergie en faveur de la commune patrie et de répandre, de vulgariser un système, tout un système médité, mûri depuis de longues années.

Il est des heures dans la vie des peuples, Monsieur le Président, où vouloir c'est pouvoir.

Je suis persuadé d'après certains symptômes évidents, que cette heure est arrivée pour nous affranchir de certaines influences misérables, pour éviter certains écueils, pour nous garer de certains précipices insondables et lancer le vaisseau de la République dans le véritable *Océan Pacifique.*

Recevez, Monsieur le Président du Conseil des ministres, etc.

*Nota.* — J'avais fait appeler M. Ribot dans la salle des Pas-Perdus du palais Bourbon, il y a déjà bien des ans; j'avais pu échanger avec lui quelques vues; lors du séjour de Grüger à Paris, je lui avais fait part de mon projet d'une démarche collective à l'Élysée; je l'invitais, de Paris même, à en faire partie; il m'a répondu en m'assignant chez lui un rendez-vous, auquel je n'ai pu me rendre pour cause de congestion cérébrale qui m'a obligé de rentrer dans ma solitude.

---

## Chez Émile Keller, le grand patriote, le grand Alsacien, député de Belfort, ancien élève de l'École polytechnique, ancien officier, historien, orateur, catholique militant, à la tête des œuvres religieuses dans la capitale.

### SOUVENIR DE 1882

En l'an 1882, avec mon volume sous mon bras, je me présente à son domicile, un jour qu'il recevait les maîtres ecclésiastiques de Vaugirard, le jour de la fête de l'Œuvre des petits Savoyards, dont il était le protecteur; c'était une vraie réunion de famille... Ces petits se divertissaient, jouaient dans son parterre à travers les arbustes et les fleurs. On me dit, au milieu de ce bruit, que M. Keller ne pourra pas me recevoir, et je me disposais à sortir, quand il apparaît. Je m'avance alors pour lui offrir mes hommages et mon livre.

« Monsieur, je ne veux point de livre, » d'un ton cavalier, assez sec. — *Mais veuillez, monsieur...* — *Encore une fois, je ne veux point de livre*, et il ouvre sa porte pour se débarrasser de moi.

Rentré à mon hôtel, je saisis la plume et je lui adresse ces mots :

« Vous m'avez pris sans doute, monsieur, pour un colporteur ; le livre que je suis venu vous offrir en hommage, c'est un travail dont je suis l'auteur ; il est intitulé : *La Médecine dans ses rapports avec la Religion* ; je vous l'envoie et si vous voulez bien en prendre connaissance, par le numéro de la *Bibliographie catholique*, du mois de février 1859, que vous devez recevoir, vous en verrez le compte rendu par Chantrel.

Trois jours après, je reçois une lettre de ce grand citoyen, grand par ses actes, ses écrits, son caractère, sa foi religieuse et politique ; grand par sa conduite dans la guerre franco-allemande, à la tête d'une compagnie dans les défilés des Vosges, qu'il avait équipée à ses frais.

Dans cette lettre, il s'épanche en excuses et me donne rendez-vous, rue d'Assas, chez lui, pour réparer sa faute. Je revins à son domicile et je pus constater qu'il m'avait lu attentivement, à la manière dont il me parla de mon ouvrage, en me disant, par exemple, combien j'avais traité avec clarté la question de l'hérédité, du péché originel, de la Rédemption et donné la raison scientifique de toutes ces choses et d'autres encore ; il voulut bien m'encourager, et en échange de mon livre, il me donna son Histoire, en trois volumes, du général de Lamoricière, qui n'est pas une œuvre banale.

L'auteur, qui avait servi en Afrique, n'y raconte point seulement les actes extraordinaires de son héros ; il s'étend sur ses vues de colonisateur, sur ses conceptions qui ne sont pas, tant s'en faut, celles de nos gouverneurs ; il nous montre son Duguesclin moderne préoccupé du sentiment religieux, de cet élément pour coloniser et gagner les indigènes, et cela, sans abuser de la force, en les évangélisant par des missionnaires, et les instruisant, et les soignant dans les hôpitaux par des religieuses et des sœurs hospitalières, en les respectant dans leur âme et conscience.

Le général de Lamoricière qui croyait en Dieu, s'est converti tout à fait à la Religion catholique. Ce grand guerrier est mort, comme Bayard, en grand chrétien, et c'est un grand cardinal, Lavigerie, qui devait continuer l'œuvre de colonisation qu'il avait commencée : système soutenu par Keller, qui y a mis du sien, de son intelligence et de son cœur, qui a consacré trois de ses filles au service de Dieu, de l'enseignement religieux et de l'humanité.

L'une d'elles, sœur des Petites Sœurs des pauvres à Roanne, vient d'être enlevée à la terre; les deux autres sont, autour de Paris, à la tête d'établissements de dominicaines.

La colonisation, quelle tâche !

« Qu'apportent donc aux indigènes, ces gouverneurs, ces consuls, tous ces administrateurs, sans foi; qu'est-ce qu'ils leur apportent, quels exemples, quel dévouement, quel bien moral ? » me disait à Saint-Désert, dans nos entretiens intimes, un contre-amiral, qui avait commandé en Cochinchine, en Orient, en Grèce et dans d'autres contrées, et qui savait tenir haut le drapeau français. J'ai nommé le contre-amiral Lejeune, dont j'ai fait l'*Éloge funèbre*.

Depuis le jour où je suis entré chez M. Keller, je n'ai cessé d'avoir les meilleures relations avec ce père de famille de onze enfants; il me fait part de tout ce qui l'intéresse, et notre correspondance est très suivie.

## Mon entrevue avec Jules Simon.

C'était le lendemain du triomphe de Gambetta à Cahors. Les cloches avaient sonné, les canons avaient tonné en son honneur. Je présente à Jules Simon ma lettre de créance signée Dufaure, l'ancien collaborateur de Thiers et son ministre.

Le philosophe, l'auteur du *Devoir*, est debout, la tête haute, majestueuse; il lit sans m'offrir un fauteuil; nous sommes en face l'un de l'autre dans son superbe cabinet de travail, avec pour ornements surtout, de superbes livres, avec la *Cène* de Léonard de Vinci, à l'entrée.

« Comment avez-vous donc fait connaissance avec Dufaure ?

— C'est bien simple, lui répondis-je ; en ma qualité de docteur rural, je n'avais aucune relation avec M. Dufaure, perdu que je suis sur la terre de Bourgogne ; je ne le connaissais que par sa réputation, comme l'homme le plus versé dans la législation et qui ne flattait point, deux choses que je recherchais ; car j'avais, en manuscrit considérable, le *Suffrage universel ou l'avenir de la France*, et comme ce travail me semblait assez scabreux pour un médecin surtout, je me décidais à lui écrire pour avoir son avis.

Mais comment faire ? Je n'osais le lui demander, à son âge ; je craignais d'être indiscret ; je n'osais donc lui proposer de l'examiner ; toutefois, je lui donnais à entendre combien son jugement me serait précieux, et pour l'obtenir, sans lui en faire une demande formelle, je lui envoyais un de mes opuscules intitulé : *Réflexions sur les causes de notre décadence* à l'adresse de M. Gambetta ; je terminais mon épître par ces mots : *Je vous envoie un échantillon de ma marchandise.* »

L'homme d'État me répond : « J'ai lu votre *Gambetta* ; je suis tout à votre disposition, si vous voulez me confier votre manuscrit, je l'étudierai et vous donnerai mon avis, vous avertissant bien que je ne vous flatterai pas. »

— Tout cela est très flatteur, répond le philosophe, en branlant noblement sa noble tête ; *mais*, ajoute-t-il, *vous savez, Dufaure, il a plus de cent mille livres de rentes.* Là-dessus, je suis comme pétrifié, je regarde, fixe mon homme et je lui dis : « Ses rentes ne l'empêchent pas de descendre dans la tombe ; j'arrive de sa campagne, de Rueil ; on n'a plus d'espoir, et la lettre que j'ai l'honneur de vous remettre sera probablement sa dernière. »

— Vous venez donc à Paris pour y rester ? — J'y viens pour ne point faire fortune, j'y viens pour travailler et gagner seulement la journée d'un manœuvre. — Eh bien, moi, je prépare ma malle ; je vais partir à Bruxelles ; tout est vendu ici ; Gambetta a acheté toute la presse. — Vous ne partirez point; un ancien membre influent du Conseil des ministres doit demeurer à son poste (sur ce mot, Jules Simon se recueille et paraît se ressaisir). Je suis venu à vous pour vous demander l'hospitalité intellectuelle, et parce que j'avais appris par le journalisme que vous veniez d'assister, en Bretagne, à une procession de catholiques; j'ai pensé que vous vous étiez modifié, que vous aviez fait un pas vers le Catholicisme, ou mieux que vous y étiez revenu. — Je n'ai jamais changé. — Vous saurez que dans un ouvrage que j'ai lancé, en 1857, et qui a pour titre: *La Médecine dans ses rapports avec la Religion*, je vous ai combattu ainsi que M. Cousin; Cousin en revient; vous en reviendrez aussi, mais plus difficilement, par la raison que vous êtes trop engagé; vous êtes trop intelligent et trop honnête pour ne pas en revenir. »

Je le quittai, comme il était devenu rêveur. Il m'invita à aller le voir au Sénat, où il siégeait; je le saluai démocratiquement, et voyant que je ne pouvais point gagner mon pain de chaque jour, à Paris, je repris ma lancette et mon poste de médecin de campagne.

*Notes du 9 septembre 1900.* — J'ai adressé de Saint-Désert mes publications à Jules Simon. Dans l'une d'elles, l'*Alliance de la Démocratie avec le Christianisme*, je ne le flattais guère: je lui disais que je l'attendais sur le seuil de l'éternité, et qu'il y réfléchirait. Depuis, j'ai reçu de lui des lettres très encourageantes, très sympathiques, et c'est avec bonheur que j'ai appris son retour à la Religion du Christ, que j'ai su qu'il avait demandé et reçu les secours de l'Église catholique qu'il avait tant combattue.

Jusque vers 1869, je ne songeais guère à quitter Saint-Désert. J'y vivais heureux avec ma femme et mes deux enfants. Leur mère leur prodiguait des soins minutieux, qui l'absorbaient et la tenaient au logis; mais du moment qu'ils furent en âge, qu'ils furent en pension, ma pauvre femme qui n'était pas faite pour le mariage, reprit ses habitudes de fille, de confessionnal, dont on l'avait sevrée en la mariant; elle se lança dans des excès tels que ses facultés en furent atteintes; elle n'avait plus qu'une idée fixe, celle de se séparer.

A propos de mon étude sur le suffrage universel, Étienne Lamy, avec qui j'ai été en correspondance durant une dizaine d'années, m'écrivait que *ce n'était pas une brochure, mais bien un livre de bibliothèque à consulter.* Le député du Jura, l'auteur du fameux discours contre le fameux article 7, était alors à la Chambre presque le seul républicain catholique, comme me le faisait observer Keller. Lamy avait reçu, en sa qualité de mentor de son fils, au Quartier Latin, un chèque de quatre cent mille francs de la duchesse Galliera. Aujourd'hui, dans son château jurassique et surtout, dans sa villa de la Côte-d'Azur, il se console de ses déboires politiques, en compagnie d'Émile Ollivier, le ministre de Bonaparte au cœur léger.

## Ma visite à la Nonciature de Paris

Mgr Clari, le prédécesseur du nonce actuel, ayant répondu gracieusement aux hommages de mes publications, je lui demandai une audience qu'il s'empressa de m'accorder.

Dans le long entretien que nous eûmes ensemble, deux à trois ans avant sa mort, vers 1897, nous passâmes en revue les éléments sur lesquels la Papauté pourrait prendre son point d'appui; j'examinai, avec lui, quelle serait parmi les puissances de la terre, celle sur laquelle elle pourrait compter; j'en fis l'énumération complète; j'insistai sur les dispositions négatives des représentants du pouvoir, des princes et de leurs tristes héritiers, et j'arrivai à cette conclusion que, humainement parlant, l'Église catholique et son Chef ne pouvaient s'appuyer sur aucune.

Mgr Clari n'hésita point à partager mon avis.

Je lui demandai ce qu'il faisait d'un homme considérable, M. X., créé comte romain, pour ses services rendus à la cause catholique, il me répondit : *Je n'en fais rien du tout.*

J'aurais été en droit d'ajouter à ces paroles : *Ni moi non plus.* Je n'ai jamais pu, en effet, vaincre l'intransigeance de ce personnage, qui est d'une très grande valeur, mais qui s'annule, hélas! comme tant d'autres; je me suis borné à dire combien nous étions malades et qu'il n'y avait que Dieu qui fût à même de nous sauver.

Je me retirai avec tristesse, comme je m'étais retiré en 1870, d'auprès du général commandant le département de Saône-et-Loire, à Mâcon, lequel découragé, m'avait fait le plus sombre tableau sur la défense nationale, s'était plaint à moi, dans notre entrevue à la préfecture, de se trouver en face et à côté d'administrateurs sans foi ni loi, et à qui

J'avais répondu : *Général, puisqu'il en est ainsi, nous sommes perdus* (voir mes *Réflexions sur les causes de notre décadence à Gambetta*).

Je quittai donc le représentant du pape, convaincu plus que jamais que nous passerions, que l'Europe et toutes les contrées du monde passeraient par des épreuves, des châtiments inouïs, si nous ne nous revisions pas. Je n'ai cessé de les pronostiquer. Une seule chose me console, c'est la dernière parole que le nonce m'adressa :

*Votre idéal* (l'alliance de la démocratie avec le Christianisme) *est le mien*, me dit-il d'un ton net et convaincu. C'est bien toujours, d'après nous, la seule efficace solution. Mais de la théorie pour arriver à la pratique, il y a malheureusement trop d'étapes calamiteuses à parcourir. Nous sommes entrés dans ces redoutables étapes.

*Nota.* — Inclinons-nous devant Dieu et luttons sous sa protection, en nous frappant la poitrine et en marchant sur les traces des Boers.

D' V.

Ce 24 novembre 1901.

## A M. Marey, de l'Institut de France

*Du 30 juillet 1897.*

### Mon cher Monsieur Marey,

Je viens de recevoir du secrétariat de l'Académie des sciences avis de l'hommage que vous avez bien voulu lui faire, en mon nom, de mes deux volumes. Je vous en remercie.

J'ai regretté, en raison surtout d'un deuil qui vous menaçait, de n'avoir pu vous serrer la main, le 13 juillet, avant mon départ qui a eu lieu le soir. Je n'ai reçu aucune nouvelle de ce qui probablement vous est arrivé. Je crains bien que la mort ne vous ait atteint, dans la personne de M<sup>me</sup> votre Mère.

Or, la mort d'une mère, et surtout d'une mère telle que la vôtre, mon cher monsieur, est toujours un événement poignant. Le jour où la mienne est descendue dans la tombe, je m'en souviens, j'en ai dit un mot dans mes écrits, il s'est fait un grand vide dans mon âme.

J'ai eu lieu d'apprécier Mᵐᵉ Marey : sa bonté, sa sérénité, sa simplicité qui n'excluait point la distinction,
son jugement sain, une femme vraiment digne de ce nom,
une vraie et sincère croyante, une mère excellente, heureuse des succès de son fils, qui ne dissimulait point le
bonheur qu'elle en ressentait, mais qui priait afin que le
savant fût doublé du chrétien.

Dois-je vous les révéler, mon cher monsieur ? Vous me
pardonnerez de rappeler ses paroles qui m'avaient si
profondément ému, dites dans toute la plénitude de ses
facultés, à l'âge de 94 ans.

Je ne vous les rappelle point pour profiter de votre douleur
filiale, à l'effet de peser sur vos convictions. Vous savez
trop que je fais surtout appel à la raison philosophique et
scientifique, et que je tiens pour la liberté de conscience,
et puis, je respecte d'autant plus les idées d'autrui, que s'il
est vrai que je n'ai jamais cessé de croire en Dieu, je n'ai
pas été toujours ce que je suis depuis 45 années sous le
rapport religieux, catholique.

J'ai eu cette bonne fortune de faire réfléchir, sur le plus
grave des problèmes, un homme de génie, J.-B. Dumas,
le chimiste, qui m'en a remercié par lettre et de vive voix.
mais quand je lui adressai en 1863 ma *Médecine dans ses
rapports avec la Religion*, je n'avais pas plus l'intention
de l'influencer que j'ai eu celle de vous influencer vous-
même.

Donc sur ce sujet capital et si délicat, je vous dirai,
mon cher monsieur, lorsqu'il y a environ 18 mois, vous
m'offriez si gracieusement l'hospitalité, votre mère et vous,
et lorsque tout confus de tant de bonté, j'hésitais à donner,
*sur l'heure même*, congé à mon hôtel et à m'installer chez
vous, Mᵐᵉ Marey, pour me déterminer, prit soin de me
tirer une minute à l'écart et de me dire avec une foi vive
et un accent bien senti: *Décidez-vous donc, monsieur;
venez, je vous en prie; vous savez comment mon fils pense;
moi, je ne puis que prier; mais vous, Monsieur!*

Encore une fois, si je vous rappelle ces paroles, qui sont
comme le fond du testament de votre vénérable mère et la
marque d'une confiance exagérée qu'elle plaçait dans mes

moyens, pour arriver à son noble but, vous voudrez bien
le prendre en bonne part : *sursum corda !*

Avec mes sentiments affectueux.      D' V.

## A M. Marey, de l'Institut

22 mai 1900.

MON CHER SAVANT,

Dans le temps, vous vouliez bien m'écrire que je traitais
les questions d'une manière large et m'offrir l'hospitalité
intellectuelle pour en causer à notre aise dans l'intimité,
à l'heure de vos repas et à votre table.

D'autres et des savants, aussi comme vous, ont bien
voulu m'affirmer que je ne prenais point la plume pour
faire des phrases de rhétorique.

Je crois, à en croire de très hautes autorités, y compris
la vôtre, que si je ne suis pas trop indigne de l'attention
des penseurs et si j'ai été rigide, inflexible sur les principes, j'aime à croire que j'ai été dans le fond pour les
personnes, non seulement large, mais plus que bienveillant, je pourrais dire aimant, parce que dans l'ardeur de
mes convictions, persuadé que mes idées mènent au bien,
à la paix réelle, au bonheur autant qu'il en peut exister ici-
bas, je ne vois, en dernière analyse, dans ceux qui ne
pensent pas comme moi, non des adversaires, encore moins
des ennemis, mais bien des frères dans l'humanité.

Si vous voulez non point seulement vous borner à jeter
un coup d'œil sur ma dernière étude, *La Question scientifico-religieuse*, mais l'examiner jusque dans ses conclusions, vous pourrez vous en convaincre.

Pour ces motifs, mon bien cher Monsieur Marey, je viens
vous prier de présenter vous-même ce dernier travail à
l'Académie de Médecine dont vous êtes le président, et bien
que la majorité de cette savante et illustre compagnie (les
majorités ne détiennent pas toujours la vérité), bien qu'elle
marche à l'encontre de mes idées, je vous demande de
vouloir bien appeler son attention sur des questions qui
ne sont pas seulement spiritualistes, philosophiques, religieuses et sociales, mais aussi et surtout physiologiques,
médicales, et dont la solution, si je ne m'abuse, n'est point

sans importance au point de vue de la pratique de notre science, cette Médecine si difficile, si grande, si nécessaire et qui touche à tant de problèmes !

Avec mes sentiments affectueux.

J.-B. V. D^m. P.

*Note.* — M. Marey a bien voulu accéder à mes désirs et offrir mes ouvrages aux corps savants de Paris.

---

### A M. Loubet, Président

*Du 17 juin 1900 au 29 janvier 1901.*

Trois lettres (28 pages in-8°) imprimées et intitulées :
*Le Salut de la France et de la République.*

Chez Joannès Mulcey, libraire à Chalon-sur-Saône.

---

## Ma première communion. — Mes études classiques. — Mon cœur atteint cruellement. — Ma vie d'étudiant. — Mes maîtres à Paris

Enfant, j'aimais le bruit, les jeux, les gamineries, mais j'étais sensible, pieux, innocent, à tel point qu'arrivé à l'âge de douze ans je ne voyais dans le prêtre qu'un être à part, qui n'avait rien de nos défauts et de nos vices, presque rien de nos besoins organiques, un être exceptionnel, qui communiquait directement avec le Bon Dieu.

Le prêtre que je servais à la messe a Buxy, le vénérable abbé Giraudet, ancien émigré, ancien curé de Saint-Désert, devenu curé de la cathédrale d'Autun, était bien fait pour nous inspirer plus que du respect.

A l'approche de la première communion, tout au plus deux semaines avant, il passe en revue ceux d'entre nous qui pourraient être admis. Arrivé à ma place, il m'adresse ce compliment :

« Toi, Vitteaut, tu as reçu pas mal de calottes pour ta dissipation : *à l'année prochaine !* Au reste, tu n'as qu'un an de présence et tu n'as pas l'âge, tu n'as pas accompli ta onzième année. »

Avec un aplomb de philosophe, je réponds : « Mais, Monsieur le Curé, si à l'examen, vous vouliez m'interroger durant une heure et si je répondais sans une seule faute, me feriez-vous faire ma première communion ?

— Ah ! tu me défies ainsi, eh bien, montre en main, pendant une heure, c'est conclu. »

Je rentre chez mon père; je ne joue plus, je ne vais plus à l'école, je me case dans un cabinet près du grenier, je ne sors que pour aller au catéchisme et entendre la messe et les vêpres le dimanche ; je me renferme ; je ne perds pas un moment, j'oublie les repas souvent et j'étudie mon catéchisme; tout à l'on catéchisme, tout mon temps, à l'exception d'une heure consacrée à contempler un nuage resplendissant de lumière, qui figurait des paysages et se balançait dans l'atmosphère, au-dessus de ma fenêtre.

Pendant cette heure entière, je m'adressais mille questions, en contemplant ce nuage que dardaient les rayons du soleil; je me demandais comment cette montagne de neige éblouissante, avec ses arbres, ses vallées pouvait se soutenir et se balancer dans les, airs du côté du ciel.

C'est, j'en ai souvenance, la seule distraction que j'ai eue durant ces deux semaines de préparation à mon examen.

L'heure arrive, la montre est déposée sur une petite table dans le sanctuaire, et le bon prêtre m'interroge, et pendant soixante minutes, il ne peut me cogner; et le tour est joué et je suis admis malgré les règlements, malgré tout.

Les années se passent au petit pensionnat de Buxy où l'on apprenait les premiers éléments du latin; je l'apprenais depuis moins de deux mois. J'avais alors quinze ans, quand le bon curé qui ne m'avait pas perdu de vue, vint trouver mon père et lui demanda ce qu'il pensait faire de moi. « Mon garçon, lui dit-il, veut se faire médecin, il ne rêve que médecine et c'est pour cela qu'il a commencé le latin.

— La médecine, la médecine ! C'est bien beau, mais c'est bien coûteux; vous devriez le mettre au petit séminaire d'Autun. »

J'apprends cela; je cours au presbytère et je déclare à M. le Curé que jamais je ne serais prêtre, que je voulais faire ma médecine et que je serais un jour docteur.

Le curé me représente qu'au petit séminaire d'Autun,

on n'admettait pas rien que des élèves pour la prêtrise,
qu'on pouvait en sortir pour être avocats, médecins...

« Puisque vous voulez, si mon père le veut, j'obéis,
mais à la condition que je serais libre de suivre mon
projet; » et j'entre au petit séminaire avec 330 à 400 élèves,
de tout âge, de toutes conditions, avec des nobles et des
paysans, des pauvres et des riches.

La vie qu'on y menait, les récréations, les jeux m'allaient;
les camarades, la confraternité m'allaient; mais le samedi,
au réfectoire, dans cette salle immense, quand on proclamait les places et que mon nom sortait le 48° le 47° sur 48,
ce numéro était loin de m'aller; 46, 47, 48 en thème, en
version latine, et version grecque.

J'avais voulu entrer d'autorité en cinquième et je voulais
y rester. Mon professeur me fit observer que n'ayant pas
étudié langue latine, jamais la langue grecque, je ne
pouvais m'y maintenir, qu'il me fallait descendre en
sixième. « Plutôt monter en quatrième, lui dis-je. J'ai
quinze ans bien sonnés, je devrais plutôt monter que descendre. »

Ce charmant et bon professeur essaya de me conserver,
mais 45° et 48° se faisant encore entendre, le supérieur,
le fameux abbé Juillet, me fit appeler et me dit qu'il fallait
absolument descendre.

Les vestiaires se trouvaient dans un grand corridor,
tout près du grand escalier descendant. Je frappe à grands
coups redoublés sur la porte de la grande chambre des
vestiaires; le supérieur en entendant ce vacarme arrive et
me demande pourquoi je faisais du bruit : *C'est afin
qu'on vienne m'ouvrir; je descends pour faire ma malle.*
Je me voyais déjà au collège de Chalon.

C'est alors que le supérieur me trouvant si déterminé
et étant prévenu probablement que j'avais une tête, m'invite à rentrer dans son cabinet et me dit : « Vous avez donc
joué un tour à M. le Curé de Buxy pour l'obliger
à vous faire recevoir à la première communion. — Oui,
Monsieur le Supérieur, *et j'ai un regret, c'est de n'être pas
entré d'emblée en 4°; laissez-moi, je vous prie, en cinquième
ou je pars.* On me laisse en cinquième, et à Pâques, j'étais
le quatrième en excellence.

Je n'ai jamais oublié ces quatre années passées au petit séminaire d'Autun, ces grands jeux, ces promenades, ces excursions entomologiques, botaniques, minéralogiques, géologiques, ces exercices religieux si variés, ces sermons, ces études si bien conduites, ces dévouements de nos maîtres si attentifs, cette vigilance si paternelle, cette direction si sûre, sans peser en rien sur nos consciences.

Cela est si vrai, que mon professeur de seconde me reprochant de ne donner ni leçons, ni devoirs les 27, 28 et 29 de chaque mois et m'en demandant la cause, je lui répondis que c'était en mémoire des glorieuses journées de Juillet 1830. On aurait pu me punir ou me chasser, on se contenta d'en sourire.

Combien j'ai été heureux dans ce séjour de paix ! J'y ai travaillé assez, je m'y suis amusé pas mal et fait pas mal de niches à mes excellents maîtres et à mes bons camarades, qui tous m'aimaient et me pardonnaient.

Je me souviens qu'une nuit, une heure avant la grande et imposante messe de Noël, le supérieur faisant sa ronde, me trouva suspendu au plancher du dortoir, me livrant en caleçon à des exercices de gymnastique. C'était un homme sévère que notre supérieur, l'abbé Juillet, grand de taille, avec des yeux d'aigle, énergique, qui ne plaisantait pas, excellent au fond. D'une voix terrible, il me gourmanda et m'appela le lendemain dans son cabinet; il me fit une leçon, une bourrade qui ne me corrigea pas; je n'en continuais pas moins mes pasquinades, mais avec des intermittences plus prolongées. Le surveillant de notre dortoir était si indulgent pour moi, qu'il feignait ne point me prendre sur le fait; il faisait mieux, il dissimulait assez mal un sourire complaisant.

Ah ! qu'ils étaient bons, ces bons maîtres, combien je leur dois de reconnaissance !

Ma famille et moi, nous nous sommes, je crois, acquittés matériellement envers le petit séminaire d'Autun; je ne m'acquitterai jamais moralement, religieusement, envers cet établissement grandiose comme monument, grand, sublime par son enseignement classique et moral, où l'on apprenait à prier et à adorer Dieu.

J'ai retrouvé M. l'abbé Juillet depuis ma sortie du petit

séminaire ; je suis allé à lui plus d'une fois ; étant marié, je l'ai invité et reçu à ma table, comme il était en mission à Buxy avec mon intime ami, l'abbé Relay, deux apôtres du diocèse. Je ne les ai pas oubliés et je ne pouvais les oublier dans ma brochure : *La Question politico-religieuse*.

---

## Pourquoi j'ai fait ma rhétorique à Chalon en 1840-41

Mon père venait de mourir à l'âge de 42 ans, d'une longue et douloureuse maladie, et ma mère, qui ne pouvait se consoler et que ses affaires commerciales appelaient à Chalon, tous les quinze jours, désirait m'avoir près d'elle, d'autant plus et pour la même raison qu'elle n'avait point été d'avis de m'envoyer à Autun, qu'elle trouvait trop éloigné ; elle préférait Chalon.

Au collège de Chalon, je fis ma rhétorique sous un excellent professeur, homme de foi, d'intelligence et de cœur. J'étais son privilégié, le plus avancé dans son estime ; je tenais la tête de ma classe, et malgré une maladie de quatre mois, les premiers de l'année scolaire, qui me retint chez ma tant bonne mère, à la grande distribution des prix, j'étais chargé de couronnes. Là, je fis de nombreuses connaissances, de bons camarades.

Mais pour quel motif quitter Chalon et n'y point faire sa philosophie ? Parce que je tenais essentiellement à faire une bonne philosophie. On avait bien à Chalon de bons professeurs, et même très bons, deux surtout ; celui qui professait la philosophie, c'était le principal, un homme de savoir-faire, mais point de savoir, nul dans les sciences philosophiques. Nous, rhétoriciens, nous nous étions bien préoccupés de cet état ; nous constations qu'on ne brillait point à Chalon aux examens du baccalauréat ; nos aînés gémissaient, se plaignaient ouvertement, et nous avions fait un compromis ; nous avions demandé un autre professeur pour la philosophie, nous le voulions, ou sinon nous abandonnions le collège. On nous l'avait promis ; on s'en était préoccupé au dehors ; le principal lui-même l'avait promis ; à la rentrée, il ne s'exécuta point, et je fus de ceux, à mon regret, qui, après avoir entendu trois de ses leçons stupides, partirent.

Je pars pour Autun ; je vais trouver M. Juillet, le supérieur du petit séminaire, qui s'empresse de me donner deux mots pour le principal du collège de cette ville, où je suis admis avec l'envie de bûcher sous des maîtres vigoureux, avec un principal très versé dans les matières classiques, qui faisait lui-même tous les jours des répétitions et faisait recevoir presque tous ses élèves.

J'arrive donc dans la classe de philosophie ; on nous donne pour composition une dissertation assez sérieuse : *premier*, le rhétoricien de Chalon, et au lieu de me féliciter, notre professeur, un vieux grognard, eut bien soin de me dire que je n'avais pas beaucoup de mérite, ajoutant que la question n'avait pas été traitée merveilleusement. Peut-être y avait-il un peu de dépit de sa part, en constatant que le dernier venu, le *Chalonnais*, comme il m'appela, avait la première place.

Le Chalonnais devait se signaler autrement. Nous étions nous autres, *les philosophes*, casés de manière à arriver les derniers au réfectoire, pour manger tous les matins la soupe à la crème avec du pain à discrétion. Or, depuis quinze jours que j'étais là, je n'avais pu connaître le goût de cette crème ; la soupe était écrémée, bien écrémée, par un Charolais aux cheveux rouges, au gosier avide et complaisant, lequel Charolais faisait partie de mon carré au réfectoire.

Ennuyé d'être ainsi rationné et mystifié, je demande à sortir quelques minutes avant le coup de cloche du déjeuner ; je me dissimule dans l'embrasure de la fenêtre, et je prends sur le fait mon commensal : lui arracher des mains la soupière et lui lancer le bouillon qui l'inonde, le masque et pénètre dans sa poitrine, fut fait instantanément, habilement, copieusement. On pousse des cris de joie, on applaudit.

Le principal qui avait pour habitude d'assister tous les matins et de réciter le *Benedicite* au commencement de chaque repas (que les temps sont changés!) s'informe, arrive auprès de nous et me demande ce qui s'est passé.

«Voilà quinze jours, Monsieur, que je suis dans votre établissement, et je ne connais pas le goût de la crème de la soupe que vous avez la bonté de nous faire servir; je suis arrivé avant mon commensal, l'ai surpris, saisi le contenant et versé sur ce monsieur le contenu; je vous demande bien pardon de m'être fait justice moi-même. — *Vous avez bien fait, le Chalonnais a bien fait. Tu n'es qu'un gourmand,* s'adressant au Charolais qui se sauve pour changer de linge et se débarbouiller.

Tels sont mes débuts au collège d'Autun. J'en sortis bachelier à la fin de l'année, et je reçus mon diplôme avec une lettre de M. Prunel, notre vénérable et vénéré principal, l'homme intègre, désintéressé, dévoué, qui me félicita et me témoigna la plus grande affection et le plus grand intérêt.

### *Quantum mutatus ab illo Cabillone!*

Mon parchemin dans ma poche, il semble que je devais prendre le chemin de la Faculté de médecine.

Pourquoi, au lieu d'aller à Paris, suis-je entré maître d'études au lycée de Mâcon?

Pourquoi sacrifier mon projet, abandonner la carrière médicale pour l'enseignement universitaire?

C'est l'amour, l'amour unique, qui en fut la cause unique.

J'aimais, et pour ainsi dire j'adorais la fille d'un père de famille de six charmants enfants, dont deux étaient mes camarades, j'aimais la cadette d'un notaire capable, très capable, très courtois, très honnête, mais, qui pour avoir trop sacrifié à Bacchus n'avait pas fait de brillantes affaires. Alexandrine était son prénom, elle le portait avec mélancolie; elle souffrait, languissait comme du reste sa noble mère et ses frères et sœurs qui sentaient qu'ils ne pouvaient que descendre.

Cette situation m'attirait et faisait qu'au lieu de m'éloigner de cette si intéressante famille, je tendais à m'en rapprocher et mon amour pour Alexandrine n'en devenait que plus intense. Je l'avais connue dans mon enfance; j'avais joué avec elle; elle était de nos fêtes avec mes sœurs; j'allais la voir chez sa grand'mère, M^me de Laboulay, la marraine de ma mère, qui nous recevait très bien à sa campagne de Bissey-sous-Cruchaud ; nous faisions ensemble des parties de pêche avec ses frères et plus tard, vers l'âge de 19 à 21 ans, quand j'étais tout feu et tout flamme pour elle, sans lui faire connaître ce qui se passait dans le fond de mon être affectif, j'allais à l'église de Buxy, dans les jours de vacances, aux heures qu'elle s'y rendait pour orner la chapelle de la Vierge, et là, son image se photographiait en moi et se confondait dans ma pensée avec celle de Marie l'Immaculée ; je la trouvais aussi belle que la Vierge Marie, aussi pure que la sainte Vierge ; voilà pourquoi je voulais vivre et travailler pour elle, afin de passer des jours heureux avec elle.

Oh ! combien j'ai aimé ! Peut-être que j'ai trop aimé la femme, que je me suis trop attaché à elle et que Dieu a jugé que je l'oubliais trop à cause d'elle, et qu'il a voulu me châtier !

Que j'ai aimé celle qui a été mon épouse et que je viens de perdre ces mois derniers, six jours après avoir perdu ma fille si dévouée, si pure, aussi vierge qu'avait été sa mère avant son mariage ; car si ma pauvre compagne, hantée par une idée maladive, une manie surexcitée par des conseillers perfides, qui l'a entraînée à se séparer deux fois de moi, si elle a donné un moment, prise à la calomnie, parce qu'elle ne voulait voir que le prêtre, parce qu'elle croyait que lui seul pouvait la conduire au Ciel, au fond, son âme était restée ce qu'elle a toujours été ; elle priait elle restait des heures, des demi-journées, à genoux sur le parquet, priant, pleurant, suppliant Dieu, quand elle avait passé trois à quatre heures par jour à l'église, où elle poussait des soupirs et des gémissements, demandant au Ciel de la délivrer d'un mari qui tentait de mettre ordre à ses excès !

Oh ! combien elle s'est reconnue après la mort de notre fille, combien elle était heureuse de rentrer, le mois de février 1900, une deuxième fois sous le toit conjugal, et combien j'étais content de l'y recevoir après quinze ans de séparation !

Remontons à soixante ans de distance, à Alexandrine.

Il m'était bien pénible de renoncer à la médecine.

J'avais fait ce calcul : Alexandrine ne sera pas dotée, ni moi non plus ; je vais dépenser bien de l'argent pour mes études médicales, beaucoup trop, et il me faudra au moins cinq ans pour être reçu docteur et autant pour me faire une clientèle ; cela portait à dix années le temps nécessaire pour réaliser mon rêve de mariage avec elle. C'était trop, c'était affreux d'y penser ; l'amour ne peut attendre si longtemps, tandis que dans l'instruction, comme maître d'études ou maître répétiteur, je peux gagner, économiser, et dans deux à trois ans arriver à mon but.

Je confie mon plan à une amie de mon amie, et je la prie de lui en faire part. C'était en même temps une déclaration de mon amour pour elle. Je suis admis au lycée de Mâcon, à titre de maître d'études ; avant de partir, je vais embrasser Alexandrine chez son amie ; je lui confie tout ; elle accepte, la chère, la très chère, d'autant plus qu'elle soupçonnait bien ce que je portais dans mon cœur pour elle, tandis que le sien battait à l'unisson avec le mien.

Au lycée, comme j'étais le plus jeune des maîtres d'études, on m'attribua le quartier des enfants dont l'aîné avait treize ans et je me mets à l'œuvre ; je prépare dans les quatre heures que j'avais de liberté par jour, ma licence ès lettres ; j'étais pris toute la journée du jeudi et du dimanche pour les promenades, les offices religieux et les corrections des devoirs ; je me levais à cinq heures du matin, mangeais à la table des élèves et couchais dans le même dortoir qu'eux, sans case à part, pour mieux les surveiller.

J'avais deux collègues très gentils, chargés comme moi, des études avec des notes quotidiennes sur les devoirs, des promenades, etc. Il y avait un proviseur âgé, usé de santé qui avait épousé une jeune femme ; un censeur insensé qui voulait faire à nos dépens du zèle pour arriver, et un économe ladre qui voulait réaliser des économies sur nos estomacs et surtout sur ceux des élèves ; la discipline était de glace. Quelle différence avec celle toute paternelle du collège d'Autun et du petit séminaire ! Quant aux professeurs, aux anciens, ils valaient bien quelque chose ; pour les nouveaux, les jeunes, qui sortaient de l'École normale supérieure, avec leurs titres d'agrégés, c'étaient ni plus ni moins que des pédants, qui passaient, à côté de nous, *levant dans les cieux leurs fronts audacieux.*

Je m'étais fait à ma situation et j'analysais dans mon quartier, aux heures des classes, une tragédie de Sophocle, quand m'arrivent Lamartine et le préfet pour jeter un coup d'œil sur l'établissement nouveau.

Lamartine m'adresse la parole ; il me demande à quoi je m'occupe dans ce moment. « Je prépare ma licence ès lettres, je fais du Sophocle. — C'est un grand poète grec, dit le grand poète français. — Vous êtes plus à même de l'apprécier que moi, mais je ne crois pas que vous puissez approuver ce passage que voici, où il compare sa jeune héroïne à une génisse qui n'a pas encore subi le joug. »

Lamartine fit un signe d'approbation, me félicita et parut s'intéresser au jeune maître d'étude.

Quatre à cinq mois s'étaient écoulés, quand l'amie de ma bien-aimée m'annonce qu'elle est malade et menacée. Je vais au proviseur, je lui expose mon cas, lui demande la permission d'aller la voir. Il me le permet, et me voilà dans la plus grande anxiété qui augmentait à mesure que j'approchais du but de mon triste voyage.

Je la vois, elle me reconnaît : mais sa voix semble s'éteindre. Je passe quelques heures vers elle, l'embrasse et lui dis *au revoir.* Il y eut trois jours de mieux qu'on attribua à ma visite ; mais la terrible nouvelle ne tarda pas à venir me plonger dans la plus affreuse douleur. Mes larmes ayant coulé, des torrents de larmes, j'allais trouver le proviseur et je lui dis : « Je vous remercie, monsieur, de m'avoir procuré la consolation d'avoir pu visiter celle que j'aimais, pour laquelle je travaillais, à laquelle j'avais sacrifié mon dessein bien arrêté de suivre les cours de médecine et d'être un jour médecin, comme mon trisaïeul ; l'année étant déjà avancée, je ne vous quitterai pas, mais après les grandes vacances, je partirai pour Paris prendre mes inscriptions.

Je laissai Sophocle, Homère, Tacite, Virgile, Horace, les classiques français pour l'histoire naturelle, la chimie, la physique ; je me plongeai dans ces études pour secouer mon chagrin et amortir ma cruelle douleur et j'arrive aux

vacances à Buxy, où je trouve un obstacle à mon projet.
Voici comment :

J'arrivai de promenade et en rentrant chez ma mère, je
la trouve triste, elle, qui était si heureuse, de me retrouver et de me retrouver fort dans mes épreuves, les
surmontant, mais n'oubliant pas.

« Qu'as-tu, ma chère mère ? — Je viens d'avoir la visite
de M. Cornudet ; il m'a demandé si c'était bien vrai que
je t'envoyais à Paris pour y faire ta médecine ; il m'a dit
que je ne connaissais pas la vie de Paris, que je m'engageais beaucoup et que j'avais bien à prendre garde.

Là-dessus, je change de linge, m'habille ; mets cinq
cents francs en billets de banque dans mon portefeuille et
je vais à Jully, près Buxy, trouver M. Cornudet, conseiller d'État, alors en villégiature.

« Vous avez, monsieur, tenu tel langage à ma mère ;
vous l'avez effrayée ; vous croyez peut-être que je vais la
ruiner en allant à Paris suivre les cours de médecine. —
Mon ami, je n'ai pas cru faire de la peine à Mᵐᵉ votre
Mère ; je lui ai parlé, comme j'aurais parlé à une parente
et à une veuve telle qu'elle est. — Je suis loin de vous
en vouloir, monsieur, mais tenez, voilà 500 fr. que j'ai
économisés sur mon traitement de 700 fr. et que j'ai gagnés
cette année, étant maître d'études à Mâcon ; il faut qu'ils
me fassent cinq mois, en payant mes inscriptions, et soyez-
en convaincu, ils me feront cinq mois.

— Voulez-vous, mon cher ami, me faire l'honneur à
l'expiration des cinq mois, de venir chez moi, telle rue,
tel numéro, à Paris, pour me rendre compte de votre
budget, me dire seulement si vous avez du boni ou du
déficit sur vos 500 fr? — Je vous le promets, j'irai à vous,
mais vous voudrez bien rassurer ma mère. — C'est parfaitement entendu. »

En rentrant à Buxy, j'étais encore plein de mes chagrins ; je les avais un peu neutralisés par mes labeurs à
Mâcon ; j'avais à lutter contre l'économe qui nous faisait
faire maigre chère et dont les braves familles venaient se
plaindre à moi, à qui elles avaient confié particulièrement
leurs enfants. Je dis particulièrement, intimement, car
elles savaient que je les aimais autant qu'ils m'aimaient, et

elles étaient inquiètes à cause de la nourriture pour leur santé.

Les choses allèrent si loin qu'un soir en revenant d'une longue promenade, ou plutôt d'une longue corvée, après m'être levé selon l'habitude du matin, comme on m'avait servi deux œufs sur le plat, avec un soupçon de beurre, et une salade au vinaigre, je me suis vu forcé, à cause de mes enfants surtout, de me lever de table et d'aller prier le proviseur de vouloir bien constater le menu. Je gagnai bien quelque chose, et les parents, ainsi que mes deux collègues m'en furent très reconnaissants. Voilà pour le matériel; pour le moral, c'était bien autrement grave.

L'aîné de mes enfants me donnant des soucis, en raison de sa paresse et de ses vices, j'avais averti mon censeur et l'avais prié de le faire passer dans le quartier des moyens; le censeur m'avait répondu sèchement que les règlements s'y opposaient et qu'il n'y pouvait rien.

Le hasard veut, quelques jours après, comme on passait militairement, au son du tambour, une revue pour la promenade, que cette brebis galeuse, en prenant ses ébats dans le quartier, se fasse une tache, une tache de plâtre sur son habit. « Monsieur Vitteaut, est-ce que vous allez passer en ville avec une tenue pareille; voyez, regardez cet élève. — Monsieur le Censeur, vous ne l'ignorez point, s'il s'agit, et il s'agissait l'autre jour entre nous, et à l'occasion de ce sujet, d'une tache de cœur; s'il s'agit d'une pareille tache, je m'en occupe et m'en suis occupé, et vous savez ce que vous m'avez répondu; aujourd'hui c'est une tache et une tache d'habit, vous pouvez faire signe au garçon, ce n'est pas mon affaire. — Eh bien, je vais adresser un rapport. — J'en adresserai deux, moi. »

(Vous me taquinez, quand un enfant, jouant à la bille, laisse porter son genou sur la terre. Vous venez pendant l'étude du soir qui dure 2 heures 1/2, mettre, au dernier quart d'heure, votre œil au judas de mon quartier, et s'il vous arrive d'apercevoir un enfant de 7 à 10 ans, tombé de fatigue et endormi, couché sur son coude ou sur son pupitre, vous entrez, en criant comme un forcené : Monsieur Vitteaut, *un tel dort*.

Vous faites du zèle à outrance, de l'autorité à outrance.

Vous demandez plus que la nature peut, et vous vous coulez; je vous ai déjà averti; vous devriez me rendre justice; je crois que je remplis mes devoirs; ces enfants le comprennent; ils constatent que je suis d'un calme profond et que je ne réponds point à vos apostrophes; ils sentent ma force, et ils ne vous respectent guère; si vous continuez, vous êtes sûr de sombrer.)

Ces lignes entre parenthèses ont été adressées, le soir même, à mon censeur que j'ai rencontré l'année suivante à Paris, à la recherche d'un nouveau poste. Je l'ai plaint, parce qu'il était père de beaucoup d'enfants.

Quels procédés différents entre la manière de faire et d'enseigner dans les lycées, les collèges universitaires et les établissements religieux! Ici, on apprend avec la science la loi de Dieu, le Décalogue; là on sacrifie trop à la forme, et en morale comme en religion on apprend trop souvent le contraire de ce qu'on devrait apprendre: le haut personnel, ceux qui donnent l'impulsion et gouvernent, sont ni plus ni moins qu'athées. Reconnaissons-le et ne nous bornons pas à gémir.

*Note du 25 octobre 1901.* — Je suis à Paris avec une malle bien fournie, fournie par ma mère si dévouée, avec mes 600 fr., avec mes 21 ans et ma liberté; j'en abuse les premiers jours; je me laisse entraîner au bal des étudiants par un séminariste dévoyé, un ancien camarade, mais je me ressaisis et ne tarde point à me mettre à l'œuvre; je règle mes heures de travail et de ma vie d'étudiant: à l'hôpital le matin; à 9 h. 1/2 mon déjeuner; de 10 heures à midi à l'amphithéâtre pour les dissections; de 1 heure à 5 aux leçons des maîtres; à 5 heures le dîner; de 6 heures à 10 à la bibliothèque Sainte-Geneviève; le dimanche, à Notre-Dame pour entendre le Père de Ravignan; parfois dans la semaine je m'échappe pour saisir quelque chose à l'Observatoire au cours d'Arago, au Collège de France, à la Sorbonne; je me multipliais; j'aurais voulu avoir des jours de 48 heures pour m'instruire; le temps passait rapide et je me présente chez M. Cornudet, juste à l'expiration des cinq mois.

---

## M. Léon Cornudet, Président de sections au Conseil d'État

M. Cornudet était réellement une des grandes personnalités de l'époque: avocat, travailleur, à la tête des œuvres catholiques de la capitale, ancien orléaniste, rallié à l'Empire, l'ami de Montalembert, qu'il avait défendu dans un procès célèbre, l'ami des Alfred Nettement, des Pereyre, des Ozanam, des archevêques de Paris; la cheville ouvrière du Conseil d'État, brisé, cassé plus tard pour avoir conclu, en qualité de rapporteur de la Commission du dit Conseil, contre le décret impérial, qui confisquait les biens de la famille d'Orléans; secrétaire dans ses dernières années, de cette entreprise colossale, la basilique de Montmartre…. libéral, non passionné, par conséquent juste et d'une haute probité.

Il m'accueillit paternellement. « Où en sommes-nous? — Nous avons de l'excédent. Voici ma note. » Il lit :

| | |
|---|---:|
| Loyer au 5ᵉ, au-dessus de l'entresol, 28, rue Saint-Hyacinthe, Saint-Michel, par mois.................... | 12 » |
| Pour mes souliers : 2 fr., pour mon blanchissage : 5 fr. par mois............................ | 7 » |
| 1ᵉʳ repas : un café au lait de 0 fr. 25 ou une côtelette de veau avec pommes de terre de 0 fr. 35, avec 0 fr. 05 de serviette, en moyenne par jour : 0 fr. 35, — 2ᵉ repas de 0 fr. 05 à 0 fr. 80, en moyenne, par jour, 1 fr. 10, par mois....... | 33 » |
| Chauffage, rien que le dimanche, chauffé et éclairé à la bibliothèque le soir : 3 fr. plus 2 fr. de bougies............ | 5 » |
| Pour divers objets, par mois...................... | 3 » |
| Par mois............ | 60 » |
| Pour 5 mois......... | 300 » |
| 2 fois au spectacle l'hiver..................... | 4 » |
| Payé 2 inscriptions à la Faculté................... | 50 » |
| Achat de livres........................... | 46 » |
| Total............... | 400 » |

Il me reste 20 fr. avec 80 fr. prêtés au séminariste qui m'a conduit au bal à mon arrivée, et que sa famille m'a remboursés, cela faisait bien mes 500 fr.

C'est à partir de ce moment, en 1843, que j'ai eu des correspondances suivies et des relations excellentes avec M. Cornudet, qui n'ont cessé qu'à sa mort. Il m'a aidé de ses conseils et de ses sympathies. Le seul, dans mon petit pays de Buxy, il m'avait compris dans la lutte que je soutenais contre des êtres tarés, égoïstes, qui ne pouvaient

point me pardonner mes convictions politiques; il venait
me visiter à Ruxy et à Saint-Désert, et aux jours de ses
épreuves, il me confiait ses peines. Il est un des hommes
que j'ai le plus regrettés.

Ainsi j'avais fait des économies sérieuses et mené une
vie sérieuse, ma première année d'études à Paris; je la
continuai à peu de chose près pendant les trois années suivantes, sans boire autre chose que du protoxyde d'hydro-
gène, mais non sans préjudice pour ma débile santé,
lorsque la mort de mon intime ami, Constant Sujet, de
Chalon, avec qui j'avais fait chambre commune pour moins
dépenser, apporta un changement dans mon existence
d'étudiant.

La mère de cet ami, qui n'avait pas réussi, par excès de
confiance, avec son mari, dans le commerce à Chalon, une
excellente veuve qui avait son second fils au grand séminaire, vint me trouver et me pria de vouloir bien réunir
une douzaine de mes camarades du Quartier-Latin, se pro
posant de monter une petite pension et de nous recevoir à
sa table d'hôtesse. Ce qui fut proposé fut accepté et exécuté, et me voilà installé dans l'établissement, chargé de
la comptabilité, car avec cette bonne mère, cela était bien
nécessaire. Nous passions dans sa salle à manger une
heure des plus agréables, à l'heure du dîner et nous étions
véritablement gâtés; chacun apportait son petit contin-
gent; il y avait de l'entrain; on y faisait de la politique et
de la politique avancée; on y parlait des cours de droit,
de médecine, de littérature, des théâtres, etc., et on y
buvait du bourgogne de la bonne Côte chalonnaise, et du
cru de notre hôtesse qui nous le servait avec son bon
cœur et que nous savions apprécier. Nous ne la considé-
rions pas comme une mercenaire, oh non ! nous ne la re-
gardions pas comme telle. Après mon départ de Paris, elle
continua et put continuer, mais assez difficilement jusqu'au
moment où son fils cadet, Léon Sujet, fut prêtre. Elle eut
la consolation de le voir installé à la cure de Saint-Cosme-
les-Chalon. C'est là que ce fils eut le bonheur de recueillir
sa digne et tendre mère; c'est là qu'elle eut la consolation
de retrouver son fils pour passer ses vieux jours avec lui;
c'est là que je venais couler des heures délicieuses.

Léon Sujet mourut archiprêtre à Saint-Pierre de Chalon, dans sa ville natale. C'était le type du bon prêtre. Je devais lui consacrer et je n'ai pas manqué de lui consacrer deux pages de ma brochure : *Le Suffrage universel ou l'Avenir de la France.*

---

## A Joseph Michon,
### à l'occasion de la mort de son père

*Du 20 juin 1868.*

Permettez à un ancien élève de votre père de venir déposer dans le sein de son fils quelques sentiments de sympathie et de légitimes regrets.

Si j'eusse appris qu'il dût être inhumé à Montcenis, mes pas l'auraient accompagné à sa dernière demeure, de même que ma pensée le suivait partout.

Vous le savez, mon cher Joseph, il y a dans la famille médicale, dans la science une parenté réelle; nous, nous sommes les fils de nos maîtres; eux, ils sont à notre égard des pères, et cette paternité nul ne l'exerçait avec autant de sollicitude et d'affection que l'ancien chirurgien de la Pitié. C'est que non seulement il avait une belle intelligence, mais aussi la partie affective dominait dans son âme : il était bon et faisait du bien à tous.

Lorsque j'ai appris sa chute, je me suis souvenu des paroles d'Amédée Bonnet, de Lyon, sur la tombe de Gensoul : *L'homme ne vaut point tant par le talent qu'il a développé que par le bien qu'il a fait.*

J'ai prié et je prie Celui qui est l'auteur du bien, le Bien par essence, le Bien absolu, qui est bon d'une manière infinie, de lui accorder le droit de la cité spirituelle.

De même que ces grands chirurgiens de la ville lyonnaise, mon cher Joseph, votre père était doué, lui aussi, de grandes facultés intellectuelles, et il nous en souvient, dans ces jours de brillantes luttes, que la jeunesse, hélas ! ne retrouve plus de nos jours, combien cette intelligence rayonnait de pensées solides, combien cette parole nous était douce à entendre, combien nous l'accueillions avec enthousiasme, et après la déception combien nos regrets éclataient en des murmures bruyants. Aussi quand j'ai

vu l'Académie de médecine dédommager l'élève bien-aimé
de Dupuytren, on l'adoptant pour un de ses membres, je
me suis dit ce que son honorable président a dit à ses collègues, que c'était *justice*, mais une *justice tardive*.

Votre père n'avait point l'érudition de ses adversaires;
il ne pouvait l'avoir, ayant été obligé trop tôt à faire de la
clientèle, mais il possédait de larges bases, des principes
excellents et un discernement rare autant en médecine
qu'en chirurgie; il avait cette intuition qu'on n'acquiert
pas, qui fait qu'on est médecin, comme on est philosophe,
poète ou artiste, qui pénètre l'organisme, comme si l'organisme était de cristal et qui, au lieu de s'arrêter à des
détails, embrasse l'ensemble.

Ces natures deviennent trop rares de notre temps, où
l'analyse domine, où l'on tend de plus en plus à poursuivre
des choses microscopiques, où l'on se cantonne dans les
infiniment petits.

L'histoire comparera la génération qui s'élève avec la
génération qui disparaît, et tandis qu'elle pourra contempler celle-ci avec ses grandes lignes, il faudra des instruments et des réactifs *ad hoc* pour retracer celle-là dans
ses limites bornées.

Non seulement votre père, mon cher Joseph, était
doué de ces qualités, de ces capacités supérieures, ce
qui le caractérisait encore, c'était le sentiment d'une
haute délicatesse et de justice peu communes. Voici dans
quelles circonstances ce sentiment s'était manifesté à mon
égard.

A l'hôpital Cochin, votre père avait opéré une femme
d'une hernie étranglée, qui avait succombé le lendemain.
Comme il nous faisait une leçon à propos de ce cas, qu'il
nous dit qu'il ne fallait pas regretter le décès de cette
malade, attendu qu'elle devait succomber à une maladie
de cœur, comme d'un autre côté, avant l'opération, je
l'avais examinée et que j'étais convaincu qu'il n'y avait
rien dans cet organe, que ses palpitations provenaient
d'influences morales, des grands soucis d'une opération
(on n'éthérisait pas encore), j'étais descendu au caveau;
j'avais enlevé les parois thoraciques, ouvert le cœur et
constaté qu'il était indemne. J'avais à peine terminé cette

constatation, que votre père m'arrive, me demande d'un ton colère qui m'avait autorisé; il examine, il voit, reconnaît son erreur, et au lieu de me punir ou de me faire des reproches, il se calme, me tend la main et m'invite à déjeuner pour le lendemain. C'est à partir de ce jour que date cet intérêt qu'il ne cessa de me témoigner.

Cet homme qui était bon pour tous a été bon pour moi, j'oserai dire d'une manière particulière.

Il s'était intéressé au succès de mon premier travail: *La Médecine dans ses rapports avec la Religion.* Il m'écrivait à ce sujet : « Je suis loin d'être incrédule; je sais combien vous avez travaillé; j'éprouve le besoin de vous lire et je veux mettre à profit vos études. »

Mais s'il était bon pour nous tous, que devait-il donc être pour vous dans le sanctuaire de la famille, dans ce commerce de tous les jours, dans ce contact, cette union de vos facultés réciproques ? Je sens, mais je ne puis mesurer toute l'étendue de la perte que vous avez faite.

Veuillez je vous prie, mon cher Joseph, faire agréer à M^{me} votre Mère l'expression de mes sentiments douloureux.

---

## Michon, agrégé de la Faculté, chirurgien des hôpitaux de Paris, membre de l'Académie de Médecine

Je reviens à ce maître bien-aimé, je ne saurais trop y revenir. Je n'ai pas assez insisté sur cette nature si honnête, si généreuse. Tous les étudiants de l'Autunois et beaucoup de Chalonnais étaient reçus chez lui; il leur prodiguait gratuitement ses soins quand ils étaient malades. Ne me voyant pas à mon poste dans ses salles, il apprend que je suis alité: j'avais contracté la rougeole à l'hôpital ; il gravit mon cinquième sous les tuiles et m'arrive par une chaleur accablante ; il m'examine avec attention et ne trouvant pas de complications, il me dit: *Vous savez qu'il faut boire chaud. — C'est bien facile,* mon cher maître, *le soleil est là qui réchauffe mon breuvage* (un verre d'eau sucrée posé sur ma fenêtre). Il sourit, me serra la main, et le lendemain, je recevais la visite d'un étudiant, qui venait de sa part et qui est revenu, « S'il survient quelque chose, m'avait-il dit, je veux être averti.» Tous ses malades l'aimaient. Il se retirait dans ses propriétés pour se reposer et vivre un peu des bienfaits de la campagne, pour s'y livrer à ses goûts simples, à l'élevage de la race chevaline et des lapins qu'il entretenait à Cochin, et c'est en voulant revoir un de ses malades qu'il fut atteint mortellement, en descendant ses escaliers.

Encore une fois, qu'ils étaient bons, honnêtes, ces maîtres d'autrefois!

Il y en avait bien un qui était très sévère et très grincheux; il s'appelait Velpeau.

A mon examen d'opérations, il m'interroge, me dit de découvrir l'artère brachiale au niveau du biceps et à sa partie interne et moyenne; j'incise, je tombe sur l'artère, l'isole et la lui montre sur ma sonde cannelée. Vexé en quelque sorte du résultat si prompt, et avec son ton malin: *Allons voir*, dit-il, *si vous réussirez aussi bien sur la pédieuse*, une petite artère située sur la voûte du pied, assez profonde, dissimulée au milieu de ligaments interosseux très serrés. Je tombe sur elle comme sur l'autre et je la fais saillir sur la sonde. *C'est assez, je vois qu'on ne vous peut rien à vous.* Tel a été son froid compliment. Ma note, il va sans dire, m'a bien dédommagé, car s'il était sévère, le grand chirurgien de la Charité, il était juste.

J'ai revu Michon à son service de l'hôpital Cochin, avec sa vieille redingote et son tablier à bavette. Je lui fis observer que ses disciples le suivaient avec des souliers vernis, en habits élégants, avec des manchettes aux poignets, et je l'en complimentais. On fut gai et sémillant. Il en profita pour me dire et nous dire : « De votre temps, il n'en était pas ainsi et la portion au petit restaurant était maigre: vous, mon ancien élève, vous dépensiez mille francs tout au plus par an. — Et vous, mon cher maître, vous n'en dépensiez que huit cents. »

J'eus la bonne chance de marier une de ses nièces, la fille d'un de ses frères médecin (ils étaient trois frères docteurs en médecine, au Creusot et dans ses environs) avec un de nos amis, un Jurassien, du nom de Gall, un descendant du fameux auteur de la cránioscopie.

14

*Nota du 28 octobre 1900. — Ce même jour du 28 octobre 1900,
j'écris à M<sup>me</sup> la duchesse d'Uzès, qui m'a répondu qu'elle était
très flattée de ce que j'avais pensé à elle dans les circonstances pré-
sentes; à M<sup>me</sup> Casimir-Périer, la mère, qui m'avait dit, dans sa correspondance, qu'elle partageait mes idées; à François Coppée, qui
m'assure de ses sympathies. Je reçois une lettre du général Jappy,
sénateur, la carte du comte de Mun, celle de mon commensal au
Quartier-Latin, Charles Demôle, vice-président du Sénat. J'ai bien
à faire; Dieu me soutient.*

## Mon dernier Examen de Doctorat

*Juillet 1848.*

Je le passais sous la présidence de M. Fouquier, professeur, chef de service médical à la Charité. On me donne
la demie-heure réglementaire pour examiner un maçon
couché dans ses salles, qui souffrait depuis longtemps
dans la tête d'une douleur sourde, nullement lancinante
comme dans les névralgies ordinaires, à l'occasion d'un
coup de planche (un plateau) reçu sur son crâne; cette
douleur existait en arrière, à droite, et jusque près du
sommet. Je me présente devant mes examinateurs, dans la
salle d'examen. « Dites-nous qu'a ce malade, me dit
M. Fouquier, ce qu'il faut pour le guérir ou le soulager. »

Avant d'entrer dans la question, je lui demande la permission de soutenir une thèse contraire à celle du chef de
service. On appliquait alors dans les maladies cérébrales
chroniques beaucoup de sétons à la nuque : celui qu'avait
fait poser M. Fouquier me persuadait qu'il croyait bien
avoir à faire à une de ces maladies, et comme j'étais persuadé du contraire, je me crus obligé de soutenir mon
opinion.

*Puisque vous demandez, avec tant de politesse, la permis-
sion de soutenir une thèse contraire à celle du chef de
service, je ne puis vous la refuser; expliquez-vous.* J'entends des chuchotements dans l'assistance, ces mots : *Il
se met dedans*, etc.; l'attention de mes juges est éveillée:
on fait silence, et pendant près de trois quarts d'heure, je
passe en revue toutes les maladies encéphaliques; j'en
fais rapidement le diagnostic différentiel, et j'arrive par
voie d'élimination à conclure qu'il n'y avait rien dans le

cerveau, qu'il s'agissait purement et simplement d'une contusion de la branche nerveuse occipitale. On ne ricanait plus, on ne chuchotait plus.

— Eh bien que feriez-vous pour ce malade ? — Je commencerais par enlever le séton que le chef de service a fait poser (on rit, tout le monde rit et M. Fouquier le premier), j'appliquerais un vésicatoire morphiné sur la partie douloureuse et dans quatre à cinq jours, je conseillerais à mon maçon de sortir de l'hôpital, pour éviter un érysipèle ou une fièvre typhoïde.

Sur ces mots, mon vénéré président, d'un ton le plus aimable et le plus bienveillant, prononce ces paroles :

« Puisque vous avez soutenu, avec tant de distinction, une opinion contraire à celle du chef de service, le président vous donne la meilleure note, et il vous prie de vouloir bien lui apporter votre thèse de doctorat. »

Trois semaines plus tard, je me présente au domicile de M. Fouquier. Il me reçoit avec beaucoup de bonté; il me demande si mon intention est de poursuivre mes études à Paris; si oui, il me recommanderait et ferait son possible pour moi.

Cela me touchait et m'allait singulièrement. C'était un de mes rêves: bûcher pour arriver à la Faculté; mais ma mauvaise santé, qui me forçait assez souvent d'interrompre mes études des mois entiers, l'insuffisance de ressources, ma mère qui me réclamait, et puis l'amour de mon pays natal, sans compter ce qui me manquait, comme savoir-faire et comme souplesse de l'épine dorsale, tout cela avait été pesé par moi avant de me rendre chez M. Fouquier, dont j'avais pressenti les intentions à mon égard. Je le remerciai et pris le collier de la médecine cantonale et rurale.

J'exerçais à Buxy depuis trois ans, quand je reçus une lettre de Cocal, le chirurgien du Creusot, l'élève si distingué de Michon et de Velpeau, que j'avais connu chez le premier de ces maîtres; il m'invitait à venir pressamment le voir dans la grande usine. Je vais à lui; il me fait visiter *mes appartements*; j'étais admis sur sa proposition, sans m'en douter, comme médecin de l'établissement, avec 4.000 fr. d'appointements, chauffé et éclairé, avec un cheval à ma disposition et la faculté de visiter au dehors des malades, mon service achevé. *Fais voir ton cou, mon vieux camarade; déjeunons, ne parlons pas de cela.* Je passais quelques heures très agréables avec lui, et comme le loup de la Fable, je cours, et cours toujours.

Je me souviens de tous ces braves gens, de ces bons professeurs, de ces bons amis, et je me dis en moi-même: Si j'ai trouvé sur ma route de grands misérables, qui m'ont fait du mal et beaucoup, qui en ont fait aux miens à cause de moi, j'ai aussi trouvé des hommes de cœur, que je n'ai pas oubliés entre autres, M. Fondet, le président du tribunal de Chalon, qui m'ont fait du bien, et le maire de Buxy, M. Rozand.

Dans mon procès en séparation, au début, quand on était en conciliation par-devant lui, M. Fondet, fit tous ses efforts pour convertir ma pauvre femme; il viola même les règlements; au lieu de quinze jours, il employa trois semaines pour la gagner, et après les débats, lorsque j'ai eu fait une saison à Néris pour me rétablir comme santé, quand il sut que je partais pour Paris où j'ai toujours désiré, sans le pouvoir, séjourner pour y travailler et gagner ma petite journée, il m'a fait parvenir une lettre que je conserve, dans laquelle il me disait des choses trop élogieuses. Elle était dictée par une pensée délicate, elle était inspirée dans le but de me ménager des relations dans Paris, et afin qu'on ne me prît pas pour un divorcé.

Le divorce! j'en étais bien loin; je ne m'étais point marié pour divorcer.

Je n'ai jamais compris qu'on pût être partisan du divorce, de cette loi condamnée par le christianisme. J'admets une séparation amiable, un contrat qui permet de renouer le nœud conjugal, mais non un acte judiciaire qui le brise et brise l'avenir des enfants et trop souvent celui des conjoints. — Quant à ce brave notaire, maire de Buxy, M. Jean Rozand, c'est lui et bien lui qui nous a sauvés de l'exil au coup d'État. Nous avions été dénoncés au parquet; le procureur et son substitut étaient arrivés sur les lieux avec des fourgons et des dragons. Nous étions 18 sur la liste de notre infâme dénonciateur, un ex-député, un vieux libertin, un mouchard influent de la préfecture, qui dominait le canton ; j'avais l'honneur de figurer en tête de sa liste et nous allions être enlevés, quand M. le Maire s'interpose et répond de nous tous à la gendarmerie. Si bien que les magistrats et les dragons s'en sont allés avec les fourgons comme ils étaient venus. Ce n'est pas d'aujourd'hui qu'il y a des scélérats, qui profitent des crises politiques pour exercer des vengeances et des attentats.

*Note de novembre 1900.* — Lorsque je lis les discours du président Loubet à Cherbourg, Marseille, à la grande revue de la Beauce, au banquet monstrueux des maires, j'y trouve un certain réconfortant, et quand il parle de l'armée, de la revision comme il en parle, je ne regrette point de lui avoir adressé ma dernière brochure : *Le Salut de la France et de la République,* sur laquelle j'ai appelé l'attention de Mme Loubet, la priant de me seconder.

« Au banquet des maires, quand M. Loubet dit : « Sans doute, il est possible que la République modifie quelques-unes de ses institutions (elles ne sont donc pas intangibles, comme ils le proclament tous !), pourvu que ce soit par les voies légales, nous acceptons volontiers l'intervention de certains changements, » je vois qu'il m'a lu, qu'il est pénétré de la nécessité de la revision, mais persévérer dans le *statu quo* avec des ministres tels, avec une majorité telle, avec des actes qui contredisent les paroles, avec surtout le mépris du divin, c'est au lieu de nous relever, succomber à coup sûr. La lutte, la lutte, l'éternelle lutte du bien contre le mal !

Que n'ai-je dix ans de moins pour la continuer d'une manière active !

## Une Page d'histoire
## Ma très infime part dans les événements du temps

A seize ans, je me sentais déjà remué par la pensée républicaine ; à l'âge de neuf ans, j'avais été surexcité par la Révolution de 1830, et suivi le drapeau de la garde nationale de Buxy partant pour Chalon ; plus tard, je répudiai le gouvernement de Louis-Philippe, à cause de son égoïsme et de son aplatissement devant les Anglais, et je fus de ceux qui furent en leur âme soulagés au 24 février 1848.

A ce moment, j'étais républicain et déjà pas mal de temps : je courais à Vincennes chercher un fusil ; je venais à l'Hôtel de Ville pour entourer Lamartine, et je montais la garde dans mon quartier au Luxembourg.

J'avais assisté au sac des Tuileries, mais sans prendre part, bien entendu, au désordre et aux incendies; j'en étais si éloigné que j'allais au général Bedeau, qui se retirait avec ses troupes sur les Champs-Élysées; je l'arrêtais dans la rue de Rivoli suivi d'un groupe d'étudiants, tout près de la sortie du Carrousel, pour lui dire de ne point s'effacer devant l'émeute, que nous pourrions, mes camarades et lui, arrêter ces scènes de vandalisme; il me répondit: *C'est impossible, le peuple est le maître, il n'y a rien à faire.*

Le roi avait en effet reculé devant l'emploi de la force armée; ce qui avait paralysé et démonté le maréchal Bugeaud, chargé de la défense; la troupe avait mis la crosse en l'air et fraternisé avec le peuple. C'en était fait de la royauté bâtarde, matérialiste, de l'orléanisme, et la République était proclamée avec un gouvernement provisoire, composé de Lamartine, Dupont de l'Eure, Garnier-Pagès, Arago, Louis Blanc, Albert, Ledru-Rollin, le juif Crémieux...

Le Christ fut porté en triomphe, des Tuileries à Notre-Dame, par un élève de l'École polytechnique; il y eut un mouvement d'immense enthousiasme devant le pa is de la vieille basilique, devant l'Hôtel de Ville, sur la place de la Bastille et dans toute la capitale, qui retentissait de chants patriotiques; on se pressait les mains; on s'embrassait; on parcourait les rues en triomphe; toutes les classes étaient confondues; je marchais bras dessus bras dessous avec un jeune ecclésiastique; c'était délirant.

L'enthousiasme ne fut pas de longue durée : les germes de mort semés par un régime cupide, honteux, par des publicistes, des romanciers, des écrivains de la jouissance et de la négation, ne tardèrent pas à produire leurs fruits.

Déjà Blanqui réclame dans les clubs vingt mille têtes; on laisse au peuple ses fusils, et l'Assemblée nationale est envahie le 15 mai. Cette journée-là, vers quatre heures de l'après-midi, je me trouvais à l'entrée du pont de la Concorde, du côté de la Madeleine; la foule était énorme, dense; on ne pouvait ni avancer, ni reculer sur le pont, et nous ne savions point ce qui se passait dans la chambre des députés; les bons citoyens étaient dans l'anxiété;

tous les regards se portaient du côté du Palais-Bourbon,
quand soudain un de ces agitateurs, qu'on rencontre dans
les heures de révolution, apparaît sur les parapets de
ce palais, une liste à la main, proclamant un nouveau
gouvernement, avec Ledru et Blanqui à la tête, et s'élançant
du mur d'enceinte, fendait la foule, en criant: *A l'Hôtel de
Ville*, qu'il cherchait à atteindre.

Il arrive à ma portée, harassé des efforts qu'il avait faits
pour se frayer un passage; je n'hésite pas à lui mettre la
main au collet, et dans l'état où il se trouvait, je n'eus pas
de peine à le maîtriser; mais tandis que je le tenais, la
plèbe prend parti pour lui et menace de me jeter dans la
Seine! *A l'eau! à l'eau!* crie-t-elle. C'est alors que je fais
signe à un soldat de garde à un poste très rapproché; il
arrive, s'empare avec moi du citoyen, et nous le conduisons
au poste.

Là, j'explique en deux mots, qu'il est porteur d'une
proclamation, qu'il va à l'Hôtel de Ville proclamer le gouvernement de Blanqui. Sur cette déclaration, on le retient
et l'on me demande mon nom. — *Mon nom! je vous le
donnerai à l'Hôtel de Ville*, où j'accours et arrive en même
temps que Lamartine et que Ledru entraîné par notre
Lamartine, laissant au poste mon individu dont je n'ai
pas eu de nouvelles.

Le soir, je rejoins mon Quartier-Latin, je fais, selon mon
habitude, un souper léger, et comme la légion Barbès dont
je faisais partie n'avait pas encore été désarmée, je prends
mon fusil de Vincennes, et je passe la nuit au Luxer bourg
avec mon arme, sans cartouche et sans balle, très satisfait
de n'avoir pas eu besoin de m'en servir.

Cependant les têtes s'échauffaient dans les réunions
publiques; la presse les enflammait, et comme on n'avait
guère désarmé que quelques quartiers, tels que le nôtre,
le moment arriva et il ne pouvait manquer, avec la licence,
d'arriver où la formidable insurrection de Juin éclata.

45.000 insurgés armés et déterminés! C'était bien la
révolution sociale débutant, debout sur des barricades
organisées comme autant de forteresses.

J'ai pus suivre Arago à celle du Panthéon. Arago se
présentait en conciliateur; il les harangua avec le plus

grand calme et avec la plus paternelle bonté, leur disant que le Gouvernement s'occupait d'eux avec sollicitude; il leur déclara qu'il était chargé de leur demander ce qu'ils voulaient. Pour toute réponse, ils présentèrent leurs poitrines à nu, s'écriant : *Des balles ou du pain*... Les balles partirent de tous les côtés avec la mitraille, et le sang coula à flots, et nous dûmes ramasser des morts et des blessés pour les porter dans les hôpitaux qui en furent encombrés.

Et dire que cette insurrection ne fut rien à côté de la *Commune de Paris* en 1870-71, de cette atroce guerre civile compliquée de la guerre étrangère et survenue vingt-deux ans après, sous les yeux de nos terribles ennemis!

Dans mes *Réflexions sur notre décadence*, j'ai formulé mon opinion sur les causes de nos désastres, et je n'ai point dissimulé à Gambetta ce qui lui manquait pour jouer un rôle, un grand rôle politique, tout en lui accordant ce qui lui était dû.

Je n'ai pas eu l'honneur de servir dans cette guerre Franco-allemande, ni le mérite d'en courir les fatigues et les dangers. Avec mon demi-siècle et ma santé de rhumatisant, qui ne me permettait pas de faire une longue campagne, de coucher à la belle étoile, alors que dans nos communes il s'était fait des vides pour le service médical, que les jeunes médecins avaient été obligés de partir, je crus que je pourrais rendre des services dans notre région : avec cela, je ne me suis point désintéressé de Paris assiégé : j'ai travaillé, fait des démarches à Chalon, à Mâcon, auprès du sous-préfet, de l'ingénieur en chef, du général commandant le département, comme je l'ai exposé dans ma brochure à Gambetta; j'ai fait un rapport concernant le ravitaillement de la capitale et son déblocement, que je lui ai adressé à Tours, et malgré mon titre et mes obligations de médecin de la compagnie de la garde nationale de Saint-Désert, tous les matins j'allais faire l'exercice : ce qui m'était assez pénible, car après l'exercice, il me fallait marcher au loin et desservir presque deux cantons. Je dis que j'étais nommé, accepté comme médecin de la compagnie de la garde nationale, à chaque membre de laquelle je devais gratuitement mes soins et mes remèdes.

Des semaines se passèrent dans ces conditions, quand un incident me délivra : *J'exécutais gauche droite, gauche droite,* lorsqu'on vient me chercher de la montagne pour un accouchement. Je ne voulus pas sortir du rang, sans la permission de mon caporal, que je lui demandais et qui me fut accordée; mais une voix s'élève, celle d'un garde national qui crie sur un ton très haut et très railleur : *En voilà une compagnie, qui fait faire tous les jours, l'exercice à son médecin major!*

L'état-major comprit, et sans trop tarder vint me trouver chez moi, et en s'excusant, me délivra de ce fardeau, au grand déplaisir de Mossieu notre Maire, une espèce radicale.

J'en fus d'autant plus content, que j'ai pu suffire à ma tâche, soigner ces malheureux soldats qu'on envoyait dans nos parages avec des varioles et des fièvres de mauvais caractères. J'ai pu, n'ayant point d'hôpital, quand l'armée de Bourbaki de passage ici, qui n'était plus une armée valide, mais des malheureux réduits, de vrais fantômes, comme ils étaient dispersés avec les camarades du pays, j'ai pu en sauver pas mal des uns et des autres de la petite vérole noire, avec des doses massives de sulfate de quinine.

Jamais dans ma pratique de cinquante-trois ans, je n'ai été condamné à tant de labeurs et à tant d'angoisses pour ma patrie. Pourquoi ai-je tant vécu pour appréhender à la veille de 1901 des calamités plus terribles encore pour mon pays?

*Note.* — Aujourd'hui 28 octobre 1900, dans ma quatre-vingtième année, je me recueille; je considère que malade depuis plus de quinze mois, en proie à de grandes souffrances physiques, j'arrive à un mieux inespéré, après tous mes revers et tous mes chagrins; je me sens un peu de force; j'ai commencé à manger du pain; et ma pensée, qui s'est souvent transportée dans la capitale, s'y reporte avec une intensité, comme jamais; je pense à ceux qui m'ont appelé là-bas, à ceux qui restent encore debout et qui m'attendent; je me sonde, je demande à Dieu dans le silence, puisqu'il consent à me conserver l'existence, de vouloir bien m'indiquer la voie: si réellement il m'appelle pour gagner à sa cause et à celle de la patrie les hommes de bonne volonté, pour les enlever, enlever le président, l'arracher aux dangers qui le menacent et nous menacent tous; je pense à tous ceux qui pourraient m'aider, et pour que ce ne soit pas un rêve, je prends la résolution d'écrire et j'écris à Paris pour préparer le terrain et tenter quelque chose pour mon pays. Le 17 novembre, je m'installai, rue Lafayette, pour provoquer une démarche collective à l'Élysée, et supplier M. Loubet de prendre en main le timon du gouvernail de l'État.

J'ai échoué dans mon projet. Mais la France ne périra pas. Après avoir passé par des convulsions effrayantes et des baptêmes de sang, elle reprendra son essor sous le soleil de la démocratie religieuse, avec le flambeau de la science pure.

## Mme Perrault, née de Thésut

Pour atteindre le Pouvoir, pour le faire pencher du côté du Christ, j'ai cherché une femme, je n'ai cessé de la chercher, après m'être adressé aux hommes. Pour aborder l'empereur, j'ai fait appel à l'impératrice Eugénie; pour arriver à Sadi-Carnot, à Mme sa Mère et à sa femme. S'il ne m'a pas accueilli, ce n'est pas la faute de sa mère, Mme Hippolyte, qui m'était tout à fait dévouée. Disons que le président Carnot s'était beaucoup modifié sur sa fin, au point de vue philosophique et social. Je n'ai rien tenté auprès de Mme Grévy, par la raison qu'il n'y avait rien à faire avec elle. J'avais écrit une petite brochure : *Sur la Situation plus que critique* que j'ai dédiée et envoyée à son mari; je suis certain qu'il l'a mise au panier. Je lui disais dans ces pages que c'était *surtout sous lui que l'abîme se creusait.* Pour arriver au père, je me suis adressé à sa fille et je me persuade que s'il m'a répondu à deux fois, je le dois à Mlle Lucie Faure. Enfin pour parvenir à M. Casimir Périer et à M. Loubet, j'ai eu recours à Mme Casimir Périer sa mère, et à Mme Loubet.

J'ai donc fait le siège de ces chefs d'État et d'autres encore, sans omettre les Drouyn de Lhuys, les Eugène Schneider, les Gambetta, les Jules Simon, les de Freycinet, les Ribot,... sans oublier cet éminent, mais trop intransigeant évêque Freppel, à qui j'ai envoyé ma *Réponse sur les principes de la Révolution française.* sans oublier surtout la Papauté que je n'ai jamais cessé de vénérer.

Si sous le Septennat, j'ai pu obtenir ma carte d'entrée à l'Élysée, sans pouvoir pénétrer jusqu'au maréchal de

Mac-Mahon, avec la lettre de la Sœur de bon secours que j'ai citée, c'est à une femme, qui avait bien voulu me confier cette lettre, que je le dois, à une femme telle que je n'en ai jamais connue sur la terre.

C'était plus qu'une femme, M<sup>me</sup> veuve Perrault, née de Thénut, dans l'intimité de laquelle j'ai passé d'inoubliables heures, durant les douze dernières années de sa vie, c'était une sainte que j'ai vue vivre et mourir comme une sainte.

A défaut d'une biographie qu'elle mériterait, je ne puis me dispenser d'en dire quelques mots ici :

Elle avait au moins dix ans de plus que moi, quand j'avais dépassé ma cinquantaine et quand des affaires de sa famille, auxquelles j'avais été mêlé, nous mirent en relation. Elle vivait à Givry, dans la retraite, dans notre région où ses ancêtres avaient vécu, faisant du bien qu'elle continuait à faire, suivant la vieille maxime : *Noblesse oblige* ; car elle était de race noble, pur sang.

De formes extérieures qui n'avaient rien d'attrayant, elle se montrait réservée, froide; toute sa physionomie au premier abord, était même antipathique; comme tenue, d'une simplicité plus que modeste ; elle avait la lèvre inférieure un peu pendante, qu'on aurait pu prendre pour un signe de dédain, et qui n'était que la traduction de chagrins prolongés; malheureuse, très malheureuse comme épouse, elle avait perdu sa fille à seize ans et son fils célibataire à vingt-neuf.

Pour atténuer ses cruelles douleurs et son deuil perpétuel, M<sup>me</sup> Perrault a dû concevoir la pensée d'entrer dans une communauté : elle a su trouver le moyen de mener la vie religieuse, en s'en imposant la règle, sans sortir de sa maison et sans abandonner ses souvenirs et ses intérêts de famille.

Elle couchait sur un petit lit de fer dans un petit cabinet; se levait régulièrement, été comme hiver, à cinq heures; priait, assistait à la messe, à une humble place ; faisait des lectures dans la journée; s'occupait de ses affaires qu'elle gérait elle-même; se nourrissait de peu, moins bien que ses domestiques. Elle recevait rarement, et en comité très restreint, et quand elle recevait, c'était avec distinction et d'une manière qui répondait à sa situation de fortune. Son austérité était telle qu'elle s'abstenait de café, de liqueurs, du vin de choix; jamais de vin pur, de réjouissances, de superflu. Sa conversation ne roulait que sur des choses sérieuses; elle était très versée dans la politique, dans l'histoire sacrée, l'histoire profane; tous les grands traits historiques lui étaient familiers; il fallait voir comme ses yeux brillaient, quand elle me parlait de Jeanne d'Arc, elle, l'épouse d'un bouillant officier; comme elle était remplie d'admiration pour Alexandre le Grand, entrant dans la tente royale du grand vaincu, et s'inclinant respectueusement devant la mère de Darius, au comble de l'infortune. Si je la lançais sur le chapitre de Louis XVI et de Madame Élisabeth au Temple, elle ne tarissait pas; son âme s'épanchait douloureusement avec un accent de voix caractéristique.

Religieuse sans fanatisme, elle voyait le prêtre à l'autel; elle préférait lui faire du bien, et cela, dans le secret, plutôt que de lui faire des visites; le bien qu'elle répandait dans son milieu, elle tenait à ce qu'il fût caché; elle s'efforçait de le faire par des mains autres que la sienne. Voilà pourquoi elle édifia, à ses frais, une maison de Dames de bon-secours, dans Givry même, et après avoir dépensé plus de trente mille francs pour les installer, comme pendant bien des années ces dames n'étaient nullement soutenues, qu'elles ne recevaient rien de la classe aisée, c'était Mme Perrault qui les nourrissait, les entretenait et garnissait leurs porte-monnaie, pour les pauvres malades et les indigents de l'endroit; sa reconnaissance pour le moindre service qu'on lui avait rendu, était à la hauteur de sa générosité.

Cette générosité, j'ai pu l'éprouver à mon égard et la prendre sur le fait, quand il m'est arrivé de la solliciter en faveur d'un dominicain qui, sachant mes relations avec elle, était venu me prier d'intercéder auprès d'elle pour une œuvre : *Les réhabilitées de filles mères*, qu'il avait fondée dans un département voisin. Je fis sa commission, et Mme Perrault de me dire : « Je n'ai que trois mille francs chez moi, ils sont à sa disposition. » Cette somme, bien entendu, a été recueillie.

Plus tard, cette valeur de trois mille francs, elle voulut me l'offrir gracieusement, le lendemain d'une visite qu'elle eut lieu de faire à mes dames, dans mon domicile, où elle sut, par la tante de ma femme, que je me trouvais à court pour faire face aux dépenses de mon fils, qui se préparait à Lyon à subir ses examens de médecine; elle m'invita, par un exprès, à déjeuner pour le lendemain et à la fin du repas, elle me pria de vouloir bien accepter une liasse de billets de banque qu'elle avait eu soin de déposer sur sa cheminée, me disant : « Voilà trois mille francs, veuillez les accepter pour vous dédommager de vos démarches et du tant de services que vous nous avez rendus. »

Je refusai énergiquement, mais comme elle insistait, avec une énergie plus grande, je détachai moi-même de la masse deux billets de banque de cent francs, que je consentis à recevoir à titre de prêt, mais dont elle a refusé impitoyablement le remboursement.

Un jour, comme je lui témoignais des regrets d'avoir été indiscret dans l'affaire du dominicain et que je me permettais de lui faire observer que de telles largesses pouvaient être préjudiciables à son héritière, que j'estimais tant et qui était si digne, elle me répondit que ses biens de famille, ses immeubles retourneraient à sa nièce, mais qu'elle disposerait de ses revenus et de son argent, si elle en avait, en pleine et entière liberté.

Légitimiste de race, priant et sans doute faisant plus que prier pour la cause d'Henri V, elle n'était point fanatisée pour cette cause, pas plus qu'elle ne l'était pour celle du Christ. A la mort de l'héritier du trône de France, elle en fut attristée, très attristée, mais elle sut s'incliner devant ce grand événement et devant ce grand deuil. Elle me dit : « Nous n'étions pas dignes de lui; Dieu l'a retiré et l'a fait monter à côté de Louis XVI et de saint Louis. ».

Sa politique, de même que sa religion était faite non seulement de sentiments, mais de raisons; son intelligence et son cœur avaient souffert beaucoup de l'orléanisme et de l'impérialisme; et dans sa loyale indépendance, elle ne craignait point de les réprouver et de déclarer qu'elle préférait la république à ces régimes. Souvent, elle m'a dit : *Puisque le roi n'est plus, je n'ai point de peine à me convertir à votre Alliance de la Démocratie avec le Christianisme.*

Ce n'est pas elle qui se serait insurgée contre Léon XIII, prescrivant au clergé français de se rallier sans arrière-pensée à la République.

Quelle foi! quel patriotisme, quelles vertus dans l'âme de cette Française !

Je l'ai visitée à l'heure suprême; la supérieure de ses Sœurs de bon secours, s'étant discrètement retirée, nous étions seuls. Quel courage, quelle fin, quel enseignement pour moi !

Elle luttait héroïquement contre les étreintes de la mort, assise sur une chaise, sans vouloir s'asseoir dans un fauteuil, son divin Maître n'en ayant pas eu ; souffrant, étouffant, suffoquant à la suite d'une maladie de cœur arrivée à son dernier terme; en face d'elle et sur une autre chaise, le crucifix avec une statuette de la Mère de l'Homme-Dieu, avec ses chapelets, ses livres de prières, et d'autres images, avec toutes ces armes pour soutenir le dernier combat et franchir les frontières de l'existence terrestre.

« Vous êtes bien entourée, lui dis-je, vous ne risquez rien. » Elle me répond : « On n'est jamais trop d'aplomb et trop fortifié dans ces moments-là. — Mais, répliquai-je, vous n'avez rien à redouter; vous avez tout un passé pour vous, un actif considérable à offrir à votre Juge, et point de passif; votre compte est tout réglé; confiance ! » C'est alors que dirigeant son regard vers le ciel et me tendant sa main tuméfiée, violacée, elle prononce ces paroles : *Je ne désespère pas ; je ne vous dis pas adieu; nous nous reverrons là-Haut; n'est-ce pas ? Merci !*

———

## L'Amour, l'Amitié, mes Relations intimes

Taine a défini l'amour, *un verre de vin qu'on vide et qu'on laisse après l'avoir vidé.* Le professeur de physiologie à l'École de Paris, Béclard, l'a défini *le sentiment engendré par le besoin de reproduction.* C'est l'amour de la brute ; le verre de vin que l'on vide, c'est la femme quelconque que l'on rencontre, sur laquelle on se jette ou qui se livre à vous et qu'on se hâte, avec plus ou moins de monnaie, d'oublier.

Je voudrais bien pouvoir me féliciter d'avoir échappé à ces deux espèces d'amour; malheureusement durant mon existence, après mes vingt-deux ans et principalement sur la fin de mon séjour à Paris, je me suis laissé entraîner à ces passions viles, égoïstes, bestiales; je m'en suis repenti; plus d'une fois j'en ai eu honte par-devant moi-même; je m'en suis accusé devant Dieu, et lorsque j'y réfléchis, je le supplie de me faire miséricorde, surtout à l'endroit de certains cas particuliers.

Quant à l'amour pur, à l'amour du cœur, à cette amitié de l'âme, qui consiste à aimer la femme comme le chef-d'œuvre de la Création, à lui consacrer son dévouement, à l'envelopper de respect, à voir en elle autre chose que la beauté physique, à y voir la beauté morale qui se traduit extérieurement sur cette beauté physique, qui l'illumine, la rehausse, qui rehausse même celle qui n'est point belle physiquement, qui la distingue d'une distinction *sui generis*, je peux affirmer que j'ai éprouvé ce sentiment; j'ai même été gâté par les circonstances sous ce rapport.

J'ai vécu en effet dans l'intimité d'une femme aristocratique, jeune encore, que son mari, avant sa mort, m'avait recommandé de ne point abandonner; je l'ai vue desséchée par la douleur, flétrie par son deuil incessant, sans trêve et sans merci, et je me suis efforcé de la soutenir dans le malheur, pendant deux années au moins, avec la plus religieuse admiration et la plus profonde vénération.

J'ai connu une jeune femme, la fille d'un ancien condisciple, d'un nom également aristocratique, fille dévouée, sœur plus que dévouée, mère rare, épouse ultra-dévouée qui a fait appel à moi dans ses traverses interminables et que j'ai aimée comme ma fille, durant près de vingt années.

J'ai été en relation d'amitié et j'y suis encore avec la femme d'un confrère, une orpheline, ma cliente, que j'ai conduite à l'autel le jour de son mariage, un modèle d'épouse, de mère, d'amie, de sentiments exquis, débordants.

J'ai vécu pendant plus de dix années avec cette veuve

dont je viens de parler, qui me gratifiait du titre d'ami. J'ai été en relations intimes avec l'arrière-petite-nièce de Marie Alacoque, M<sup>me</sup> Dulac, d'une grande affabilité, d'une piété douce et enjouée, d'une charité parfaite, d'un caractère ouvert et franc, d'un esprit cultivé, mère d'une bonté sans bornes, qui voyant arriver sa fin et préoccupée de l'avenir de ses enfants, me fit le pieux honneur de me confier ses tourments et me pria de vouloir bien veiller, après elle, sur ses tant jeunes orphelins.

Je suis encore actuellement dans l'intimité avec une dame de quatre-vingt-huit ans, mon homonyme, un type de vertus, de sérénité, un jalon vivant pour nous tous sur la route du devoir.

J'ai connu intimement dans le service des hôpitaux et dans mon long service médical, des religieuses, des mères de famille, des vigneronnes, des fermières, des domestiques, d'un mérite tel, qu'il n'y a que Dieu qui puisse les récompenser ; j'ai aimé leurs âmes qui reflétaient à mes yeux les vertus de leur divin Exemplaire.

J'ai aimé mes deux sœurs, ma sœur aînée surtout, d'autant plus qu'elle était extrêmement malheureuse en ménage. Je l'entourais de tant de sollicitude, avant mon mariage, que mes ennemis politiques m'accusaient d'avoir des relations coupables avec elle.

Il est des monstres qui ne respectent rien, parce qu'ils sont capables de commettre les infamies dont ils accusent les autres.

J'ai aimé Alexandrine d'un chaste et ardent amour : qu'elle était belle, doublement belle ! J'ai aimé Marie-Clémence Sabataut, mon épouse, de cet amour conjugal basé sur la nature, consacré et béni par notre religion. — Que j'aime ma petite-fille Jeanne et son père, mon malheureux fils ! Que de sacrifices j'ai faits pour lui ! Combien je l'ai poursuivi de ma tendre sollicitude ! Combien j'ai exposé ma vie pour cet enfant ! Combien je l'aimerais encore, s'il revenait à son père ! Combien j'ai aimé ma fille Marie-Pauline, qui m'a été enlevé à l'âge de quarante ans, ravie à mon amour paternel, au plus saint, au plus digne de respect de tous les amours ! Combien je la recherche ! Combien je prononce le jour et la nuit son nom ! Combien je la pleure

dans le secret ! Que de soupirs, que de sanglots spas-
modiques, involontaires ! Je vais, je cours où nous avons
passé ensemble et je ne la rencontre pas.

Je ne puis la revoir que dans le Ciel, et pour être sûr de
la retrouver, il faut que j'aime Dieu par-dessus ma patrie
que j'aime tant, par-dessus les êtres et les choses que
j'ai le plus aimés, par-dessus les rares infortunés qu'il m'a
été donné de secourir, par-dessus quelques veuves, sans
fortune, délaissées, que j'ai reconfortées et n'ai pu soulager
matériellement autant que je l'aurais voulu, par-dessus
quelques pauvres, ces membres de Jésus-Christ que j'ai
assistés, par-dessus la République que je confonds avec la
France.

Saint-Désert, le 15 octobre 1900.

---

## A Son Éminence le Cardinal Perraud,
### Evêque d'Autun

21 juin 1900.

ÉMINENCE,

C'est avec un sentiment de douce et bien précieuse
surprise, que je reçois l'expression de vos sympathies
religieuses de condoléances, à l'occasion des décès de ma
fille et de ma femme. Je les reçois au moment où j'achève
la lecture de votre travail si touchant, si consolant, si
documenté, comme toujours, et si harmonieux de style *sur
la Prière pour les morts.*

Je ne sais d'où m'arrive ce petit livre : à coup sûr, c'est
d'une âme amie, qui pense à moi, qui me le prouve, comme
vous me le prouvez à cette heure.

J'aurais donc encore sur la terre des Belay, des Léon
Sujet, des Bougaud, des cardinaux, tels que dom Pitra,
comme j'en ai eus dans le temps. Il n'y aurait donc pas
rien que pour moi ici-bas, je ne puis dire les lettres qui
consolent selon le mot de Cicéron, mais les études philosophiques, sociales et religieuses des plus élevées, si
j'en croyais les témoignages des de Marcère, des Émile
Keller, des Léon Cornudet, des Marey de l'Institut, des
de Lapparent et d'autres encore ; je retrouve donc
aujourd'hui les savants d'autrefois, les Amédée Bonnet de

Lyon, les J. B. Tessier, les Michon, les Lordat de Montpellier, les Beschamp, les Dumas de l'Institut, le créateur
de la chimie organique, le philosophe évêque Donet de
Montauban, les Dufaure, les de Bonald, les Dupanloup...
qui ont bien voulu jadis m'accueillir et m'encourager.

Je sais, Éminence, que vous venez de consacrer, dans
des pages que je n'ai point lues, un souvenir qui vous est
cher, celui du Révérend Père Gratry. Dans l'hommage que
j'ai adressé à Paris, à la nonciature, de ma dernière
brochure : *La Question scientifico-religieuse*, achevée si
péniblement au milieu de souffrances physiques et morales,
au centre de la mort des miens, j'ai joint une lettre particulière, dans laquelle j'ai dit un mot de votre oratorien.

Après avoir exposé au successeur de Mgr Clari mes
scrupules, comme je les avais exposés au Père Gratry lui-
même sur l'orthodoxie de ma *Médecine dans ses rapports
avec la Religion*, dans la crainte de tomber dans le matérialisme, tout en voulant le combattre, je lui disais que
j'avais en 1855 cru devoir faire le voyage de Paris pour
consulter ce philosophe éminent, ancien élève de l'École
polytechnique, qui descendait dans des salles anatomiques
pour étudier le cerveau.

Le Révérend Père me reçut avec empressement ; mais
aux premiers mots, lui disant que je localisais l'âme sur les
hémisphères cérébraux et rien que là, il m'arrêta court
et me déclara que j'étais bien matérialiste.

Je lui soumis alors quelques considérations qui le firent
réfléchir ; il m'avoua qu'il n'y avait jamais pensé ; il me
pria de vouloir bien lui confier mon manuscrit pour examiner
sérieusement ma thèse, me promettant d'en conférer avec
ses confrères et me donnant rendez-vous le surlendemain.
Le surlendemain qui se trouvait un lundi, je revins chez
les Oratoriens et le Révérend de m'affirmer qu'elle était
exempte de matérialisme ; il y a mieux, il me conseilla de
faire imprimer mon travail, ajoutant que je ne ferais pas
fortune, avec laquelle du reste j'avais divorcé, n'imitant
point sur ce point le curé de mon village.

Ainsi, comme je l'ai fait observer au nonce apostolique,
et comme je le fais observer à Votre Éminence, je suis
entré le samedi matérialiste chez les Oratoriens et, deux

jours après, j'en sortais spiritualiste sur le même sujet.

Je terminais mon épître au nonce du pape par ces mots : « J'ignore si je recevrais pour ma *Question scientifico-religieuse*, à la nonciature et au Vatican, le même accueil que celui que j'ai reçu à la maison des Oratoriens et à ce Vatican, pour mon premier travail. »

Quand on traite, comme j'ai tenté de le faire, de la substance, de la classification des substances qui n'a jamais été faite, du double vice ou péché orginel, comme je l'ai fait, de l'hérédité organique et spirituelle ou psychique, de la transmission de l'âme et de la force organique ou vitale dans l'acte de la génération, du vitalisme en général et du vitalisme en médecine, de la création *ex nihilo*, du Paradis, de l'Enfer, des récompenses et des peines dans l'autre vie; quand j'essaye de réconcilier la miséricorde de Dieu avec sa justice et autres choses encore, et tout cela d'après les dernières données scientifiques, il y a pour un esprit qui se croit catholique et qui s'est toujours défié de soi-même, de quoi, n'est-il pas vrai? Éminence, matière à se tâter le pouls de la conscience. C'est pour cela que j'ai cru devoir soumettre mon œuvre à qui de droit et me mettre en règle.

Vous rappelez-vous, Éminence, ce que je vous disais au début de votre épiscopat, à savoir qu'on serait obligé de passer par la physiologie pour faire de la psychologie? Il serait bien à propos qu'on pût se familiariser dans le clergé avec ces questions.

Quant aux savants, il faut l'avouer, s'ils sont savants et même très savants, en ce sens, qu'ils trouvent dans leurs recherches les secrets du Créateur, sans se douter de son existence, en revanche, ils sont la plupart à peu près nuls en philosophie, en morale, en théodicée naturelle; et étant nuls en morale, en niant la conscience morale, nuls dans la connaissance du cœur humain, il n'est pas étonnant qu'ils soient plus que nuls en politique, témoin M. Berthelot.

J'ai eu lieu, Éminence, de vous soumettre, dans le temps, des choses pénibles à votre cœur, relativement à notre curé, et je voudrais pour beaucoup qu'il ne fût plus question des procédés dont il use et continue d'user envers le docteur de Saint-Désert.

J'étais très résolu à ne plus vous en dire un mot ; mais des faits nouveaux venant de sa part s'ajouter aux anciens et m'affliger, je suis obligé, après, comme de raison et d'honneur, l'avoir averti, de venir encore vous entretenir de ce personnage.

Il faut reconnaître que la Providence ne m'épargne guère dans la voie douloureuse que je traverse.

J'avais, Éminence, une fille qui vient de m'être ravie à l'âge de quarante ans, une fille qui venait me consoler dans ma solitude et mettre du baume sur mes vieilles plaies, une fille dévouée à outrance, victime de son dévouement à sa pauvre mère, qui depuis plus de quinze ans luttait infructueusement pour amener cette mère au foyer familial, une fille pure s'il y en a, modeste s'il en est, craignant le mal jusque dans ses apparences.

Cette fille tombe malade ; je ne suis averti qu'au bout de trois jours, alors que le mal avait marché et la serrait de près ; je l'examine ; je constate une affection des plus graves, des plus malignes, et après l'avoir examinée, comme elle se trouvait dans la même chambre que sa mère, je vais à celle-ci qu'entourait une sœur de bon secours. Je lui tends la main, je tends la main à la mère qui l'accepte et en même temps, du lit de la mère, je dirige un regard sur ma fille qui se dresse sur sa couche, en suivant ma démarche et qui manifeste une expression, un épanouissement de bonheur.

Quel bien produit sur nos chères malades et surtout sur ma fille !

Hélas ! j'ai beau redoubler, tripler les doses de sulfate de quinine, je fais reculer la mort, je ne la supprime pas ; mais quelles scènes, quelle allégresse dans les heures de répit, quand j'obtiens du mieux ; quelle espérance, quels projets !

« Papa, j'ai fait quelques petites économies, je ne veux plus que tu fasses tes courses à pied, à ton âge ; je veux t'acheter une petite voiture, et quand nous serons réunis à Saint-Désert, nous irons voir nos amis et faire la paix avec ceux qui t'ont fait de la peine et en particulier avec M. le Curé. »

Cependant la quinine n'opérait plus, il faut lutter sans espoir et se résigner à calmer. Alors quels épanchements, quels entretiens avec cette conscience si délicate !

A deux heures du matin, elle me prie d'aller chercher le prêtre qui l'avait déjà confessée et qui accourt; la nuit suivante à la même heure, même prière et même empressement du vicaire; je veux la consoler, la rassurer moi-même; elle me répond avec un ton que je ne puis oublier: « *Papa, tu ne peux me pardonner, tu ne peux pardonner mon frère.* — Mais ma fille, ma très chère fille, je n'ai rien à te pardonner par la raison que tu ne m'as en rien offensé. — Papa, *tu ne peux oublier !...* » Et comme elle n'achevait point, qu'elle était anxieuse, j'essaye d'éclairer avec la plus grande prudence, ce mystère et j'en découvre le fond: *Je ne puis oublier*, crois-tu, *l'affaire du tribunal ?* et sur un signe de tête affirmatif de sa part, je lui prends les deux mains et lui dis avec une paternelle bonté :

« Pauvre enfant, tu n'avais que douze ans, quand on t'a amenée devant les tribunaux pour déposer contre ton père, tu n'étais point coupable, ce sont ceux qui voulaient te faire parler qui sont coupables, allons! laissons cela et prions ensemble le bon Dieu. Encore une fois, je n'ai pas à te pardonner; prions, ma chère Marie ! » Et d'une voix très forte et comme dans une sorte d'extase, elle récite avec son père le *Pater* et répète à plusieurs fois, en les articulant, ces mots : *Pardonnez-nous nos offenses, comme nous pardonnons.* Et mon cœur était sur son cœur et je ne tardai pas à constater sa dernière pulsation et à recueillir sa dernière respiration.

Ah! Éminence, que les passions politiques sont terribles! Les misérables! un légitimiste de renom à qui Henri V écrivait: *Mon cher X.,* et un impérialiste forcené, qui m'en voulait personnellement, avaient entrepris de me déraciner, de détruire mon foyer; ils ont eu cette infamie, de connivence avec deux indignes prêtres, d'appeler contre moi devant les tribunaux mes deux enfants. Heureusement qu'il s'est trouvé des juges honnêtes qui n'ont pas voulu les admettre. Mais si mes ennemis n'ont pu m'affliger à ce point, ils n'en ont pas moins empoisonné l'âme de ma tant chère fille. Encore un coup, qu'elles sont

cruelles les passions politiques! Voilà plus d'un demi-
siècle que j'en sens les effets, et aujourd'hui, quand je veux
tenter le moindre bien, je les retrouve sur mes pas. N'osant
pas m'attaquer en face, ils conspirent silencieusement
contre moi et font le vide autour de moi.

Tout n'est pas fini à Saint-Désert, à l'occasion des maladies et des décès si soudains et si rapprochés de mes
chères malades, il me fallait subir d'autres épreuves, ma
fille morte.

La mère désire du plus grand désir rentrer à mon domicile; je l'y ramène, non sans péril, dans l'état maladif où
elle se trouvait; elle est à peine étendue sur son lit, contente d'être rentrée, qu'elle me dit : *Les prêtres et les gens
d'église m'ont fait la guerre*; même déclaration à mon ancienne domestique.

Nous conduisons au cimetière de Saint-Désert mon fils
et moi, avec nos amis, ma fille, ma bien-aimée fille, à une
place où je veux être enseveli, à la même place, et comme
elle avait disposé verbalement d'une certaine somme pour
des messes à son intention, nous allons deux jours après
les funérailles trouver le curé à sa sacristie.

« Je viens, lui dis-je, au nom de ma défunte, de ma
fille qui m'a témoigné, avant de mourir, le désir de faire la
paix avec vous, je viens donc vous offrir la paix, mais une
paix franche, sérieuse, loyale, je la veux ainsi. »

Et pour toute réponse, un sourire peu décent, pas un
mot pour mon enfant qu'il saluait d'une manière empressée,
affectée, quand il la rencontrait; pas un mot pour ce vieillard, pour moi qui l'avais comblé de bienfaits ; toujours
le même être sans cœur, comme le qualifiait un de ses
confrères qui s'en donnait dans le temps avec lui; toujours
l'homme d'argent, le même égoïste qui reçut notre monnaie comme un banquier. J'en fis l'observation à mon fils
en sortant, j'étais navré.

Avant de sortir, je dis à dessein à M. le Curé : « Vous
saurez que je suis toujours médecin et que je reste médecin. » Et trois à quatre jours après, comme mondit curé
se trouve indisposé, il ne manque pas, en signe de paix,
de faire appeler un jeune confrère, lui qui osa, dans un
élan d'apparente gratitude, me proclamer *grand médecin*,

à mon nez et à ma barbe, du haut de sa chaire; qui disait dans cette chaire *coram populo* qu'il n'oublierait jamais le noble docteur, lequel venait de le faire réintégrer dans son traitement supprimé durant quatre ans et qui avait trouvé, par une souscription, le moyen de remplacer intégralement ce traitement; lequel médecin l'avait soutenu dans son projet d'achever notre église, au plus fort d'une lutte infernale engagée depuis trop longtemps entre lui si dominateur, et notre maire si radical.

Comme mon curé, dans cette affaire, à mes conseils pacifiques m'avait répondu : *Je casse, mais ne plie pas*, je fus obligé de faire une démarche auprès du préfet, et avec une influence de famille et notre bon droit, j'obtins pleine satisfaction.

En toutes circonstances et surtout à l'occasion de la mort de sa sœur, où il m'a sacrifié, comme toujours, je n'avais cessé de lui témoigner un dévouement affectueux.

A titre de reconnaissance, on sait comme il accueille, avec quel zèle il produit ici contre le vieux docteur les jeunes confrères, et si le vieux praticien ne va point mourir à l'hôpital, ce ne sera pas sa faute. Quelle nature! Quel meneur! Quelle race, mon Dieu !

Et durant ce temps, ma pauvre femme, si contente de rentrer, tandis que j'étais si satisfait de l'avoir dans ma maison, m'inquiète. Elle avait refusé tous remèdes à Givry de la part de mon confrère; elle n'en voulait accepter aucun à Saint-Désert de ma part. C'est alors que je fais appeler notre curé, sachant dans quelles dispositions elle se trouvait à l'égard des prêtres; j'aurais voulu la voir, aux derniers moments, dans d'autres dispositions, celles de notre fille bien-aimée.

Je mandais le prêtre qui ne put rien obtenir; ma malade lui objecta qu'elle n'était pas malade, que dans quinze jours elle irait se confesser à l'église paroissiale. Illusions, grandes illusions que je ne partageais point; je représentais à M. le Curé que je ne pouvais les partager; c'était le soir, et je lui fis un devoir de passer chez moi le lendemain matin; le lendemain c'était un jour de conférence, un jour de fête obligatoire pour notre pasteur, et ce bon pasteur, ce n'est pas la première fois que cela lui arrive, abandonne la pauvre brebis ; au lieu de passer chez moi le lendemain matin, à huit heures il monte dans son coupé par un temps affreux, au lieu de monter à ma maison, ce qui ne le retardait que de quelques minutes, prend la route du bas, en face de ma demeure et court à Sainte-Hélène, dans le canton voisin ; et il s'oublie, et il revient vers cinq heures de l'après-midi, et en revenant il se munit de coton et d'huile d'olive, pour administrer ma malade ; donc il avait réfléchi sur la gravité du mal, durant son voyage ; et il arrive auprès de ma femme ; et celle-ci n'avait plus de connaissance, elle était dans les convulsions de la mort : elle saisit le coton que le prêtre lui passe sur les paupières ; il veut lui passer une autre bourre de coton sous le nez et avec ses doigts crispés, elle serre tellement le coton que le prêtre a la plus grande peine à le lui arracher des mains.

Quel spectacle ! quel fait ! Je ne le qualifie pas ; je m'en abstiens.

Et dire que ce mandarin, ne cesse de me saluer, comme il ose prêcher la charité sans la pratiquer, le renoncement aux richesses, au bien-être matériel sans y renoncer !

Des actes, Éminence, n'est-ce pas ? des actes et non des paroles, de vaines protestations d'amour, de dévouement ; des actes et non des discours contredits sans cesse par d'autres actes !

Dans le dernier entretien que nous eûmes tous deux, Éminence, au presbytère de Saint-Vincent (Chalon), j'ai eu l'honneur de vous faire remarquer, à propos de votre desservant de Saint-Désert, qu'il y avait contre lui et me regardant un *ensemble de faits*, et vous vouliez bien en convenir, et par des motifs inexplicables, lorsque je vous dis qu'il me fallait une solution, j'ai pu saisir dans votre geste que je n'avais rien à attendre de vous.

Vous me rendrez cette justice, que moi, si sensible, si nerveux, je ne me suis point révolté alors que vous m'aviez promis de vous convoquer pour nous réconcilier et que vous n'aviez point tenu votre promesse. J'avais, je vous en fis part, j'avais eu soin d'avertir mon curé de ma démarche auprès de vous, et je lui avais donné connaissance des griefs que je lui reprochais. Il était donc bien averti, et vous aussi. Aujourd'hui, la mesure est comblée.

Recevez, Éminence, etc.

---

## Au même Cardinal

Du 25 août 1900.

ÉMINENCE,

A l'occasion de ma première lettre sur le *Salut de la France et de la République* adressée à M. Loubet, j'ai reçu de l'un de vos prêtres les lignes suivantes :

« MON CHER DOCTEUR,

Je viens de lire votre belle lettre au président. Il vous appartient de donner le suprême conseil, conseil du vieillard et du chrétien, placé que vous êtes à une hauteur où les horizons sont sans mirage et les illusions sans prestige. J'ai admiré la modération de voix avec laquelle vous vous êtes fait entendre, et j'espère écouter. Rien ne se perd, pas plus dans l'ordre moral que dans l'ordre matériel, et en frappant sur une conscience, on réveille un écho divin. En déposant sur la tête d'un grand des charbons ardents, vous faites votre devoir tout entier ; il reste à souhaiter que le *feu prenne*, pour continuer de parler la langue d'Isaïe.

Avec mes humbles félicitations, agréez, je vous prie, mes très respectueux et dévoués sentiments.

L'abbé X. »

Ce prêtre, Éminence, saturé d'idées, pétillant d'esprit, exubérant de charité, de langage, qui sous des apparences parfois légères possède un fonds réel, le feu sacré, qui a chaud dans l'âme, fait passer dans ses écrits toute son âme, prie avec la candeur d'un enfant et pense en homme, qui, taxé par d'aucuns de sensualisme, entreprend dans ce moment, après avoir produit son *Lacordaire* et son *Saint Bernard*, la *Vie de sainte Thérèse*, se livrera, en regard de cette sainte, à des considérations générales sur son époque, aura pour cette nature extraordinaire, si contraire à notre nature déchue, souillée, des élans de suaves délicatesses, des accents de douce et virginale poésie; qui

a la réplique instantanée, recherche et provoque en public
les objections, se complaît avec les foules, s'est mis en
contact avec elles dans ses tournées électorales et a développé des forces herculéennes, parcourant à pied votre immense diocèse; s'arrêtant à toutes les communes, les
haranguant ; ce prêtre qui méritait d'être au parlement, si
sympathique, si miséricordieux, si large, le refuge des
gros pécheurs, ce prêtre-là qui m'aime, a été impitoyable
pour le docteur de Saint-Désert, l'auteur de la *Question
scientifico-religieuse*, plus impitoyable que ne l'est au même
endroit son curé qui ne l'est pas peu, que ne le serait son
tout jeune vicaire, s'il en avait un.

En effet, tandisque le Père Gratry m'avait donné l'abso-
lution, que le prélat philosophe, l'évêque Donet de Montauban, avait admis mon principe vital, comme étant distinct
de l'âme ou principe pensant, que j'avais reçu du Vatican
la bénédiction du Saint-Père, que des cardinaux, des
évêques éminents m'encourageaient, des évêques, tels que
l'évêque Dupanloup, qui m'invitait à venir passer quelques
jours sous son toit et avait compris qu'il fallait lutter corps
à corps contre le positivisme matérialiste, tels que mon
ami Bougaud, son collègue dans l'épiscopat, qui me criait de
Laval: *Poursuivez-les*, en parlant des représentants de cette
école si funeste, tandis que des hommes de génie dans la
science, de talent supérieur, de vrais croyants, avaient
partagé mes idées, que de nos jours celui qui est à la tête
des œuvres catholiques de Paris, ce grand patriote, ce
catholique non moins grand, Émile Keller, qui connaît
mes vielles luttes, qui prétend que je suis clair et net
dans ma *Question scientifico-religieuse*, ose me dire, dans
sa correspondance très suivie avec moi, ce dont je doute
fort, à savoir que Dieu me récompensera *royalement de
mon apostolat;* lorsqu'un savant membre de l'institut laïque
de France, aujourd'hui professeur à l'institut catholique
dans la capitale, veut bien par lettre me déclarer qu'il y a
dans cette étude avec des sentiments chrétiens qui débordent des sentiments élevés dignes de la bibliothèque
de cet institut catholique, voilà que l'abbé Sanvert, puisque
son nom se dégage assez de l'X ci-dessus, m'excommunie
du commencement à la fin, sur toute la ligne, et ne veut

rien entendre, lui, cet homme de progrès politique et social,
parce qu'en fait de sciences d'observation, il est, comme
tant d'autres, d'une ignorance absolue, aussi ignorant que
ce grand évêque, député, qui n'a cessé de son vivant de
regarder du côté du passé, toujours tourné de ce côté, et
tendait naguère de toutes les forces de son éloquence à
nous ramener au droit d'aînesse, aux anciennes provinces,
à l'hérédité monarchique, à l'ancienne monarchie, plus
monarchiste que le roi et que le Pape!

Mon ami Belay, lui, le saint prêtre me lisait, m'écoutait,
mais s'abstenait en prêtant l'oreille du côté du Vatican;
son évêque d'alors, votre prédécesseur médiat, me faisait
savoir que ces questions de sciences dans leurs rapports
avec la religion ne le regardaient pas; quant à mon
évêque actuel, devenu cardinal, il voulait bien en laisser
dire un mot dans sa *Semaine religieuse*, par l'organe de
M. Benoy qui consentit, et c'est tout, à être d'accord avec
moi sur l'existence de l'âme des bêtes, admise par saint
Thomas, mon évêque s'abstenant, gardant le silence et
se récusant, quand je m'avisais de lui parler de mon livre :
« Je ne puis ni vous approuver, ni vous condamner, »
m'avait-il répondu.

L'abbé Moigno, cet enthousiaste vulgarisateur des
sciences astronomiques, physiques, mécaniques et de
leurs applications, m'avait consacré dans ses *Mondes* et
dans ses *Splendeurs de la foi* des pages qui n'étaient pas
de nature à me déplaire. Me sachant à Paris, il m'appela à
Saint-Denis pour travailler avec lui, à l'effet de prouver le
miracle par la science médicale surtout: il me soumit des
rapports relatifs à la béatification du bienheureux Labre;
je passais deux jours et deux nuits à étudier ces documents de médecins sur son cas, et je crus, en conscience,
lui dire qu'ils n'avaient aucune valeur; que du reste le
miracle étant une dérogation aux lois de la nature, c'était,
selon moi, faire fausse route de penser qu'on pouvait l'expliquer par la science seule : du moment que la science
peut en donner la raison, le soumettre à l'expérience, ce
n'était plus un miracle.

Je n'ai point cru, Éminence, devoir vous adresser ma
*Question scientifique et religieuse* que vous trouverez

avec toutes mes brochures dans le volume que je vous
envoie et vous prie d'agréer, par la raison qu'ayant été
à l'École normale, dans la section des lettres, vous ne
pouviez guère vous prononcer.

En m'adressant directement à la nonciature et par là à
Rome, en lui soumettant mon travail, qui est la continua-
tion de mon premier ouvrage, j'ai joint une note qui rappelle ce que j'ai dit dans ma préface en 1857, à savoir : qu'il
fallait à notre époque des arguments nouveaux scientifiques, basés sur des faits nouveaux, les découvertes nouvelles, qu'il fallait allier la science avec la foi, que ces
deux facteurs étaient nécessaires dans la recherche de la
vérité morale et religieuse : *intellectus quærens fidem, fides
quærens intellectum*, avait dit saint Anselme, comme
vous le rappelez si bien dans votre *Vie du Père Gratry*.
Au temps de ce penseur, il y a près de mille ans, la
science n'était certes pas ce qu'elle est à présent ; et je ne
doute pas que s'il revenait avec saint Thomas, ils n'hésite-
raient nullement à modifier leur enseignement sur plusieurs points, tout en respectant le fonds doctrinal.

Lorsqu'il y a quarante-cinq ans, je suis allé à votre
illustre oratorien pour le consulter, je ne le connaissais que
par la renommée et parce que j'avais appris qu'il s'occupait d'anatomie et de physiologie. Je n'avais rien lu de
lui : quand on est aux prises tous les jours, sans compter
pas mal de nuits, avec les labeurs, les difficultés de la
pratique médicale et d'autres difficultés, on n'a guère le
temps de lire et de faire de l'érudition.

Je n'ai lu que le *Génie du Christianisme* de Château-
briand, les *Études philosophiques* de Nicolas sur le Christianisme, quelques pages de Bossuet sur les *Mystères* ;
votre *Parole de l'heure présente*, ce que vous avez écrit
sur Renan après sa triste fin, le *Devoir* néfaste de Jules
Simon que j'ai analysé et réfuté, *Le Vrai, le Beau, le Bien*
de Victor Cousin, rien de Platon, rien de saint Augustin,
de saint Anselme, de saint Thomas d'Aquin, de Rosmini,
de Leibnitz, etc.

Si j'ai reproduit quelques passages de leurs œuvres,
c'est à des personnes amies que je le dois et dont je n'ai
pas oublié de citer les noms.

J'ai glané çà et là et saisi au vol quelques idées mères aux cours du Collège de France, aux pieds de la chaire de Notre-Dame de Paris, au prône paroissial, en entendant les évangiles et les épitres de saint Paul, des encycliques, des mandements, quelques sermons.

Ayant été forcé, pour cause, de lire les psaumes de la pénitence, j'ai pu retenir et méditer ces paroles de David : « J'ai été engendré dans l'iniquité, et ma mère m'a conçu dans le péché ; la terre et les cieux, Seigneur, sont l'ouvrage de vos mains : ils périront, mais Vous, vous demeurerez ; ils vieilliront tous comme un vêtement et Vous leur ferez changer de forme comme un à manteau. » J'ai recueilli ces expressions de saint Paul qui, par parenthèse, s'est singulièrement abusé, trompé, astronomiquement parlant, en se croyant arrivé à la fin du monde, j'ai recueilli ce qu'il dit « que nous rcasusciterons transformés, transfigurés comme le Christ, avec un corps non de chair *animale*, mais avec un *corpus spirituale, spiritualisé* », et ces autres paroles de saint Jean qui affirme que le *Père*, le *Fils* et le *Saint-Esprit* ne sont qu'*une même chose*, de même que *l'esprit humain*, *le feu* et *l'eau* ne sont aussi qu'*une même chose*.

C'est en m'arrêtant sur ces paroles profondes, sur ces textes, en les méditant, en méditant sur les deux premiers chapitres de la Genèse biblique, en combinant ces documents avec nos données nouvelles scientifiques, que je suis arrivé à la transmission du double vice originel par la génération, au transformisme divin, et que j'ai écrit, en dernier lieu, ce que j'ai écrit, comme c'est en méditant sur cet inimitable, livre l'*Imitation de Jésus-Christ*, commenté par un' abbé célèbre, tristement célèbre sur la fin de sa carrière, que j'ai appris à me tenir en médiocre estime devant les hommes et devant Dieu, devant Dieu avant tout.

Les savants, Éminence, ces chercheurs patients, trouvent, arrivent à découvrir les secrets du Créateur, mais la plupart ne sont ni philosophes, encore moins moralistes et n'ont nul souci de l'élément religieux ; à cette heure, les officiels vont plus loin, ils le suppriment. — J'ai cherché dans votre *Vie du Père Gratry* son apport vraiment scientifique pour la grande et capitale question religieuse; je n'ai rien trouvé, et je ne devais rien trouver, l'auteur de cette Vie s'excusant de ne pouvoir le suivre sur ce terrain. J'aurais aussi désiré connaître sa pensée sur Jules Simon. Si vous désirez savoir la mienne, vous pourrez, Éminence, la voir exprimée dans ma *Question scientifico-religieuse*, p. 64 et 96, dans mon *Alliance de la Démocratie avec le Christianisme*, p. 80 à 84, dans ma *Question politico-religieuse*, p. 91 et 92, et à ma note K, sur MM. Cousin et *Jules Simon*, dans ma *Médecine dans ses rapports avec la Religion*, que je vous ai offerte, sur l'avis de M. feu Léon Cornudet, votre parrain, pour notre diocèse.

Mais je m'aperçois que je parle trop de moi et trop peu de vous, Éminence, que je disserte, quand l'heure n'est plus guère aux dissertations, aux discours, mais aux actes; et qu'il faudrait se jeter dans la mêlée. J'ai à la fin du mois dernier voulu, pour ce, partir pour Paris et m'y installer au moins un mois. Il a fallu déposer les armes. Atteint il y a dix ans d'une attaque apoplectique, dont les effets se sont fait sentir plus ou moins durant huit années, qui s'était renouvelée il y a dix-huit mois dans la capitale et qui m'obligea alors de partir, je n'ai pu y séjourner, ces semaines dernières, que dix jours, les accidents du côté du cerveau me menaçant, au point de ne pouvoir m'équilibrer.

Actuellement, je reçois des lettres dans lesquelles on me dit m'attendre là-bas, dans le bruit, dans le tourbillon, à la rentrée des Chambres : ma santé qui se refait un peu, dans le calme et la solitude, me permettra-t-elle à mon âge d'affronter une troisième fois le séjour de la capitale pour y batailler?

La Justice divine, Éminence, se fait sentir sur l'humanité, sur presque toute la famille humaine et n'épargne point notre chère France, parce qu'on a voulu non seulement se séparer de Dieu, mais le dédaigner. *Impius, quum in profundum venerit, contemnit.* L'*impius*, c'est presque tout le genre humain d'à présent.

Pourquoi faut-il des baptêmes de sang que nous avons prédits pour nous faire réfléchir et nous régénérer ?

Si je vous ai reproché, Éminence, de ne point faire d'ad-

ministration, de ne point vous occuper de ces détails administratifs, pour lesquels vous n'avez pas été créé et mis
au monde, pour lesquels vous ne pouvez point prêter
votre attention, toujours tendu, sur les questions de politique générale, sociales, littéraires, historiques, religieuses, si je vous ai fait de tels reproches, pour des raisons
que je veux oublier, je ne vous ai jamais blâmé de ne point
prier et de ne point travailler.

Bûcher et prier, c'est bien la vie du prêtre, du vrai
prêtre ; ça a bien été votre vie à vous, depuis que sacrifiant
votre belle situation universitaire, vous vous êtes consacré au plus sublime des sacerdoces.

Vous avez marché sur les traces du Père Gratry, sous les
ordres de ce Père spirituel, et en fils dévoué et reconnaissant, vous lui avez élevé un monument de piété filiale ; de
ses œuvres, vous vous êtes fait un scrupule de n'en parler
qu'en connaissance de cause. Vous avez retracé cette
grande physionomie, sans négliger aucun détail, vous l'avez
fait avec conscience, avec amour, avec des traits et des couleurs tels, que ceux qui l'ont connu ou qui plus tard vou-
dront le connaître et connaître son époque, le trouveront
el qu'il a été, même avec ce qu'il avait d'humainement
défectueux ; vous l'avez photographié et encadré dans les
fleurs de votre beau langage.

Vous étonnerais-je, Éminence, si je vous disais que je
vous ai recherché plus que vous ne pensez ? J'ai recherché
toujours les nobles intelligences et les caractères virils,
et comme ma chère fille que je pleure dans le silence, les
âmes honnêtes et pures. Je vous ai suivi à Cluny, à Mâcon pour l'éloge funèbre de notre incomparable poète, à
Rome, à Carthage, en Angleterre, dans cette Irlande, la
patrie d'O'Connell, dans cette Pologne, la sœur de la France,
que notre parent Mauguin en 1832 a défendue à la tribune
de la Chambre des députés et que vous deviez défendre
vous-même à une autre tribune.

Je vous ai recherché envers et contre tout, et s'il vous
plaisait de m'accorder une audience, je me ferai un devoir
d'aller vous remercier en personne, de votre *Vie du Père
Gratry* que j'ignorais et de vos sympathies douloureuses,
si précieuses pour mes vieux jours, vous promettant de

vous entretenir de tout autre chose que de mes démêlés avec notre pasteur.

Recevez, Éminence, mes sentiments respectueux.

---

### A Mgr Lorenzelli, nonce à Paris

26 mars 1900.

MONSEIGNEUR,

J'ai l'honneur de vous adresser mon dernier travail : *La Question scientifico-religieuse*, comme j'ai fait avec vos prédécesseurs qui m'ont témoigné beaucoup de bienveillance, et comme je n'ai cessé d'agir à l'égard de la Papauté qui a bien voulu me transmettre sa bénédiction par le cardinal Pitra, à l'occasion de l'hommage que je lui fis de mon livre : *La Médecine dans ses rapports avec la Religion.*

Ces questions, Monseigneur, étant nouvelles et très ardues, je crus devoir en 1855 faire le voyage de Paris pour consulter le philosophe éminent, le Révérend Père Gratry, de l'Ordre des Oratoriens.

J'avais craint, tout en me proposant de combattre le matérialisme positiviste, de glisser dans cette erreur grossière, si funeste, à l'ordre du jour depuis quelques années, dans trop de milieux.

Je lui disais donc, en entrant en matière, que je localisais l'âme sur le cerveau. Sur cette proposition, il m'arrêta court et n'hésita pas à me condamner; je lui soumis quelques considérations qui le firent réfléchir, entre autres celles-ci : « Dans votre système chrétien, vous reconnaissez bien que l'âme est une substance particulière, spirituelle — incontestablement. — Vous admettez qu'elle est unie à notre corps et rien qu'à notre corps. Réponse : Indubitablement. — *Je vous tiens;* car qu'elle soit unie à notre corps ou à un organe de notre corps, c'est toujours dans les deux cas, une localisation. Sur ce, le Révérend me dit qu'il n'y avait jamais pensé; il me prie de lui confier mon manuscrit, chose que je m'empressai de lui accorder et me donna rendez-vous pour le surlendemain, après l'avoir examiné avec ses confrères; le surlendemain, je revins à mon Révérend, qui me déclara que ma thèse était exempte de matérialisme, de sorte que j'entrais chez les Oratoriens matérialiste, un certain samedi, et le lundi j'en sortais spiritualiste sur le même sujet.

Je ne sais, Monseigneur, si je trouverais le même accueil à la nonciature et au Vatican, relativement à l'étude que je vous envoie : je me suis toujours défié de moi-même, et sur la fin de ma longue carrière, je voudrais mourir l'âme en paix, avec la conviction qu'il n'y a au fond rien, dans tout ce que j'ai publié, de contraire à l'enseignement catholique.

Ce n'est qu'après avoir bien médité, médité longtemps, que je me suis décidé à écrire ce que j'ai écrit sur la création *ex nihilo*, sur le double péché originel, la transmission du principe vital et du principe spirituel dans l'acte de la génération, sur la substance, la classification des substances, le Paradis, l'Enfer, la durée des peines et des récompenses dans une autre vie, etc.

Ce n'est que lorsque l'observation scientifique m'eut démontré comment dans le règne végétal, le règne animal, le règne humain, le principe de vie organique ou vital et le principe de vie spirituelle ou psychique se transmettaient, avec des modifications héréditaires morbides, comment les agents du règne minéral se transformaient, comment tout dans la nature tendait à l'unité et à l'Unité substantielle absolue, que je suis arrivé à formuler mes convictions, me basant toujours sur les faits, *affirmant tous les dogmes*, et cela, au nom de la science surtout, avec les données de la science pure.

Je ne suis point assez versé dans la langue hébraïque pour me fixer sur le vrai sens des textes, qui sont bien sujets à interprétation ; mais je n'ignore pas que cette langue n'est pas riche, comme la nôtre, que par conséquent elle ne peut apporter de la précision, comme nos langues modernes, qu'elle abonde en allégories, et je constate qu'il est déjà pas mal de mots de nos Saintes-Écritures, auxquels on attribue aujourd'hui un sens assez différent, même différent de celui d'autrefois, lesquels ont reçu, en vertu des découvertes nouvelles, des progrès scientifiques, une sorte de consécration.

Je crois qu'on ne risque rien de faire appel à la science :

le Christianisme est assez large et profond pour se laisser
déborder par elle.

En ce qui concerne particulièrement la durée des peines
et des récompenses dans un autre monde, je pense que
ce n'est point ébranler l'économie de notre *Credo* que
d'avoir traité le problème, comme je l'ai fait.

Aux arguments scientifiques et rationnels que j'ai donnés,
j'en pourrais ajouter d'autres et faire valoir :

1° Que toute peine doit être proportionnée au délit.

2° Qu'en raison des aggravations causées dans nos prédispositions au mal, depuis une longue suite de siècles,
par l'effet, tous les effets de l'hérédité, nous devons avoir
droit, en quelque sorte, à l'indulgence et à la miséricorde
divines.

3° D'un autre côté, il m'apparaît que ce serait un moyen
et un très grand moyen pour l'Église de gagner une multitude d'êtres intelligents, qui ne peuvent comprendre,
qui ne comprendront jamais qu'on puisse subir des châtiments éternels pour une faute passagère, qu'une mort
subite ou un autre événement a empêché de réparer.

Un enseignement aussi exclusif, Monseigneur, ne me
paraît plus en rapport avec l'état des esprits, et surtout
avec les résultats scientifiques modernes.

Il y a plus, et je dois vous l'avouer, je crains, s'il per-
sistait, qu'il nuise à la grande cause catholique. Dans ces
conditions, un facteur nouveau s'impose, ce facteur ne peut
être que la science : *intellectus quærens fidem, fides quærens intellectum*, disait saint Anselme au XI° siècle.

Dans son bref aux évêques d'Autriche en 1856, je l'ai
signalé, Pie IX s'inspirant des idées de saint Vincent de
Lérins, préconisait, dans les mêmes termes que ce saint,
le progrès en théologie.

Un an avant, je disais dans la préface de mon livre, non
encore imprimé, soumis au Père Gratry, *que pour convaincre en philosophie religieuse*, il fallait surtout un
*langage nouveau* et des arguments *scientifiques nouveaux*
basés sur les *découvertes nouvelles*.

Dans son mandement de la Pentecôte, en 1851, l'archevêque de Paris, Sibour, avait dit :

« Pourquoi cette lutte insensée entre les hommes de la

science et les hommes de la foi ? Le flambeau de la science et le flambeau de la foi ne sont-ils pas allumés au même foyer ? Leur éclat ne part-il pas de la même source, du Père de toutes les lumières naturelles et surnaturelles, du Soleil éternel des intelligences ? Que la science et la foi se rallient donc pour travailler au salut commun... Nous, hommes de la foi, nous déposerons nos *défiances exagérées peut-être*, si vous, hommes de la science, vous voulez vous dépouiller de vos *injustes préventions*. Que la foi ne repousse pas les réalités de la science, mais que la science aussi ne repousse pas les vérités de la foi, et tous les problèmes seront bientôt résolus.

*Note du 20 septembre 1901.* — A tout ce que j'ai publié sur le péché originel et sur le transformisme, je rappellerai le passage du psaume 50 où il est dit : « J'ai été engendré dans l'iniquité et ma mère m'a conçu dans le péché, » et cet autre passage du psaume 10, en regard de ma thèse sur le transformisme divin: « Ils périront (les cieux), ils vieilliront, Seigneur, et vous leur ferez changer de forme comme à un manteau, » et ces autres paroles : « Nous avons tous *péché, été souillés en Adam*, » lesquelles se trouvent justifiées par la simple observation des faits, dans la transmission héréditaire, au double point de vue du corps et de l'âme.

Quant à la manière dont le jugement de Dieu s'opère, il résulte de l'état même de l'âme, de sa nature et de celle de Dieu, de l'état de cette âme au moment où elle se sépare de son corps et où elle comparaît devant son Juge. J'ai dit pourquoi l'âme dégagée du corps ne pouvait pénétrer dans les corps célestes.

Si elle est pure ou purifiée, attraction ; si elle est impure, répulsion ; à la mort, si elle est pure ou purifiée, attraction, fixation dans le milieu divin et récompense ; si elle est impure, répulsion et châtiment proportionné au délit.

Tout cela est instantané : Dieu agit par sa vertu attractive qui persiste dans le cas de récompense, et par sa vertu répulsive persistant également dans le cas de châtiment.

Pour ce qui est du langage dont se sert le Christ lui-même, afin de mieux inculquer la vérité, il faut bien se convaincre que ni lui, ni ses apôtres ou ses représentants, ne s'adressent pas à des esprits purs, à des intelligences pures, mais à des êtres charnels et trop souvent ignorants, grossiers, qui ont besoin pour comprendre, d'images, de comparaisons, de signes qui fassent impression sur leurs sens, afin d'éveiller en eux des idées et en faire des êtres capables de connaître leurs devoirs.

Voilà pourquoi il y a tant de ces figures de ces formes de langage parfois exagéré, emphatique, en usage chez les Orientaux, qu'on rencontre si souvent dans la Bible et l'Évangile, nécessaires aux différents peuples, indispensables à bien des humains. De là, pour retenir l'homme dans le juste et le bien, ces expressions anciennes correspondant à l'état des esprits des temps : *le grand livre de vie, la divine balance, les pleurs et les grincements de dents, les flammes vengeresses* qui ne sont autre chose que le feu de nos passions inassouvies, lesquelles nous suivent et nous torturent dans l'autre monde.

De là, ce culte public dont les plus sages ne peuvent guère se passer et qui, de même que les sacrements de l'Église, ont leur raison d'être physiologiquement.

Ils nous conduisent du sensible à l'insensible, du *matériel* à l'*immatériel*, à l'esprit, nous pénètrent de cet esprit, qui est vie, la vie spirituelle ; si bien que le Christianisme, comme l'a dit Cousin avec tous les penseurs catholiques, au lieu d'être un ramassis de superstitions, est une doctrine essentiellement spiritualiste, basée sur notre double nature physiologique et psychologique.

Lorsque le Christ, dans le désert, multipliant les pains et faisant allusion au sacrement de l'Eucharistie qu'il devait instituer, dit : *Mes paroles sont esprit et vie*, qu'est-ce que cela signifie, sinon, qu'en vertu de ce sacrement, si nous le recevons dignement, nous communions réellement avec Lui, que nous vivons de son esprit, que nous nous l'assimilons, que nous vivons de sa vie divine ?

Et puis, les résultats ne sont-ils pas là, qui nous montrent combien ce divin sacrement répond à tous les besoins de notre âme ; combien nous sentons de transformations opérées dans notre être spirituel, en le recevant ? Il est le moyen héroïque de la thérapeutique spirituelle, comme l'est notre sulfate de quinine, en médecine, dans les cas les plus graves. C'est bien lui qui a fait, fait et fera ces êtres surhumains qu'on appelle des saints.

---

## A M<sup>me</sup> Loubet, à l'Élysée

*29 août 1900.*

J'ai eu l'honneur d'adresser au Président de la République, le 30 juin dernier, mon dernier opuscule : *Le Salut de la France et de la République*. Je n'ai point reçu de réponse.

Comme vous estimerez, je l'espère, que le sujet en vaut la peine, je viens vous prier de vouloir bien appeler l'attention du Chef de l'État sur cet opuscule et faire ce que vous jugerez, après en avoir pris connaissance vous-même.

Vous n'ignorez point, Madame, que c'est une femme qui jadis a sauvé la France; vous pouvez être, à plus d'un titre, un élément de salut par ces temps plus que critiques, en dissipant des illusions qu'on se fait sur la situation de notre chère patrie.

Malgré ma santé et mon grand âge, j'ai l'intention de faire encore le voyage de Paris; je suis tout à votre disposition, si le Président veut bien m'accorder une audience que je sollicite.

Recevez, Madame, avec le même opuscule....

Saint-Désert (Saône-et-Loire).

Dr V.

---

## A M. Hilaire de Chardonnet

*Du 20 juillet 1900.*

Monsieur,

Je n'ai fait que passer parmi vous, et il semblerait que je n'y suis déjà plus. Vous vous tromperiez singulièrement, si vous croyiez que je n'ai rien laissé de moi dans votre foyer.

Je vous ai visité plus d'une fois par la pensée, dans ma solitude, et au milieu de mes douleurs physiologiques et morales, je me suis souvent demandé si vous aviez recouvert cette lumière qui éclaire nos pas et nous fait contempler l'œuvre du Créateur, si précieuse à tant de titres. Je crains bien, qu'héritier des dispositions paternelles, vous ayez repoussé les procédés opératoires et que vous ne soyez cloué dans un *statu quo* peu fait pour réjouir votre entourage. Je serais bien aise de savoir où vous en êtes sous ce rapport, et aussi si vos dernières recherches ont été couronnées de succès, non point de succès théoriques seulement, ceux-là vous sont acquis, mais de succès pratiques et positifs. Je fais des vœux pour que soyez récompensé, comme vous le méritez, dès ce monde. Il en est malheureusement qui sont dignes, très dignes et qui souffrent ici-bas; ils sont à plaindre, et plus que malheureux, si leurs espérances ne dépassent point les horizons terrestres.

Nous aurons bûché, mon cher voisin, vous et moi : j'ai lutté et lutté sans cesse, et malgré mes quatre-vingts ans, je ne puis me résigner à déposer mon armure, et contre cet ennemi qui se cache dans les broussailles de l'organisme, donne du fil à retordre au médecin, et contre tant d'autres ennemis que l'homme indépendant, qui ne sait point dissimuler la vérité, rencontre sur sa route.

Je dis que je ne puis me résigner, car dès que je me sens un peu de force, que mon estomac veut bien digérer, que le soleil me réchauffe et me donne tant soit peu de vigueur, je brûle de me déployer et de monter à l'assaut, malgré l'indifférence du milieu, malgré les obstacles, malgré tout.

Oui, quand je me sens quelque peu valide, je voudrais me lancer encore dans les luttes du moment, du moment qui dure anxieux, qui durera tant que nous n'aurons pas rappelé le grand Proscrit, le suprême Sauveur, le Dieu de la science et de la foi, du vrai progrès, qui nous châtie de mille manières, qui châtie ces princes indignes qui ont cessé, depuis plus de trois siècles, de jurer sur les Saints Évangiles pour cause..., qui châtie des populations qui ont cru à de faux prophètes et se laissent conduire par des gouvernants athées.

Dans ce moment et plus que jamais, je me recueille. Je n'ai pu marier ma fille, ma chère fille si pure, si dévouée, si victime de son dévouement, qui venait tous les huit jours me consoler dans ma vieillesse, et que je viens de perdre avec sa mère à l'âge de quarante ans. Je leur fais un caveau dans le champ du repos à Saint-Désert, je la place à côté de sa mère et me console en songeant que je les rejoindrai bientôt.

Vous, mon cher compatriote, vous êtes et vous serez plus heureux que je n'ai été ; vous conservez et conserverez votre fille qui m'a grandement intéressé, avec votre femme que j'ai toujours très appréciée.

Toujours à vous et à votre trinité familiale.

## A M<sup>me</sup> la comtesse de Chardonnet, née de Ruolz

Du 15 novembre 1900,

MADAME,

Vous savez aussi bien et mieux que moi, que c'est une femme qui a sauvé la France et qu'il existe divers modes de jouer le rôle de Jeanne d'Arc.

Après avoir cherché l'homme, je cherche la femme, ou mieux les femmes-hommes pour m'aider dans le but que je poursuis depuis quelque temps, lequel but consiste à provoquer une démarche collective à l'Élysée, à l'effet d'arracher au Président ses illusions, de le délivrer des boulets qu'il traîne à ses pieds et d'épargner à notre pays la révolution sociale.

Je suis retombé malade depuis l'heure agréable que j'ai passée au milieu de vous. Je me relève et je me propose de retourner à Paris dans quelques jours. J'aurai l'honneur de frapper à votre porte, je veux dire à vos cœurs de Français et de chrétiens. Nous ferons appel à tous, quelles que soient leurs couleurs, pourvu qu'ils croient en Dieu et ne soient pas francs-maçons ni juifs. Je vous ferai part de mes nombreuses lettres de créance, et en vous disant à bientôt, je compte sur votre concours et sur celui de ce chercheur persévérant, de ce chimiste qui a su faire de la soie avec des chiffons et avec qui vous vivez en communauté d'idées, de sentiments et d'espérance.

Je fais des vœux pour qu'il soit affranchi de sa cataracte et qu'il vous fasse profiter de ses découvertes.

Mille choses à M<sup>lle</sup> votre fille, et à vous, Madame, l'expression de mon profond respect.

D<sup>r</sup> V.

---

## A M. de Lapparent, ancien membre de l'Institut de France, professeur à l'Institut catholique de Paris.

du 22 juillet 1900.

J'ai bien regretté de n'avoir pu vous rencontrer dans mon très court passage à Paris. Je m'en suis dédommagé en passant une bonne heure chez le comte Hilaire de

Chardonnet, votre ancien camarade polytechnicien, en compagnie de sa dame et de sa fille, que j'ai retrouvés toujours les mêmes, c'est-à-dire de distinction exquise doublée d'une excessive bonté.

Il a été question de vous, et puis, nous nous sommes laissés entraîner, du moins votre serviteur, sur la politique de l'heure présente, et j'ai pu donner carrière à mes vieilles convictions : je n'avais pas quatre vingts, j'avais vingt ans à cette heure-là.

Cet ingénieux chimiste qui a su, avec la cellulose de chiffons, de végétal, faire de la soie, est en train de chercher un moteur nouveau. Malgré sa cataracte, il travaille et travaille sans cesse. Puisse-t-il le trouver et en être récompensé, comme il le mérite !

J'aurais bien désiré causer science avec vous, qui avez gagné deux titres presque inconciliables de nos jours. En vérité, quand je pense aux entraves qui proviennent des passions politiques, philosophico-religieuses, et dont je crois avoir pas mal souffert pour ma part, je n'ai pu m'empêcher de vous féliciter secrètement. C'est ce motif surtout qui m'a dirigé vers vous et qui m'a décidé à vous adresser ma *Question scientifico-religieuse*.

Je vous sais gré, Monsieur, de m'avoir répondu, courrier par courrier. J'ai vu par votre réponse que vous n'aviez fait que parcourir mon travail. J'espère que durant les vacances vous vous arrêterez sur le fond.

Je suis bien sujet à faire des fautes d'orthographe ; vous m'en signalez dans votre épître, à propos du nom de Spencer que j'ai écrit avec un *i* ; il m'arrive souvent d'en faire, parce que ces détails ne m'absorbent pas. D'un autre côté, on m'a souvent dit que je n'écrivais point pour faire du sentiment et des phrases de rhétorique. Je me suis figuré après une longue expérience et d'après ces critiques très sérieux, que je m'appuyais surtout sur l'observation des faits pour en tirer des déductions logiques.

J'aime à croire, monsieur, que vous serez de cet avis, et puisque M. Marey de l'Institut laïque et président de l'Académie de médecine, qui ne pense pas comme nous, philosophiquement parlant, a cru devoir offrir lui-même mes travaux à ces corps savants, je ne désespère pas que l'étude que j'ai eu l'honneur de vous adresser sera présentée par vous à votre Institut catholique. Je l'ai, sur votre conseil, envoyée à votre bibliothèque, rue Vaugirard, 74, et chose qui me surprend, c'est que je n'ai pas été avisé de cet envoi.

Je n'oserais pas vous demander d'en dire un mot, encore moins d'en faire un rapport, mais je vous déclare que cela me ferait d'autant plus de plaisir que je suis persuadé, d'après ce que l'on dit de vous, que vous êtes un des plus à même de saisir ces questions ; j'ajoute que je me suis mis en règle avec l'autorité ecclésiastique, en soumettant ma thèse.

J'ai aussi adressé au président Loubet mon opuscule: *Le Salut de la France et de la République* et pris toutes mes précautions pour le lui faire parvenir. Je vous en ai fait part. Si vous l'avez lu, vous aurez constaté que je ne lui ménage point la vérité. Est-ce une illusion ? Ne l'aurais-je pas tant soit peu ébranlé ? Le fait est que ses discours de Cherbourg, de Marseille, de la Beauce ont surpris pas mal de monde.

Les Guérault, les Lemire, les Émile Keller, les Provost de Launay, les de Ramel, le général Mercier, M. de Marcère, etc., me répondent à propos de cet opuscule ; quelques-uns d'entre eux m'attendent à Paris après la rentrée des Chambres. Si ma santé me le permet, malgré mon grand âge, je ne manquerai pas de m'y rendre et de tenter un suprême effort. Dans ce cas, je vous présenterai mes hommages.

Recevez, etc.

*Nota.* — Moins de trois mois plus tard, je lui fis, à ce savant, une visite, et il me déclara qu'il ne pouvait parler de ma *Question scientifico-religieuse*, après m'avoir écrit qu'elle était pleine de sentiments élevés et qu'elle ne serait pas déplacée à la bibliothèque de l'Institut catholique ; il m'avoua, triste aveu qui fait préjuger de l'état d'âme dudit Institut, *qu'il ne voulait pas se faire donner sur les doigts*.

Il s'est permis dans notre entretien de rabaisser Pasteur, de le regarder comme un arriéré, dont plusieurs de ses découvertes seraient controuvées, se déclarant, lui, plus avancé, en tant que partisan de la phagocytose.

Il m'avait trouvé, dans sa lettre du 22 juillet, trop exclusif contre la doctrine de Darwin, m'accusant de montrer, dans la fixité des espèces, une confiance que la paléontologie, d'après lui, ne justifie pas : ce qui m'a donné et me donne lieu de penser que non seulement il penche de ce côté, mais qu'il est transformiste, darwiniste.

A son domicile, il me fait sentir qu'il n'aime ni la République, ni les républicains, quand il connaît mon opinion sur ce chef. Toutefois, il me fait hommage de son *Discours-programme* au congrès de Munich, qui m'a semblé assez prétentieux. Quels résultats de ce congrès ? Qu'a produit cet éminent, au point de vue du progrès scientifique et religieux, dont il se déclare le champion ?

Passionné en politique, immodeste en sciences, inconséquent avec moi, injuste envers notre incomparable Pasteur, tel m'a apparu M. Albert de Lapparent, l'*auteur unique* d'un discours-programme, *prononcé par lui*, dans une capitale-lumière, au centre d'un congrès catholique.

Je puis comparer l'impression que J.-B. Dumas, le créateur de la chimie organique, m'a faite, en voulant, malgré son état de santé, me recevoir en 1882, avec celle résultant de la réception qu'a bien voulu m'octroyer, en 1900, ce professeur de l'Institut catholique, et je ne puis m'empêcher de proclamer, qu'on est bien avec le génie réel et qu'on souffre avec celui qui n'en a que de Lapparence (sans orthographe).

---

## A M. Méline, ancien président du Conseil des Ministres

*du 6 octobre 1900.*

Je viens vous faire hommage de mon dernier opuscule, *Le Salut de la France et de la République*, dédié à M. Loubet ; j'y joins ma *Conjonction des Centres politiques* à l'adresse de M. de Freycinet, qui a bien voulu me répondre courtoisement.

J'ai eu l'honneur de vous envoyer, l'an dernier, mon petit travail intitulé : *De la Nécessité d'intervenir* destiné à M. Félix Faure, et dans lequel je vous pris à partie.

Si vous l'avez lu entièrement, monsieur, vous aurez reconnu que dans certains passages, je vous rendais justice ; vous vous serez assuré que je n'étais point un adversaire farouche, mais un ami qui déclarait, p. 16, qu'il vous aime, qu'il aime tous ceux qui ne pensent point comme lui, comme des frères dans le Christ. Je terminais ma critique ainsi :

« S'il m'était donné d'incliner tant soit peu M. Méline du côté du spiritualisme chrétien, qui doit être le pain quotidien de l'âme de la patrie et d'une république honnêtement conservatrice, je serais trop payé des efforts tentés par moi dans ce but. »

Aujourd'hui, monsieur, nonobstant l'état de ma santé et mon grand âge, je suis décidé à tenter un suprême effort, à répondre à l'appel de plusieurs personnages politiques ; je veux essayer de réunir un certain nombre de citoyens des plus importants et des plus capables, quelles que soient leurs couleurs, pourvu qu'ils croient en Dieu et renoncent à la *franc-maçonnerie*, de les convier à une démarche collective à l'Élysée, pour délivrer le prisonnier, le grand ami du Csar, sauver avec lui la République et la France et épargner au pays une révolution finale qui nous écraserait.

En formant un tel projet, tendant à la revision par des voies autant que possible légales, j'ai dû, monsieur, songer à vous, comme étant un des auxiliaires les plus aptes à nous guider et à contribuer à résoudre ce problème difficile sans doute, mais non insoluble pour des hommes de cœur, énergiques et de bonne volonté.

Agréez, etc.

Copie de cette lettre a été envoyée à M. le Président de la République.

Point de réponse des deux côtés.

De Paris, 12 novembre, j'ai écrit à M. Méline pour cette démarche collective, lui demandant une audience.

Silence complet.

---

## A M. Méline, ancien président du Conseil des Ministres, à Remiremont

*Du 12 mars 1901.*

J'ai eu l'honneur de faire appel à votre patriotisme pour une démarche collective à l'Élysée.

Après dix jours de courses très pénibles dans Paris, il m'a fallu revenir à mon domicile, à bout de forces, malade, navré d'avoir échoué dans mon projet.

Voilà pour le moins cinquante ans que je lutte ; je ne

cesserai de lutter, d'autant plus que les événements qui se déroulent ne font que confirmer toutes mes prévisions, et sont bien de nature à faire ouvrir les yeux aux plus aveugles et aux plus obstinés. A moins d'avoir perdu l'instinct conservateur, j'estime qu'il est impossible de se faire des illusions, en présence de ce dont la patrie est menacée, et ne pas se rappeler cet axiome : *Errare humanum est.*

Voilà pourquoi, monsieur, je viens encore frapper à votre cœur de Français et vous supplier de rompre avec les loges, si vous ne l'avez déjà fait, de faire ce que je n'ai pu avec d'autres, c'est-à-dire d'aborder franchement M. Loubet et de lui offrir votre concours pour sortir de sa situation pénible qui est nôtre, et celle de la France.

M. Loubet m'a fait écrire, rue Lafayette, le 17 novembre dernier, pour me demander de lui préciser l'objet de ma demande, avant de me recevoir. Sa missive m'est arrivée trop tard ; j'étais parti pour Saint-Désert, d'où quelques semaines après je lui ai répondu par une longue lettre, une petite brochure intitulée : *Le Salut de la France et de la République,* que vous avez dû recevoir.

Je vous adresse aujourd'hui la suite à cette lettre, sur laquelle j'appelle votre attention. J'insiste dans ces documents sur la nécessité d'intervenir à l'intérieur et de consolider l'alliance avec la Russie.

Si la saison n'était pas si rigoureuse, je voudrais être dans la capitale ; l'état de ma santé me retient malgré moi.

Au nom de tout ce qu'il y a de plus sacré, monsieur, décidez-vous : votre démarche en personne vaudra mieux que tout ce que nous aurions pu faire collectivement.

Immolez donc sur l'autel de la patrie les raisons personnelles, les petites rivalités s'il en existe, et faites donc, je vous en conjure, cet acte de bon, de grand et de généreux citoyen.

Vive la République avec Dieu !

Recevez, etc.

D' VITTEAUT,
l'auteur de l'*Alliance de la Démocratie avec le Christianisme.*

## A M. Loubet, Président de la République

*Du 22 mars 1901.*

Le 12 de ce mois, j'ai cru devoir écrire à M. Méline, pour des motifs que vous apprécierez, une lettre dont j'ai l'honneur de vous donner copie.

Le journal m'apprenait ces jours derniers que vous lui aviez tendu la main et qu'il l'avait acceptée cordialement. J'en ai été d'autant plus content que je désirais, je crois vous en avoir touché un mot, une franche et loyale réconciliation, ou bien, si vous le voulez, une entente entre vous pour le bien du pays.

Gambetta a prétendu à la tribune, dans un moment lucide, qu'on ne pouvait gouverner sans les conservateurs. Ceux-ci n'étant plus exclus et traités en parias, comme ils l'ont été jusque-là, on pourrait très bien former, avec M. Méline et son parti, une majorité autre, sortir de ce chaos, de ce bourbier où nous sommes et prendre des mesures de revision; car, en cas de révolution, nous serions surpris, et l'on se trouverait dans l'impossibilité de modifier nos lois constitutionnelles. Nous roulerions alors dans l'abîme.

J'espère bien, Monsieur le Président de la République, que les désolants symptômes qui se manifestent partout vous éclaireront et vous détermineront.

Recevez, etc. D<sup>r</sup> V.

*Note du 20 octobre 1901.* — Aucun réponse ni de l'Élysée, ni de Remiremont : des paroles, des phrases insinuantes, des protestations d'amour, de l'humanitarisme, et avant tout de la représentation, comme d'habitude, d'une, part ; de l'autre, des discours habiles, très habiles comme critique, toujours personnels au fond, n'offrant aucune garantie pour la paix, l'union, si nécessaires, et se renfermant dans le même système d'exclusion; des deux côtés, silence de glace opiniâtre et persistant, silence maçonnique, au point de vue religieux. Ils ont peur de se compromettre; on dirait vraiment qu'ils n'ont rien tant à cœur que de taire le nom de Dieu.

C'est toujours la sagesse humaine, qui voudrait se passer de la Sagesse divine, sous le manteau d'une neutralité néfaste, calculée.

C'est de plus, depuis la visite du Czar, M. Méline sacrifié à M. Waldeck, chassant à Rambouillet et reçu au château dans l'intimité avec Mme Waldeck-Rousseau, M. Waldeck triomphant, décoré avec sa bande par l'empereur de toutes les Russies.

C'est encore, ô honte et folie! l'armée de plus en plus atteinte dans la Légion d'honneur, cette armée qu'on porte au ciel dans des toasts répétés et qu'on frappe, ou qu'on laisse inconsciemment frapper au cœur.

*Note de fin octobre 1901.* — Ayant appris que Mme Casimir-Périer, la mère de notre éphémère président, était une femme de caractère, j'avais dû m'adresser à elle pour la prier de vouloir bien tenter d'amener à nous son fils. Je lui envoyai deux ou trois de mes brochures, et elle me répondit qu'elle avait fait son possible pour le gagner, mais qu'elle n'avait rien pu obtenir, qu'il s'obstinait à se mettre à l'écart.

De la capitale où je m'étais installé en novembre 1900, j'écris à ce fils pour lui demander une audience et l'engager à se rendre avec nous à Élysée, invoquant le souvenir de sa noble mère et lui représentant qu'un Casimir-Périer ne pouvait s'effacer. Rien, rien de ce grand seigneur, par un mot de ce vulgaire ambitieux qui étant président du Conseil des ministres, avait dit en public, à Lyon, qu'il fallait frapper sur la fortune acquise, et qui, au milieu d'un désarroi complet, alors qu'il n'y avait pas de gouvernement, a jugé digne et grand, en sa qualité de président de la République, d'abandonner le gouvernail de l'État.

Je n'avais pas fait fausse route en m'adressant à cette Française qui partageait mes opinions : Mme Casimir-Périer, la mère, était bien une femme-homme.

J'ai trouvé plus de femmes de caractère que de véritables hommes, et en effet, il y en a davantage. Voilà pourquoi j'ai pu dire que le sexe féminin l'emportait à notre époque sur le masculin.

La raison en est dans ce que la femme a conservé sa foi religieuse et, avec sa foi, l'instinct conservateur; elle n'a point de ces ambitions qui perdent l'homme; elle n'est pas si aveuglée que l'homme; elle sent le danger et le voit mieux que l'homme.

———

## A M. François Coppée, de l'Académie Française

*Du 24 mars 1901.*

Je viens vous remercier cordialement d'avoir bien voulu, avec M. de Marcère, exprimer le désir qu'il me fût accordé une très petite hospitalité aux *Annales de la Patrie française*.

J'avais, sur ce désir manifesté de votre part, reçu du

comité de rédaction avis qu'on m'avait lu attentivement, qu'on était d'accord avec moi, à propos de mes *trois* lettres à M. Loubet, et l'on m'avait promis, par la poste, d'en faire mention dans votre revue.

Je n'ai rien reçu, et je ne recevrai rien.

Ce ne sera pas une raison, monsieur, pour me séparer de vous et de votre éminent collaborateur, M. de Marcère, qui a saisi si bien le sens du grand mouvement de 1789, qui travaille, comme je l'ai fait depuis plus de trente ans, à le continuer, l'appuyant sur l'élément religieux, que trop de libres-penseurs, d'écrivains, de polémistes, de littérateurs, de romanciers, d'académiciens, de politiques et de savants s'obstinent à mettre dans l'ombre.

Nous avons le droit pour nous ; soyons justes, modérés, aussi fermes que modérés ; laissons les épithètes injurieuses, les caricatures vis-à-vis de nos adversaires, et si nous combattons réellement pour Dieu et pour la France, sous l'étendard républicain, nous vaincrons.

J'aurais voulu, monsieur, prendre ma part dans la bataille; mais si mes quatre-vingts ans, l'état de ma santé et d'autres obstacles ne me permettent point d'être à vos côtés, si je suis réduit à faire des vœux, j'en ferai de bien ardents, je ne cesserai point mon abonnement à vos *Annales* pour vous suivre et applaudir à vos succès.

Ai-je eu tort, ai-je eu raison de penser qu'avec M. Loubet on pouvait arriver à un résultat, sauver la République et la France sur un programme tout préparé, des dispositions prises?

Je connais M. Loubet ; je sais que dans le fond il est loin d'être hostile à l'idée religieuse, qu'il est tenace et tient au pouvoir; je sais de plus qu'il est prisonnier et qu'il ne demanderait pas mieux que d'être délivré. Je persiste à croire que, s'il était soutenu, on arriverait à une revision de notre pacte fondamental et en particulier du suffrage universel; et cela sans secousse, et cela par la raison qu'il est là, reste là debout à l'Élysée, en face d'une armée qui lui prêterait son concours, avec la majorité, l'immense majorité du pays, qui pressent le danger que nous courons tous, avec enfin l'aide du Ciel, puisque entre nous, monsieur, nous pouvons parler de la divine Providence, et que nous demeurons convaincus de la nécessité de l'invoquer, d'en appeler à Dieu, à l'encontre de ces sceptiques, de ces matérialistes, des savants, des officiels surtout qui le nient, le méprisent, opposant à sa loi sainte leur *morale scientifique* et veulent en finir avec toutes ces superstitions, ces religions, ces *éjaculations théologiques*...

Je doute que M. Jules Lemaître, qui a un grand talent de parole, dont je suis absolument dépourvu, qui est un littérateur délié, ondoyant, a un programme politique que j'accepte très volontiers, je doute que s'il avait entendu, le 5 avril 1895, M. Berthelot, au grand Salon des familles, à Saint-Mandé, et s'il avait été à même d'apprécier ses œuvres surfaites, très surfaites par le ministre Poincaré, je ne crois pas qu'il lui eût adressé les paroles qu'il vient de lui adresser à l'occasion de sa réception à l'Académie française.

M. Jules Lemaître, qui s'est donné comme libre-penseur, n'est ni philosophe, ni savant.

Je vous envoie ma brochure: *La Question politico-religieuse*. J'ose appeler votre attention sur les pages 31 à 44 dans lesquelles je prends à partie M. Berthelot. Vous pouvez en faire part à M. Jules Lemaître. J'ai été en relations directes et en correspondance suivie avec un fameux rhéteur, disert, un charmeur très habile, un Jules aussi, plus habile encore que le vôtre dans l'art de dire : le père de la libre-pensée, un philosophe celui-là, un philosophe rationaliste, ce qui ne veut point dire rationnel, j'ai nommé Jules Simon. Je l'ai combattu pendant bien des années, et j'ai eu la satisfaction de le voir revenir au Dieu de son adolescence et à cette Religion catholique qu'il avait tant combattue. Il m'écrivait sur la fin de sa vie : « Ceux-là même, qui ne pensent pas comme vous, vous liront avec profit. »

Puisse Jules Lemaître revenir, comme Jules Simon, à la vérité, à ce Christianisme, sans lequel, nous n'aboutirons à rien dans l'ordre politique et social !

Salut cordial.

Le Dr V.
Membre des Académies de Dijon et Mâcon.

## A M. Judet, Chef du service politique du *Petit Journal*

Du 5 juin 1901.

J'ai l'honneur de vous adresser mes trois lettres à M. Loubet sur le *Salut de la France et de la République*.

C'est un hommage qui vous est dû, en raison des idées que je professe au point de vue de la politique générale, surtout de l'alliance franco-russe et qui concordent avec les vôtres.

Vous êtes au cœur des questions les plus graves, et vous les traitez avec une logique d'acier bien trempé.

J'atteins ma quatre-vingt-unième année, je penche vers la tombe, et je ne suis point sans angoisse sur l'avenir de notre patrie; elle ne périra pas; mais il faudra des baptêmes de sang pour la régénérer.

Je n'ai point besoin de vous dire à vous, monsieur, qui êtes dans la force de l'âge, courage! Vous êtes un des premiers sur la brèche, et les coups que vous portez sont redoutables.

Vous travaillez pour la France en bon, vaillant et courageux Français.

J'ai fait, moi aussi, quelques efforts durant de longues années, au milieu des labeurs quotidiens de la pratique médicale; j'ai remué bien des problèmes de philosophie religieuse, scientifique, politique et sociale, et si je n'ai point fait fortune, j'ai eu pour moi, je crois, les sympathies d'hommes qui ont marqué par le talent et le génie, et qui, hélas! ne sont plus.

Je n'ai jamais rien sollicité des gouvernements, des chefs d'État, du moment que je n'ai jamais cessé de leur dire la vérité.

J'aurais voulu faire du bien, je n'ai qu'un regret, c'est celui de n'avoir pu en faire, comme je le désirais, dans les luttes de la pensée et dans les secours immédiats à rendre à ceux qui sont frappés par l'adversité.

Et puisque je touche à ce sujet, puisque je reçois à l'instant une lettre d'un de vos confrères de la presse, ex-rédacteur en chef du *Courrier de Saône-et-Loire*, républicain sage et honnête, de la Société des Gens de lettres, qui a

fait ses preuves, je ne puis résister au sentiment qui me
porte à vous prier de vouloir bien lui être utile sur votre
terrain, si cela vous est possible.

Je n'ai aucun titre auprès de vous pour obtenir ce que
je sollicite, aucun, si ce n'est la pitié pour le malheur d'un
père de famille, qui a deux enfants à caser, avec une belle-
mère à sa charge, et qui, après s'être à peine installé à
Paris, a perdu sa femme, enlevée par une maladie foudroyante, foudroyante pour son mari.

Cet infortuné en détresse, au numéro un tel de la rue
Lafayette, s'appelle O. L. Il s'est présenté pour moi dans
vos bureaux et n'a pu être admis à vous parler. Il fait des
efforts inouïs pour surnager ; il travaille jour et nuit ; il
voudrait en homme d'honneur pouvoir se suffire et suffire
à sa famille, mais sa santé périclite, ses forces s'épuisent ;
déjà, il est pris de syncope et je redoute beaucoup pour lui
et les siens.

Tous ici nous l'avons regretté ; tous l'estimons, et nous
avons cherché à parer aux premiers besoins.

Un mot, s'il vous plaît, monsieur, de votre part, un mot,
pour ce brave qui n'ose frapper à aucune porte, qui s'est
déplacé pour moi et pour bien d'autres, un mot, qui, j'en
suis sûr, le ranimerait.

Recevez...                                      D' V.

*Note.* — Judet s'est empressé de mander L. et l'a fait coopérer
au *Petit Journal* pour les articles signés Thomas Grimm et qui sont
cotés 50 francs chaque. L. m'écrit qu'il a pu en faire passer trois.
Quel dommage que Judet et tant d'autres n'abordent pas, ou ne
puissent aborder les questions religieuses, qui priment toutes les
autres ! Ils n'osent parler de Dieu ou ils sont empêchés d'en parler,
pour cause de clientèle du journal. Le directeur est là le plus souvent
qui met son véto, le mot d'ordre d'ailleurs est donné. J'en sais
quelque chose par des confidences, à moi faites, de la part de journalistes. Quelle situation ! arrière la liberté, l'honneur ! De l'argent,
rien que du mercantilisme ; tout pour de l'or et des places lucratives !

*Le 19 août 1900.*

Je reçois de M. l'abbé Farion, aumônier des sœurs à
Givry, ancien sulpicien, ex-professeur de sciences et de
philosophie, une lettre dans laquelle, il se plaint de ce que

le genre d'études inspiré par le double esprit religieux et scientifique, qui nous est commun, condamne à l'isolement et à la misère celui qui veut en vivre.

Si jamais j'avais compté sur ce genre-là pour assurer mon pain quotidien, il y a bien des années que je serais désabusé.

En me parlant de l'auteur qui s'y livre, il me dit finement, mais d'une voix attristée: *C'est la colombe sortie de l'arche et qui ne trouve pas où poser le pied.*

Ce prêtre s'adresse à ses confrères et voudrait pouvoir les convertir à ses idées, les avertissant qu'il est urgent de suivre le mouvement d'évolution, qui se fait dans l'enseignement catholique, sous peine de n'être plus ni compris, ni écoutés.

J'ai lu avec attention sa forte brochure intitulée : *Sermon pour la fête de la Toussaint en l'an 2000.*

C'est à coup sûr une œuvre d'avant-garde dans le progrès, écrite dans un style pur, très concis, brillant, original, où les pensées d'une importance capitale, mais très épineuses, se condensent et révèlent une intelligence abreuvée à des sources récentes.

Son but est celui que je poursuis depuis 1855. L'atteindra-t-il mieux que moi, auprès de nos savants du jour ? Je ne le pense pas, parce que ses pages se ressentent trop de la métaphysique, surtout dans son chapitre sur *l'esprit et la lettre de la révélation*, parce qu'il s'écarte trop de notre méthode d'observation, de déduction ou d'expérimentation, qui consiste à partir du fait tangible, matériel, pour s'élever à sa cause, à son principe, en tirer les conséquences; parce qu'il s'appuie, en astronomie, sur des choses qui ne sont pas encore confirmées; parce qu'enfin, à supposer qu'elles le fussent, son Christ cosmique ne pourrait s'en dégager et resterait toujours dans les régions inaccessibles des plus nébuleuses.

Pouvait-il réussir auprès de ses confrères ? Mais la plupart ne sont pas à même de le comprendre et ne sont point le moins du monde disposés à le saisir; ils n'y sont nullement préparés dans les séminaires; mais, comme le déclare à cette heure l'un de nos grands prédicateurs, l'Église catholique, dans son clergé, n'est plus l'Église

militante, elle est bien malheureusement, suivant son expression, l'Église dormante.

Ce que ce sulpicien me dit, à propos de ma *Question
scientifico-religieuse*, fait que je voudrais bien répondre,
en envoyant un peu de bonne graine à cette colombe qui
souffre et gémit dans le vide.

Voici le passage qu'il me consacre dans son épître :

« J'aime beaucoup votre manière si simple et si scientifique d'envisager les principes de plus en plus élevés qui
constituent, à partir de Dieu et en allant à Dieu, les divers
degrés de l'échelle des êtres. Ainsi envisagée, la nature
présente un caractère de beauté qui en rend l'étude très
attrayante, en même temps que très nutritive pour notre
vie morale et religieuse. »

# RÉSUMÉ DE MES ÉTUDES ET CONCLUSION

Depuis 1857, j'ai tenté de relever notre science médicale si vaste, si nécessaire, si difficile et souvent si scabreuse pour le praticien ; j'ai cherché à démontrer que la Médecine n'était pas une science physique, ni une science chimique, qu'elle était appelée à mettre à contribution les matériaux de ces sciences et leur était supérieure à plus d'un titre, qu'elle était une science physiologique, la science de la vie organique, végétative, basée avant tout sur une force à part, *suï generis*, un agent irréductible, intransformable tant que l'univers actuel subsistera, un agent insaisissable, qu'il nous est impossible d'isoler, de mobiliser, comme nous faisons de la chaleur, de l'électricité, qui appartiennent au règne minéral, une force qui échappe à tous nos moyens d'investigation, dont nous ne sommes point les maîtres, partant dont nous ne pouvons disposer à notre gré à la façon des forces physico-chimiques, j'ai nommé la force vitale ou organique, affectée de mille façons héréditairement ou autrement.

De là, mon *Vitalisme organique*, qui n'est pas une doctrine nouvelle, puisqu'elle remonte à plus de deux mille ans, à Hippocrate, mais que j'ai essayé de dégager des nuages de l'École de Montpellier, de préciser et d'étayer sur les données nouvelles, afin de pouvoir nous jalonner.

En médecine, il y a des règles assurément ; mais ces règles sont sujettes à bien des variations et, avouons-le, à bien des déceptions ; il n'y a pas d'$x$ algébrique à dégager dans notre noble, vaste et importante science d'observation, qui touche à tant de questions de premier ordre.

Ceci est dit, afin qu'on soit bien convaincu qu'on ne doive point toujours compter sur des résultats certains, prévus, d'une précision mathématique. C'est ce que tout médecin ne devrait jamais oublier. Voilà pourquoi son devoir consiste à se recueillir, à tout peser, sans négliger les plus petits détails, les antécédents de son malade, ses

prédispositions morbides, et surtout sans oublier l'agent
vital, le moteur de notre machine.

Voilà pourquoi, dans bien des circonstances, il doit se
tenir sur la réserve avant de porter son diagnostic et son
pronostic : la nature médicatrice hippocratique, qui n'est
autre que le principe vital, la nature du sujet, des
influences multiples, souvent héréditaires, pouvant agir
dans un sens ou dans un autre et l'égarer dans son jugement.

De nos jours, où l'on prend le rapide, où la réflexion
fait trop souvent défaut, on tranche avec des mots tech-
niques, et on en impose ainsi à la naïveté humaine. On
n'hésite point.

Si l'on hésitait, si seulement on paraissait hésiter, on
croirait se condamner, et en effet, on risquerait de se
juguler sous certains rapports. Ceux qui abusent du
savoir-faire l'ont compris. C'est un malheur, et un malheur
qui n'est point à l'avantage du malade, ni à l'honneur de
notre sacerdoce.

Le moyen d'y remédier serait de la part du praticien de
développer beaucoup d'attention, de recueillement et de
ne pas craindre de faire connaître aux profanes, à sa
clientèle, sur quel terrain il est appelé à exercer. *Nous
ne sommes pas le Christ-Dieu*, ai-je déclaré plus d'une
fois en présence de ces cas graves, désespérés, et quand
je ne le déclarais point, en moi-même je le pensais.

J'ai relaté dans mon *Enseignement médical de l'École
de Paris* ce que j'ai obtenu depuis 1850 par le sulfate de
quinine, dans une foule de maladies compliquées à formes
insidieuses, malignes, aujourd'hui infectieuses, microbiennes. C'est le remède héroïque de la thérapeutique qui,
avec quelques autres dus surtout à la méthode pasteu-
rienne, est capable d'imposer au médecin, comme aux
malades la foi médicale.

J'ai remué bien des problèmes philosophiques, politiques, sociaux et religieux, et si j'ai tendu à répandre mes
idées, c'est moins, je me le persuade, pour ma mesquine
personnalité, que pour la cause sacrée de Dieu et de celle
de la patrie.

Je suis reconnaissant envers ceux qui ont bien voulu m'encourager ; leurs adhésions sympathiques ont été des excitants très précieux pour moi, et je dirais, des sujets de grande consolation, mais sans me faire, en rien, avoir une opinion de moi-même que je n'ai jamais eue et qu'arrivé aux frontières de la vie, je ne puis encore moins avoir.

Je ne puis croire, par exemple, que mon *Radicalisme niveleur* est écrit avec un bon sens souverain, comme s'est permis de le publier, le 13 juin 1888, la *Gazette de France*; que mon premier volume, *La Médecine dans ses rapports avec la Religion*, est le péristyle et la préface humaine de l'Évangile, d'après la *Gazette de Lyon*, du 7 octobre 1857; que ma montre est toujours en avance sur celles des autres, comme me l'annonce un docte voisin, qui m'a suivi de longue date ; que Dieu me récompensera royalement de mon apostolat, comme me le dit, dans l'une de ses dernières lettres, une des plus grandes intelligences, un des plus grands patriotes et des plus grands catholiques de l'époque...

Pourvu qu'il me récompense démocratiquement, qu'il m'accorde la dernière place dans sa cité céleste, c'est tout ce que je puis espérer, et en cela, je reste toujours convaincu que je n'ai aucun droit, car devant Dieu, ce n'est pas tant la science qui vaut que la vertu chrétienne. D'ailleurs, si je suis pénétré de tout ce qui me manque du côté de la première, je suis bien pénétré davantage de ce qui me fait défaut du côté de la seconde.

Et en effet, la main sur la conscience, au point de vue du devoir, du bien à accomplir, est-ce que je n'ai pas lieu de m'appliquer le langage d'Ovide, ses paroles si vraies, si fondées sur notre nature déchue: *Video meliora, probo deterioraque sequor ?* Je vois du mieux à faire, je l'approuve, et je suis entraîné à faire plus mal ; *sequor*, je suis les mouvements désordonnés de mes convoitises, de ma concupiscence et de mon orgueil ; *probo*, je reconnais ce qui est mieux, le bien, et je verse dans le mal ? De mon propre fonds, de moi-même, m'est-il possible de ne pas avouer que je ne puis rien tirer ou presque rien, quand il s'agit de la morale en actions?

C'est bien l'histoire de chacun, l'histoire de l'humanité depuis l'origine des sociétés, ma propre histoire.

Eh quoi ! il m'aurait été donné, depuis plus de cinquante-cinq ans, de suivre dans les familles et dans moi-même les courants héréditaires morbides, au double point de vue de la santé du corps ou physiologique, et de celle de l'âme ou psychique, j'aurais pu prendre en flagrant délit le double vice originel, si tenace, si profondément enraciné, toutes ces lésions, ces affections accidentelles, toutes ces maladies de notre organisme et de notre principe pensant, qui nous envahissent de toutes parts et qui sont trop souvent le fait de nos écarts hygiéniques, des abus alcooliques et autres, de nos erreurs, de notre volonté défaillante, de notre immoralité, des débordements de notre orgueil ; j'aurais pu, dans cette lutte perpétuelle du bien contre le mal que nous avons tous à soutenir, constater mon impuissance à triompher de moi-même, sans l'enseignement religieux, en dehors de la loi des lois, le Décalogue, perfectionné par le Christ, en faisant abstraction de sa thérapeutique spirituelle, de tous ces remèdes qu'il a apportés à la terre, et dans ces conditions je pourrais me refuser, dans la pratique de la vertu, d'admettre, comme nécessaire, cette influence d'en haut, la grâce de Dieu !

Non, non, la raison philosophique et scientifique ne suffit pas pour accomplir nos devoirs envers nous-mêmes, envers nos semblables et envers notre Créateur, et pour être dignes de lui.

La science, et nous le voyons sur la plus vaste échelle, la science est radicalement impuissante, et quand elle se tourne contre le Législateur des législateurs, le Juge des juges, elle nous conduit là où nous sommes arrivés, à la décadence.

Pour nous régénérer et remplir nos destinées, deux choses, dans nos temps actuels, sont indispensables : ce sont l'élément scientifique et l'élément religieux, la science et la Religion, l'alliance de la raison humaine avec la Raison divine.

Voilà pourquoi j'ai tant préconisé l'alliance de la Démocratie avec le Christianisme, de la démocratie avec ce principe, proclamé par la raison de 89, découlant de l'Évangile du Christ, j'entends l'égalité devant la loi civile, laquelle fait le tour du monde et est appelée à niveler tous les régimes politiques anciens; du Christianisme, cette religion incomparable, la seule qui puisse nous faire accomplir nos devoirs, nous affranchir du despotisme, de la tyrannie d'en haut et d'en bas, de tous ces sectaires, ces collectivistes, ces sans-Dieu, ces sans-patrie, travaillés par le génie destructeur; la seule capable de nous assurer la vraie liberté, la fraternité vraie et la solidarité dont on parle tant.

Voilà pourquoi enfin la vérité morale et religieuse étant, devant nécessairement être une, il faut une puissance chargée de l'enseigner et de distribuer les remèdes divins que nous devons au Christ. Cette puissance, c'est l'Église que le Christ a fondée, à laquelle il a remis ses pouvoirs dans l'ordre spirituel; c'est l'Église catholique ou universelle, qui représente la plus grande force morale dans le monde, qui, sans faire ce qu'on appelle de la politique, veille et doit veiller à l'accomplissement de la loi divine, bénit, unit, consacre les alliances entre les individus comme entre les nations, sanctionne ce qui est de droit supérieur, dans les sociétes, libre dans l'État libre, rendant au pouvoir civil ce qui lui appartient et à Dieu ce qui est à Dieu, et faisant ainsi monter l'humanité vers la Divinité.

Par ses origines, ses vertus, ses lumières, la sainteté, qui n'exclut pas le génie chez beaucoup de ses défenseurs et de ses fidèles, par ses services incomparables rendus à l'humanité, par son dévouement à la cause des faibles, des petits, par la charité de ses anges à face humaine, qui se consacrent aux services des malades, des vieillards, des infirmes, à l'instruction, à l'éducation de l'enfance et de la jeunesse, par ses missionnaires qui rivalisent de zèle avec ces admirables femmes et vont, à travers toutes les privations, les dangers, jusqu'aux extrémités du monde, porter, avec le nom de la France, la civilisation chrétienne; pour toutes ces raisons et d'autres, le Christianisme a droit, au moins, à tous nos hommages respectueux. Il a traversé dix-neuf siècles avec honneur, il en traversera bien encore, il a fait ses preuves. C'est la Religion des religions, la vraie, la plus féconde, la seule capable de nous faire progresser dans le bien, dans la paix, l'harmonie, et d'affranchir nos consciences.

Sans parler du Paganisme avec ses troupeaux d'esclaves, du Brahmanisme, du Bouddhisme qui ont abouti aux fêtes de Cythère, des Bacchantes, au divin Néron, à toutes ces orgies, à la dégénérescence humaine, à la barbarie, à cet état rétrograde, abject, muré, inhospitalier, qui vient d'obliger les gouvernements à faire une croisade armée, pour mettre un peu d'ordre et de dignité dans le Céleste Empire, un mot seulement sur les religions qui ont marqué depuis l'ère chrétienne.

Bien différente est la Religion du Christ du Judaïsme de ce malheureux peuple, qui a méconnu et s'obstine à méconnaître son Messie, annoncé par ses prophètes, témoin de ses actes miraculeux, de sa vie conforme à sa doctrine parfaite, qui l'a mis en croix et crié dans son délire : *que son sang retombe sur nous et sur nos enfants !* l'a livré pour trente deniers ; de cette nation maudite, dispersée, trop capable de livrer la France, comme elle l'a prouvé par l'affaire Dreyfus ; de cette juiverie qui ne règne que par l'argent, fait de l'argent son dieu, et si chère à Waldeck-Rousseau.

Bien différente de la religion que l'on doit à Photius, qui, tout laïque qu'il était, a renversé le patriarche de Constantinople de son siège, s'est installé à sa place, malgré le pape et contre le pape, avec une audace sans égale, a commis pour parvenir à son but toutes sortes d'exactions, de violences, de cruautés, et a été la cause de ce grand schisme d'Orient si funeste, d'où est sortie, vers l'an 830, cette religion politique, appelée ironiquement orthodoxe, laquelle concentre dans la même main les deux pouvoirs, a inspiré, si bien servi pendant six siècles, le régime rigide, cruel, des potentats des contrées du Nord de l'Europe et a fait tant de mal à celles du Midi.

Bien différente de l'Islamisme, que Mahomet a fondé, en 632, par la force brutale, la conquête guerrière, le fanatisme, le sensualisme ; qui traite la femme à peu près comme du temps de la Rome païenne, admet la polygamie, et dont le triste successeur, le commandeur des Croyants, se signale aujourd'hui par des ignominies, des massacres de chrétiens en masses, du fond de son sérail, en proie à des terreurs imaginaires, celles d'une conscience néronienne.

Bien différente de toutes ces religions politiques, dont l'une d'entre elles a pour fondateur, en Allemagne, un moine révolté contre la papauté, fougueux, intempérant, orgueilleux, qui a enlevé une nonne du couvent et a su profiter des dispositions d'esprit des princes jaloux de la puissance papale pour établir son Protestantisme, lequel a enfanté un Frédéric de Prusse, l'ami de Voltaire, un Bismarck, un Guillaume II ; l'autre, l'Anglicanisme, qui a, pour promoteur, un monstre couronné, ce néfaste Henri VIII, nommé par un parlement servile *le chef suprème et le protecteur* de cette nouvelle religion protestante, à la fois pape et roi, avec des missionnaires vendeurs de bibles falsifiées, manœuvrant toujours habilement, souvent perfidement contre nous, pour des intérêts mercantiles et la grandeur de la métropole, plutôt que pour la gloire de Dieu : combinaison dogmatique variant selon les multiples vues de chacun, système diabolique n'ayant d'unité que pour satisfaire un orgueil gigantesque et parvenir à une suprématie matérielle, dans l'univers entier, qui s'est perpétué, n'a fait que se développer et a produit ce qu'il produit, c'est-à-dire un roi pape et franc-maçon, insultant à la religion catholique le lendemain de son avènement, conservant pour ministre un Chamberlain, comme Humbert avait conservé un Crispi flanqué d'un Lemmi, et laissant assassiner les Boërs, coupables de posséder des mines d'or et de diamant, et tout cela, à la face des puissances de la terre assez lâches pour le supporter, quand elles ont un article de la conférence de la Haye pour intervenir amiablement.

J'ai dit que les temps étaient arrivés, où non seulement l'alliance devait se faire entre la raison philosophique et le Christianisme représentant la Raison divine, mais aussi entre ce même Christianisme et la raison scientifique. J'ai développé, ces années dernières, cette double thèse dans ma *Question politico-religieuse* et ma *Question scientifico-religieuse*. Je l'avais traitée déjà en 1857. J'ignore comment M. Ferdinand Brunetière dans une conférence à Lille, a traduit *nos raisons actuelles de croire*. Pour moi, le Christianisme, qui remonte au delà de Moïse, bien au delà, a sa raison d'être scientifique ; il peut s'appuyer sur la science, et c'est à l'Église catholique, comme le voulait Pie IX, en 1856, de le reconnaître, afin d'en tirer bon profit pour la cause de Dieu et de la famille humaine contre la pseudo-science et tous les savants athées, les inventeurs de *morale scientifique* qui nient l'âme humaine et Dieu, sans lesquels il n'y a pas de morale. Je prétends qu'au lieu de contredire notre religion, la science dégagée des interprétations des savants, des chercheurs qui souvent ne sont rien moins que philosophes, la science pure, avec ses données certaines, confirmées, avec ses conquêtes brutes, indiscutables, bien loin d'être en contradiction avec le Christianisme dans ses grandes lignes, ne fait et ne fera de plus en plus que l'appuyer, en l'éclairant et en lui donnant de nouvelles bases de certitude.

Mais, dira-t-on, comment admettre scientifiquement la Trinité, trois Dieux qui n'en font qu'un, un Dieu fait Homme, un Dieu eucharistique, un Dieu qui a fait le monde de rien, qui parle à Adam pour lui apprendre à parler, s'entretient avec lui, lui défend de manger du fruit de l'arbre de la science du bien et du mal sous peine de mort, un Dieu qui travaille durant six jours pour créer l'univers, qui termine son œuvre en prenant du limon de la terre pour façonner le corps de l'homme, et en soufflant sur sa face un esprit qui est son âme ?

Comment admettre avec saint Thomas que cette âme *informe* le corps ; que depuis la création du premier couple humain, Dieu intervient à la naissance de chaque individu pour créer avec son corps son âme ; que cette âme préside à toutes les fonctions organiques et psychiques ; qu'elle produit des idées, des actes libres et en même temps qu'elle respire, sécrète, excrète, fait de la bile, des urines et des pensées ?

Comment concevoir que Dieu qui est infiniment bon, à

la mort, condamne aux peines éternelles, dans les flammes de l'abîme, l'âme qui a démérité; comment concilier sa justice avec sa miséricorde?

Qu'est-ce que ce jugement dernier, quand tous les humains ressusciteront, au bruit de la trompette des anges, et comparaîtront devant le Juge inexorable, assis sur son trône, entouré de sa cour céleste, ouvrant le livre de vie et tenant dans ses mains la divine balance : les bons, à sa droite; à sa gauche, les méchants précipités dans les enfers par des démons figurés comme on sait?

Quelle est cette Église qui enseigne toutes ces choses et d'autres encore dans un tel langage, avec un tel formalisme, qui représente son Dieu sous la forme anthropomorphique, après nous avoir enseigné qu'il était un esprit, qu'il n'avait ni corps, ni figure, ni couleur, inaccessible à nos sens; qui nous impose une foule de pratiques, entre autres, de faire maigre tel jour, de jeûner à telle époque de l'année, qui nous défend certaines lectures, certains spectacles, certaines compagnies et qui vient d'ajouter à tous ses dogmes, celui de l'Immaculée-Conception?

Telles sont bien les principales objections des adversaires ou plutôt des ennemis de notre religion, de ces savants qui vont jusqu'à nier l'âme et le Créateur, qui prétendent que la matière est éternelle, que tout provient d'elle et des forces ou des propriétés dont elle est douée. D'après eux, elle est perfectible indéfiniment; en vertu de la loi du progrès, d'évolutions en évolutions, de transformations en transformations, elle serait capable de produire tous les phénomènes physiques, physiologiques, tout, absolument tout, le monde minéral, le monde végétal, animal, jusqu'à l'homme pensant.

Dans ces discussions, il est indispensable de poser des jalons, afin de pouvoir réfuter les objections. Il faut savoir que parmi les théologiens, on ne distingue dans la nature humaine que deux choses, le corps et l'âme ou bien la chair et l'esprit de saint Paul; on ne veut voir que cela; l'École de Montpellier y voyait un double dynamisme avec Hippocrate, je veux dire la force vitale et la force spirituelle ou le ψυχή des anciens, mais sans précision aucune. En outre de ces agents substantiels, nous avons reconnu le fluide nerveux, et nous l'avons localisé dans la moelle épinière, son magasin et son organe de tension, lequel fluide joue un si grand rôle dans la production des sensations; nous reconnaissons le fluide magnétique dans le sommeil provoqué, le somnambulisme, avec ses phénomènes qui nous prouvent que l'âme peut vivre en dehors des organes et par conséquent dans le monde des esprits; nous constatons avec les rayons X et le photographe, dans le corps de l'homme, la lumière; avec le thermomètre, le calorique; nous y reconnaissons l'électricité et d'autres forces au service du principe vital qui les discipline toutes.

Nous avons défini la substance et donné une classification des substances. De la substance matérielle la plus simple, nous nous sommes élevé à la substance spirituelle, infinie, à Dieu.

Il est encore une remarque essentielle à faire, c'est que Moïse, les prophètes, le Christ lui-même et tous ceux chargés de parler en son nom, pour se faire comprendre, n'ont pu se servir que de la langue et des lumières de leur temps. Or, la science, née d'hier, je veux parler de la science positive, confirmée, n'existait pas aux temps où ils ont parlé. Par conséquent, on conçoit qu'ils ont pu errer sur d'aucuns points qui n'infirment en rien le fond de leur doctrine.

En ce qui concerne le langage, on sait, et l'on aurait dû savoir que la langue hébraïque, celle du Christ, n'est point comme nos langues à nous. qu'elle n'est pas riche en mots, que pour cette raison, elle ne peut être aussi précise; elle est pleine d'images, d'allégories, d'emphase, comme toutes les langues orientales. Voilà pourquoi ceux qui l'ont traduite se sont mépris ou ont pu se méprendre sur leur véritable sens:

C'est ainsi que le mot hébreu traduit par *hoc genus* qui signifie génération, race, peut aussi bien s'appliquer à une génération limitée à la vie d'un homme, qu'à la durée de la race humaine tout entière. C'est pour n'avoir pas distingué, que saint Paul est tombé dans une grossière erreur, quand il dit que la génération de son temps ne s'achèvera pas sans être témoin de la fin du monde.

C'est ainsi que dans le récit biblique de la Création, le mot *jour*, en hébreu, désigne aussi bien un jour de 24 heures, de 60 heures, qu'un jour de Dieu, c'est-à-dire une époque de plusieurs centaines de mille ans.

Le mot *spiritus* signifie aussi bien un souffle que le mot *esprit* ou *âme*; il n'y a pas en hébreu deux mots distincts pour distinguer l'eau de la vapeur aqueuse; de même d'autres mots.

C'est ainsi que le mot *éternité*, en hébreu, si l'on veut prendre garde, doit s'entendre aussi bien pour une durée de temps immense, mais finie, que pour une durée illimitée, sans fin.

*Éternité* veut dire, souvenons-nous-en, ce qui n'a ni commencement ni fin.

Moïse attribue un commencement à l'univers actuel. Voyons s'il a raison dans les deux premiers chapitres de sa Bible.

Il débute en ces termes :

Au commencement, Dieu créa le ciel et la terre... La matière des mondes, à en juger par celle de la terre, qu'il décrit et qui est son objectif principal, était *inanis et vacua*, c'est-à-dire vaporeuse, ni plus ni moins qu'une nébuleuse. La science actuelle s'accorde donc avec Moïse. Notre univers a commencé par une nébuleuse unique, immense, qui, en se fractionnant dans son mouvement rotatoire, aurait donné naissance à tous ces soleils, à toutes ces planètes y compris la nôtre, et à leurs satellites.

La science démontre, en même temps, que ces corps célestes, d'après le mot du psalmiste se transforment, vieillissent et s'éteignent; qu'il y aura une fin de notre monde, une fin de tous les mondes selon la parole du Christ; qu'il en sera de l'univers actuel ce qu'il en est de notre organisme, ce monde microscopique, lequel a beau se renouveler pendant une certaine période d'années, finit forcément par se détruire et mourir sans être *anéanti*.

Ainsi, c'en est fait de l'éternité de la matière, telle qu'elle se présente.

Il est écrit au même verset que Dieu créa la lumière,

qui n'est pas un agent impondérable simple, qui comprend le calorique, l'électricité et d'autres forces, destinées à imprimer aux atomes de la matière le mouvement, et à former avec eux le monde minéral.

La lumière au milieu de cette nuit, de ce chaos, la lumière avant le soleil! Cela troublait notre grand Bossuet, à ce point, qu'il était obligé de faire un acte de foi devant ce mystère qui s'évanouit au regard de la science. S'il revenait, il n'aurait pas besoin d'abdiquer sa raison pour en constater bien d'autres, qui trouveront et trouvent leur raison d'être scientifique.

Dans mon étude scientifico-religieuse, j'ai représenté le Créateur aux deux premiers chapitres de la Bible et durant les deux premières époques, comme étant le grand Physicien, le grand Astronome, le grand Architecte, le grand Mécanicien, le grand Chimiste; je l'ai suivi pas à pas dans son œuvre inénarrable.

Le monde minéral achevé, comme de ce monde la vie ne pouvait naître, les expériences de Pasteur sont là qui l'attestent, Moïse fait intervenir le Créateur, l'Auteur de la vie, le grand Physiologiste, et avec lui, par lui la vie apparaît pour la première fois, sur notre planète, à la 3° période. Dieu sème alors, sur le sol préparé et dans les eaux, les semences des végétaux, qui vont former le règne végétal, et il commande aux végétaux qui naissent de ces semences, de croître et de se multiplier, chacun suivant son espèce. Croître et se multiplier, c'est bien, pour eux, se développer dans tous les éléments de leur être, dans leurs éléments organiques comme dans leur force vitale, et quand cette force sera devenue un multiple d'elle-même, elle engendrera des sujets de l'espèce d'où elle provient.

Moïse insiste sur la fixité des espèces, et sur ce point essentiel, il est là, comme ailleurs, d'accord avec notre grand savant, qui a vérifié cette loi dans la propagation de ses microbes, et que d'ailleurs la simple observation, depuis plus de deux mille ans, l'observation géologique ainsi que l'histoire naturelle confirment.

Quel génie que ce chercheur incomparable, si fécond!

En faisant passer un rayon de lumière dans une dissolution de cristaux de tartrate de soude, Pasteur, dans son étude sur la dyssimétrie, avait séparé, avec son polarimètre, le monde minéral du monde organique; avec son microscope, il sépare ce monde organique du monde organisé vivant, et il prouve par-devant les savants, dans des séances célèbres, que la vie n'apparaît jamais sans un *germe vivant*, sans une *cellule*; il réduit à néant pour jamais, cette vieille hypothèse des générations spontanées qui fait le fond du transformisme de Spencer; il donne avec Moïse et rend à Dieu ce qui est à Dieu. J'avais annoncé, il y près d'un demi-siècle, que le microscope triompherait de cette antique erreur; j'ai assez vécu pour constater que c'est à un Français qu'en revient la gloire.

A la 4e époque, le soleil finit par pénétrer les couches très épaisses de l'atmosphère terrestre, saturée d'acide carbonique et de vapeur aqueuse, et fait sentir son action sur tout le règne végétal. C'est l'époque où les végétaux prennent un développement prodigieux, et quand, par leur acte respiratoire, ils ont rendu l'air respirable, en absorbant et s'assimilant le carbone de l'acide carbonique, et en exhalant son oxygène, quand toujours, sous l'action du grand Physiologiste, ils ont rendu possible l'existence du règne animal, ce règne à la 5e époque commence; les animaux apparaissent, et Dieu leur commande de croître et de se multiplier dans tous leurs éléments, et dans toutes leurs forces substantielles, chacun suivant son espèce.

Des savants, de la taille des J.-B. Dumas et des Boussingault, ont fait connaître la relation intime qu'il y avait entre le règne végétal et le règne animal, comment par leur échange respiratoire ils entretenaient la vie sur notre globe, et combien il était logique et nécessaire que le premier précédât le second pour l'alimenter.

Toujours et partout accord de l'enseignement de Moïse avec la science, de Moïse, entendez bien, savants du jour, qui la devance de plus de trois mille cinq cents ans. Est-il déraisonnable de reconnaître que cet Hébreu ignorant soit inspiré du souffle divin?

Enfin à la 6e époque, Dieu se recueille, dit la Bible, tant est grande la dernière œuvre qu'il va créer, un être semblable à lui, par son intelligence et sa volonté libre; il créa donc l'homme en formant son corps avec la matière organisée vivante, la plus haute, la plus perfectionnée jusque-là, et pour faire son âme, il lui transmet un esprit qu'il tire de son sein, *inspiravit*; il lui souffle un esprit sur sa face, *spiritum*, il n'y a pas *spiritum suum*, *son esprit*.

Ce n'est, je n'ai pas manqué de le faire remarquer, ce n'est que lorsqu'il s'unira à notre humanité, qu'il se fera homme, l'Homme-Dieu, qu'il transmettra à cet Homme-Dieu, sa propre substance spirituelle, existant de toute éternité (mystère d'Incarnation, qui pour nous, cesse d'être un mystère).

L'âme d'Adam n'est point indentique à celle de Dieu; elle en est l'image; elle n'a pas été créée de rien; la création *ex nihilo* étant tout ce qu'il y a de plus anti-scientifique. Dieu, le verset de la Bible l'établit, Dieu l'a tirée de sa propre substance, comme tout ce qu'il a créé. Étant l'Être substantiel infini, je le répète, il est inépuisable dans son essence, il peut se donner sans être diminué, sans cesser d'être l'Infini; il le peut, d'autant plus que la force dont il dispose par sa volonté toute-puissante, loin de se dépenser en fonctionnant, comme les forces du règne minéral, ne fait au contraire que croître et se multiplier à l'instar des forces vitales (Voir ma *Question scientifico-religieuse*).

Ce transformiste divin peut se donner, se communiquer, se répandre dans l'espace, en transformant, changeant d'état tout ce qu'il donne ou ce qu'il crée, afin que ce qu'il donne ou ce qu'il crée ne soit point lui, Dieu comme lui, ni une fraction de lui (réfutation du panthéisme), et cela, sans cesser d'être un, l'Unité substantielle, spirituelle absolue, parce qu'il n'en est pas de l'unité substantielle, immatérielle, comme il en est de l'unité matérielle pondérable, mesurable, de l'unité mathématique du temps, de l'espace.

L'âme humaine est aussi l'image de cette Unité; elle peut se transmettre dans l'acte de la génération, sans cesser d'être une; elle peut se transmettre comme l'électricité d'une pile voltaïque se transmet tout en se reconstituant, sans cesser de former une unité.

Adam et Ève créés par Dieu auraient dû, sur le même

ordre divin et en vertu de la toute-puissance divine, produire, enfanter des êtres de la même espèce qu'eux, avec un organisme plus perfectionné, avec une force vitale agrandie, avec une âme bien supérieure à celles des animaux, une âme telle qu'ils l'avaient reçue du Créateur, c'est-à-dire d'une pureté parfaite, s'ils ne l'eussent souillée.

Quel enchaînement logique dans le récit de Moïse ! Voilà pourquoi j'ai pu dire en 1857 :

« Dérangez la moindre chose dans cette narration sublime et savante, intervertissez un verset, et vous brisez les rapports qu'ont entre elles les sciences physiques, mécaniques, astronomiques, chimiques, géologiques, agricoles, naturelles, physiologiques végétales, animales, la physiologie de l'homme; » j'ai ajouté, les sciences philosophiques, religieuses et morales, rien ne dérivant plus de la loi de Dieu, du Sinaï, que les sciences de la philosophie et de la morale.

Je dis philosophiques, morales et religieuses. En effet, dans cette allégorie représentée dans le fameux jardin par cet arbre de la science du bien, et du mal, au milieu de tous les autres arbres, quand Dieu défend à Adam, sous peine de mort spirituelle, de toucher au fruit de l'arbre mystérieux et lui permet de manger des fruits de tous les autres arbres, qu'est-ce que cela signifie, sinon qu'il nous donne carte blanche, la liberté de nous décider pour n'importe quels problèmes, philosophiques, politiques, sociaux, économiques, etc., et qu'il se réserve pour lui *seul* de juger ce qui est bien et ce qui est mal dans la science de la morale ? Qu'est-ce que cela signifie, si ce n'est, que sa créature humaine doive le reconnaître comme son souverain, et ne point tenter de vouloir s'égaler à lui, de devenir Dieu, comme son Créateur. Adam a désobéi, il a transgressé le commandement de Dieu; il s'est, par orgueil, insurgé contre lui, il a souillé son âme. De là, ce péché originel qui l'a éloigné, séparé de Dieu, a atteint toute sa race par voie héréditaire et bouleversé l'ordre de choses établi.

Moïse sur le Sinaï nous montre Dieu, comme étant le Législateur suprême dans ce Décalogue, qu'il promulgue sous son inspiration, pour ne point dire sous sa dictée.

Un jour, en 1854, m'entretenant avec un légiste qui a fait des œuvres classiques sur le Droit, enragé négateur, athée déclaré, socialiste ultra, ruisselant d'orgueil, je m'avisais de lui demander qu'elle était, d'après lui, l'origine du droit. Comme il se trouvait embarrassé, je lui dis : « *Vous n'y avez pas songé*; elle est dans le précepte du Décalogue : Tu ne prendras pas le bien de ton voisin, ni sa femme, ni son bœuf, ni son âne, ni son honneur par la calomnie, la médisance, ni rien de ce qui lui appartient. »

Je passai en revue, avec lui, les dix articles de cette loi si simple, si intelligible, et lui démontrai combien elle était philosophique en proclamant le monothéisme, religieuse en ce qu'elle nous commandait de n'adorer qu'un seul Dieu, de lui consacrer un jour sur sept et de nous reposer ce jour, pour réparer nos forces et nous recueillir dans la prière ; combien elle était conservatrice du foyer familial, respectueuse envers les pères et mères et vis-à-vis de toute autorité légitime ; combien éminemment sociale, en condamnant le parjure, l'homicide, le vol, le viol, tous les désordres organiques, les abus alcooliques et le reste ; combien elle ménageait la sève de la vie humaine, en réglant l'usage que nous devons faire de notre puissance sexuelle ; combien elle était physiologique en défendant non seulement de prendre le bien d'autrui, mais aussi de le convoiter, et en interdisant ce qui pouvait produire de mauvaises impressions sur nos sens.

Et ce savant m'avoua que tout cela était vraiment fondé sur la nature des choses. Oh oui! la loi de Dieu est bien une loi naturelle, divine, et elle devrait bien être inscrite non seulement sur le granit, mais aussi et surtout dans le cœur de tous les humains.

J'ai beaucoup insisté sur cette loi, et j'ai prouvé, ce me semble, que non seulement elle n'était pas en contradiction avec la science, mais que la science et surtout la Médecine venaient à son appui.

Les savants de notre temps et les politiques cherchent tous les remèdes pour combattre l'alcoolisme, la dégénérescence organique, la décroissance de la natalité, la dégradation des mœurs, et ils s'obstinent à refuser le seul moyen capable, le seul efficace, cette loi de Moïse, la loi de Dieu, mise en pratique.

Interrogé pour savoir ce qu'il fallait faire pour mériter le ciel, le Seigneur Jésus répondit : *Serva mandata, observe la loi du Sinaï*. Il était venu, il l'a déclaré lui-même, non pour l'abolir ; il est venu quinze siècles après Moïse, alors que les dieux de la République romaine, dont quelques-uns représentaient vaguement quelques attributs de la Divinité, avaient disparu ; il était venu à l'heure où Rome avec son immense Empire avait été précipitée dans la plus abjecte décadence. Tout était dieu excepté Dieu ; plongé dans un gigantesque orgueil ; tout nécessitait la venue du Messie. Il vient et fait trembler le dieu César, et pour rabattre l'orgueil humain, il vient au monde dans une étable ; il grandit dans le modeste atelier de Nazareth, humble et soumis à sa mère et à son père adoptif, travaillant de ses mains, leur ayant joué un tour en s'esquivant à l'âge de douze ans pour se rendre dans le Temple, où il tint tête par sa parole aux docteurs de la loi et les déconcerta par sa sagesse.

J'ai examiné attentivement, dans leurs grandes lignes, la vie et la doctrine du Christ, l'Église, son Église, son enseignement, son culte, ses sacrements. J'ai reconnu que l'Évangile du Christ s'appliquait à tous, mais surtout aux faibles, aux pauvres, aux déshérités, aux humbles, ce qui ne veut pas dire à ceux qui sont dépourvus d'intelligence et de raison, et j'ai fait découler ma doctrine politique de cette source sacrée. J'ai montré que l'enseignement de l'Église n'était que le corollaire de celui de Moïse et de celui du Christ ; que cet enseignement sur bien des points s'appuyait sur la science hygiénique, physiologique, que l'Église sans être *scientifique* dans le sens du mot, connaît mieux le cœur humain que les philosophes et les savants. Il n'y a pas jusqu'aux sacrements qu'elle administre qui ont leur raison d'être physiologique. J'ai développé toutes ces choses. J'ai cherché à démontrer que le langage humain était d'origine divine et qu'il fallait avoir entendu parler pour pouvoir parler. J'en ai donné les raisons physiologiques, et j'ai signalé une preuve expérimentale à faire qui serait sans réplique. Elle consisterait à isoler un tout jeune enfant, à le suivre consciencieusement, en le plaçant dans les meilleures conditions hygiéniques, mais sans lui faire entendre ni sentir aucun signe du langage parlé, écrit ou par gestes, et cela, pendant une dizaine d'années. De cette façon, l'on pourrait s'assurer oui ou non s'il peut parler ; je suis convaincu qu'il ne le pourrait point.

J'ai dit que je croyais à l'Immaculée-Conception, à cause de la part que la mère apporte dans la génération de son enfant et parce qu'au point de vue de la transmission héréditaire, le Christ, pour ne pas être contaminé, ne pouvait naître que d'une vierge.

Pour ce qui est de l'Eucharistie, je rappelle les paroles du Christ qui, venant de multiplier les pains au désert et faisant allusion à l'établissement de ce sacrement, dit : « Mes paroles sont esprit et vie, » et j'ai fait observer que lorsqu'on y participait dignement, on communiait réellement avec le Christ, on vivait de son esprit, de sa vie, on se l'assimilait. Tant il vrai que le Christianisme est essentiellement spiritualiste !

Je ne discuterai pas sur la Trinité. Il y a, c'est plus qu'admis, trois personnes en Dieu, *personæ*, c'est-à-dire trois rôles, trois faces différentes pour reconnaître Dieu, qui distinguent Dieu, mais il n'y a qu'un seul Dieu, Créateur, Rédempteur et Sanctificateur. Avec cette conception, le mystère disparaît et le dogme reste.

Mais, dira-t-on, nous ne comprenons pas comment Dieu, substance spirituelle, peut s'unir à des choses matérielles telles que du pain, du vin. Réponse : Comprenons-nous comment l'électricité (c'est une substance, je l'ai toujours soutenu, la science d'aujourd'hui le manifeste), comprenons-nous comment cette substance, électricité, peut s'unir à un condensateur, un morceau de fer par exemple ?

Ce sont là des choses qui se prouvent par leurs effets, et les effets d'une bonne communion sont merveilleux.

C'est la communion eucharistique qui répond à tous les besoins de notre âme, c'est la communion qui produit ces natures humaines angéliques ; c'est elle qui a fait et fera des saints, c'est-à-dire des êtres surhumains.

Et puis, s'il est démontré que les forces impondérables du règne minéral, et cela se vérifie à chaque instant, mais pour ces seules forces (le transformisme scientifique ne peut aller plus loin, Pasteur le lui défend), s'il est démontré que l'électricité peut se transformer en lumière, en calorique et en mouvement, et se retransformer en sens inverse du mouvement en calorique, en lumière et en électricité, comment ne pas admettre que Dieu qui a tiré de lui-même, en allant des choses les plus simples, des atomes aux êtres, à la série des minéraux avec leurs agents impondérables, à celle des végétaux avec leurs forces vitales, à celle des animaux, avec en plus leurs âmes, pour arriver à l'homme, dans la création terrestre, comment ne pas admettre, par une opération inverse et en vertu de sa toute-puissance, que le Transformiste divin ne puisse ramener tout ce qu'il a créé, et particulièrement l'âme humaine, à l'état primitif, c'est-à-dire à sa propre substance, lui qui change l'eau en vin, qui multiplie les pains, qui ressuscite le corps de l'homme à l'état *spirituel* de saint Paul, qui se ressuscite lui-même sous cette forme ou plutôt qu'il revêt celle qu'il a toujours eue, qu'il n'a jamais quittée, car il est immuable, de même qu'il est éternel, le seul éternel ?

L'âme est immortelle, car rien ne se perd, comme dit et prouve la science, mais si elle survit à son corps, elle n'est pas éternelle. Je l'ai par une longue analyse séparée de la matière, de toutes les forces et des propriétés de la matière, j'ai dit avec la science qu'à la mort elle ne pouvait être anéantie, qu'en raison de sa densité elle devait, avec une rapidité prodigieuse, s'élever dans notre atmosphère pour atteindre son milieu, le grand milieu spirituel, et que cette même densité jointe à l'attraction divine l'empêchait de pénétrer dans l'atmosphère des corps célestes.

Pour nous, après avoir tout pesé, il ne reste plus guère de mystères ou de dogmes mystérieux en regard de la science, de la physiologie et de la médecine surtout, et celui qui disparaît le plus à notre sens, c'est le mystère du péché originel.

Je me suis élevé contre saint Thomas et tous les thomistes, quand ils soutiennent que Dieu intervient comme créateur à la naissance de chaque enfant. Il n'intervient point en cette qualité, depuis qu'il a créé l'homme et la femme; il gouverne, il agit comme providence pour con-

server les lois qu'il a posées; il n'agit pas plus à la naissance de l'enfant qu'à la naissance de l'animal, d'une plante.

C'est le principe vital, l'agent vital créé par Dieu qui
agit, c'est l'âme qui se transmet avec ce principe pour
créer le nouvel individu, et s'ils sont tarés, comme ils le
sont plus ou moins originairement, ils produisent sous
des formes multiples le vice originel, avec ses prédispositions morbides, organiques et morales ou psychiques.
C e n'est point l'âme qui *informe* le corps. Quelle sin-
gulière, pour ne pas dire absurde conception ! C'est
le principe vital inconnu de Stahl, de saint Thomas,
de Descartes et de tant d'autres. Ce n'est point l'âme qui
imprime la forme du végétal, c'est son principe organique
spécial adapté à son espèce.

Et quand on soutient, avec l'école du moyen âge, que
l'âme humaine accomplit tout à la fois et les fonctions organiques, et les fonctions spirituelles, on soutient ni plus
ni moins un système qui aboutit à produire une chose que
la décence m'empêche de nommer, dans un sujet de la
plus grande gravité.

Encore sur ce point (la déchéance primitive, d'une importance capitale sous le double rapport physiologique et psychologique, puisque c'est sur elle que reposent le baptême,
toute la thérapeutique spirituelle du Christ, la nécessité
de la Rédemption et de sa Religion), encore sur ce point,
plus de mystère pour celui qui a suivi dans les familles
les courants héréditaires; plus de dogme mystérieux, mais
le dogme éclairé par la lumière scientifique, les données
scientifiques, l'observation pure et simple des faits.

C'est la science médicale qui m'a conduit à ce résultat.
C'est aussi elle, la science, avec un grain de philosophie et
de bon sens, qui m'oblige à penser que l'âme immortelle,
à la mort, doit être punie, dans une autre vie, si elle est
coupable devant Dieu, mais que sa peine ne peut être,
pas plus que la récompense du juste, éternelle.

Là encore, dans cette opinion, que j'ai soumise à qui
de droit, le dogme des récompenses et des châtiments
par delà la tombe subsiste, et il reste debout avec la justice divine satisfaite.

Telles sont les objections d'un côté, les réfutations de

l'autre que j'ai développées ailleurs. Que conclure, si je suis dans le vrai, pour arriver à cet idéal que je poursuis, l'alliance de la science et de la foi, de la raison humaine avec la Raison divine, de la démocratie avec le Christianisme ?

Je sens que je m'adresse ici, à une autorité représentée par l'Église catholique, la plus grande et la plus respectable de toutes, puisqu'elle parle au nom de son divin Fondateur, et qu'elle a toujours passé pour infaillible dans les choses spirituelles.

Que ceux qui sont chargés d'enseigner sa doctrine, qui est celle du Christ, se rassurent sur son *Credo*, quant au fond.

Lorsqu'un pape libéral, comme Pie IX, appelle le progrès jusque dans la théologie, je demande respectueusement à ma Mère spirituelle, s'il ne serait pas temps d'étayer *en partie* l'enseignement de la foi sur la science, de l'éclairer de ses lumières, de parler son langage, de s'en tenir moins à la lettre qu'à l'esprit et à l'ensemble des textes dans l'interprétation des Saintes-Écritures, d'être moins formaliste, moins anthropomorphiste, de s'adresser à la raison aussi bien, pour ne pas dire plus, qu'aux sens et aux sentiments, et vu l'état des esprits, du développement intellectuel, en face de ces découvertes scientifiques si démonstratives, de ne point se montrer tout à la fois si intransigeante et si excessive à propos du dogme des peines et des récompenses dans une autre vie.

Nous lui demandons, au nom de la science et d'une science d'observation, comme médecin philosophe et comme physiologiste, de ne point abuser de la métaphy- du moyen âge et de faire justice des idées de saint Thomas, de ce génie du XIIIe siècle, quand il enseigne que l'âme *informe* le corps, qu'elle régit toutes nos fonctions organiques et psychiques, quand il prétend que Dieu intervient, comme Créateur, à la naissance de chaque enfant, pour produire son âme, annulant par là la tare originelle, puisque l'âme de l'enfant créé par Dieu devrait évidemment être pure, éliminant ainsi le péché d'origine qui n'a plus sa raison d'être, faisant disparaître le dogme essentiel sur lequel reposent les plus grandes vérités de notre religion.

Rien n'est plus authentique, dans les annales de l'humanité, que l'histoire du Christianisme, l'histoire de son divin Fondateur. Il se gardait bien, lui, de faire de la philosophie transcendante, de se lancer dans le domaine de l'imagination et des abstractions; il démontrait sa mission divine par des paroles simples, imagées, à la portée de tous et par ses actes publics.

Pour ce qui est du pouvoir civil et du pouvoir religieux, ou des rapports entre l'État et l'Église catholique, j'ai tracé, en 1869, dans mon *Problème politique*, les lignes de démarcation entre ces deux pouvoirs; et après avoir défini les rôles de chacun, leurs attributions, j'ai dit combien il était nécessaire que ces deux puissances vivent en harmonie pour le plus grand bien des sociétés.

Ainsi donc, au lieu de la séparation, j'ai préconisé sur ce point, d'une importance extrême, l'union, la concorde, et je ne cesse de les préconiser. Et comme la religion du Christ évangélique, du Christ travailleur de ses mains, est la source de la liberté vraie, de l'égalité, de la fraternité vraie, de la solidarité réelle, j'ai conclu à la démocratie, dont la république est l'unique expression, ou plutôt qui lui est synonyme et qui doit être l'expression de la justice pour tous et de la dignité humaine.

J'ai fait le siège du Pouvoir depuis plus de trente ans; je ne lui ai pas ménagé la vérité; je lui ai représenté que la démocratie athée était la pire des choses et que, quelle que soit la forme gouvernementale, il n'y avait pas, en dehors de l'idée religieuse, de salut, de conservation et de progrès politiquement parlant; par conséquent l'alliance de toute démocratie avec le Christianisme était une chose nécessaire.

Jamais, depuis la venue du Christ, les nations n'ont eu tant besoin de Lui, de son esprit, de son intervention, soit directe, soit indirecte. Jamais la Religion n'a été tant menacée.

Ce n'est plus seulement le grand schisme d'Orient, avec ses conséquences lamentables pour tous les États du sud-est de l'Europe.

C'est en Allemagne, depuis Luther et sous l'influence du

Protestantisme, le régime de la force, avec des combinaisons machiavéliques pour dominer le monde.

Ce sont en Angleterre, depuis Henri VIII, d'odieuse mémoire, sous le règne d'un franc-maçon, pape et roi, des Chamberlain, qui assassinent un petit peuple croyant et héroïque, pour lui voler ses mines d'or et de diamant.

Ce sont en Italie, depuis les annexions perfides de Cavour et sous la protection d'un prince de la maison de Savoie, des Garibaldi, des Crispi, des Lemmi qui ont tant fait de mal à la Papauté et à l'Église.

C'est partout, sur toute la surface du globe, l'oubli de Dieu, le mépris de Dieu, l'insurrection contre Dieu, le droit de la force, le culte du veau d'or avec la fureur de jouir organiquement.

Dans la France de Charlemagne, de saint Louis, de Colbert, que voyons-nous? Juifs, francs-maçons, protestants, socialistes négateurs, collectivistes, savants matérialistes, libres-penseurs, intellectuels de marque, tous conjurés contre l'Église et contre son Christ; d'une manière générale, la corruption en haut, la gangrène en bas, avec un brillant vernis de civilisation.

C'est le nom de Dieu qu'on n'ose plus prononcer, le mot *cerveau* qui remplace le mot *âme*, ou plutôt le cerveau à la place de l'âme, de même que la matière cosmique à la place de Dieu Créateur; c'est enfin la morale scientifique d'un chimiste, singulièrement surfait comme savant, qui veut changer la conscience humaine, se promet d'anéantir toutes les religions et reçoit, ô délire! avec l'accolade, le grand cordon de la Légion d'honneur, sous le dôme de notre majestueuse Sorbonne, écho de tant d'illustrations spiritualistes; ce sont des monarchistes, des fanatiques, qui en veulent à Léon XIII, parce qu'il s'est prononcé en faveur de la République, et qui l'ont fait souffrir, comme ils m'ont tant fait souffrir depuis 1848, pour le même motif; des conservateurs, des conservateurs de leurs écus, qui attendent, les bras croisés, un sauveur qui ne vient jamais et qui ne peut plus venir; des législateurs, nos représentants qui, pour la plupart, ne représentent plus que leurs vils intérêts et qui leur sacrifiant ceux de la patrie ; ce sont des gouvernants, quel supplice d'être obligés de les supporter ! des gouvernants qui pactisent avec les impies, les sectaires, les internationalistes, l'âme des sociétés antichrétiennes, manœuvrent de concert avec elles, se parent en les parodiant, des maximes évangéliques pour mieux cacher leur jeu, font la pluie et le beau temps, le pour et le contre, le *nefas* et parfois le *fas*, faisant semblant de reculer quand ils se sont trop avancés, mais en somme, gagnant toujours du terrain et marchant de plus en plus, avec des promesses fallacieuses, avec des phrases mielleuses et perfides, sous le manteau de l'hypocrisie et du mensonge, à la ruine morale et matérielle de notre malheureux pays.

On escompte depuis quelque temps la date des élections générales pour se débarrasser de ces grands coupables. Je le reconnais, il y a des efforts déployés dans ce sens, qui font honneur encore au nom français ; il est encore, et j'aime à le constater, des cœurs généreux et des âmes courageuses ; mais à supposer que, grâce à eux, le suffrage universel, mieux éclairé, les exécute, le problème serait-il résolu ? Pas le moins du monde. Et pourquoi ? parce que, si dans ce moment, le but poursuivi, poursuivi par un certain nombre, est celui de mettre à bas la République, ce but atteint, les compétitions, les divisions, les haines, la hideuse discorde feront rage plus que jamais. — Mais alors, me dira-t-on, c'est la fin de la France. Il en serait déjà fait d'elle, si nos puissants voisins, qui nous guettent depuis tant d'années, n'étaient pas travaillés, eux aussi, par le génie destructeur, si la Russie n'était pas là pour nous appuyer, surtout si Dieu cessait d'être patient. — Pour réussir, avoir des chances de succès dans les élections, il faudrait, je le redis, modifier le suffrage universel, cette loi du nombre qui n'offre aucune garantie pour personne, le modifier dans le sens que j'ai signalé, dans ma brochure en 1880, et marcher au scrutin avec le drapeau tricolore surmonté de la Croix, avec cette devise : *Dieu et la République.* Ce mot d'ordre étant donné et imposé par l'électeur au candidat, le premier n'aurait qu'à adresser cette question au second : *Êtes-vous pour ou* contre cette devise ? *Si pour, passez ; si contre, arrière*[1]. Et l'on en finirait ainsi avec toutes ces vaines professions de foi.

En 1858, comme on le voit dans ma correspondance, je me suis évertué à établir une entente entre l'Empire et la Papauté, à l'effet d'établir une alliance entre la France et l'Autriche, cimentée par du ciment romain et d'entraîner toutes les nations catholiques petites et grandes, non point pour déclarer la guerre à celles qui ont rompu avec le Saint-Siège, mais pour neutraliser leur influence et les ramener dans le sein de l'Église universelle.

Par cette combinaison, on pouvait, comme je l'ai dit, conserver Rome au Saint-Père avec une zone de terrain et Civitta-Vecchia, faire des différents États et duchés de la Péninsule une Confédération italique, dont la présidence honoraire eût été attribuée au Souverain-Pontife, le Piémont étant agrandi seulement d'une province ou deux, pour la cause que j'ai signalée dans le temps.

J'ai échoué dans ce projet, malgré les dispositions favorables, je crois, de notre Ministre des affaires étrangères d'alors.

J'ai échoué avec tous les présidents de notre République ; avec Mac-Mahon, Gambetta, le duc de Broglie, M. de Freycinet et autres personnages, pour constituer une démocratie telle que je l'avais conçue.

En novembre 1900, dans ma quatre-vingtième année, souffrant, je me suis installé à Paris, dans le but de faire une démarche collective à l'Élysée, pour supplier le Président de prendre en mains le timon du gouvernail de l'État et le soutenir dans sa tâche si lourde et si périlleuse. J'en ai fait part à M. Méline, qui, en apportant l'appoint de son parti, devait former une majorité tout autre, en admettant les ralliés. J'ai échoué, et je suis rentré chez moi malade, à bout de forces, croyant bien avoir brûlé ma dernière cartouche.

A peine remis de mon voyage, j'ai lancé trois longues lettres ouvertes à M. Loubet, intitulées : *Le Salut de la*

1. L'électeur, ici, représente le peuple souverain, je veux dire toute la nation.

*France et de la République*, dans lesquelles j'insistais, auprès de lui, sur la nécessité d'intervenir, de maintenir scrupuleusement notre alliance avec la Russie, et j'écrivais de nouveau à M. Méline, le conjurant de rompre avec la franc-maçonnerie, de faire un acte public de croyance en Dieu et d'entreprendre à lui seul, en personne, ce que je venais de tenter collectivement, ajoutant qu'il aurait plus de chances de succès que nous.

J'eus soin d'envoyer à M. Loubet, copie de ma lettre à M. Méline. Point de réponse, ni de l'un ni de l'autre.

Cependant, sur ces entrefaites, comme le journal m'apprit que dans une réunion, ils s'étaient serré la main, je ne perdais pas tout espoir; mais quelle ne fut pas ma stupeur, quand on annonça que M. Waldeck-Rousseau était reçu, en intimité, au château de *Rambouillet* à la place de M. Méline! Je m'écriai alors : *Malheur à la France !* et je sentis une larme couler dans mon âme.

Que faire désormais à bout de force, rejeté comme clérical ultra et par conséquent comme compromettant, repoussé par les monarchistes parce que je suis démocrate?

Puisque je suis réduit à faire des vœux, comme je l'ai dit à un éminent collaborateur d'une revue militante de Paris, qui avait inutilement manifesté le désir de me faire avoir une très petite hospitalité dans cette revue, puisque je suis éliminé, je n'en continuerai pas moins mon abonnement, pour avoir le plaisir de suivre ses succès, et je n'en ferai pas moins des vœux et des prières pour la cause républicaine et pour la patrie.

Des prières! nous devons en faire avec toutes les femmes de France, avec tous ceux qui n'ont pas peur d'articuler le nom du Christ, et nous devons nous adresser à Celle que les Papes n'ont cessé d'invoquer et sur laquelle ils ne cessent de compter, parce qu'elle a manifecté sa puissance, j'ai nommé la Jeanne d'Arc du ciel, que j'ai proclamée avec l'Église, sur des preuves médicales journalières, exempte de toute souillure originelle.

Il y a bien des années que je ne cesse d'avertir et que j'annonce de grandes calamités pour mon pays; les événements se déroulant, comme ils se déroulent, les lieutenants de Lucifer faisant la loi et redoublant de ruses et d'audace, ne craignant pas d'exalter leurs succès quand tout croule de leur fait, il n'est pas besoin d'être prophète pour prédire ce qui doit arriver et qui commence déjà à se faire sentir, c'est-à-dire un déluge de maux.

Oh oui! il y aura du sang versé, du sang humain qui rougira l'Océan, si nous ne fléchissons pas le genou et si nous ne réagissons pas virilement et patriotiquement.

Prions donc la Mère du Christ, afin qu'elle intercède auprès de Dieu pour tempérer sa justice; prions non seulement pour la France, mais aussi pour toutes les nations de la terre, car toutes sont coupables, en l'an 1902.

Je ne crois pas à la destruction de la France, à la ruine des États, encore moins à celle de l'Église; je crois qu'après des châtiments inévitables, après des baptêmes de sang, prêtres et peuples étant régénérés, la prophétie annoncée par le Christ, à savoir *qu'il n'y aura plus qu'un seul troupeau et un seul Pasteur* se réalisera, dans un avenir plus ou moins lointain; je crois à l'unité dans la foi religieuse et dans la démocratie. Je vois dans cette dissolution, qui se fait, cette dissolution des royautés et des empires, j'aperçois, après les épreuves subies, des signes de relèvement, qui préparent le grand triomphe.

Déjà, en effet, tandis que l'Angleterre impérialiste se dissout, que l'Allemagne périclite dans sa grandeur mal acquise, il se fait des retours en France et ailleurs; des besoins du divin se font sentir; les tsars ne sont plus ce qu'ils étaient, il n'y a pas longtemps.

Prions la sainte Vierge, si en honneur dans toute la Russie, afin qu'elle incline ses potentats du côté de la Papauté, afin qu'après avoir affranchi les corps, leurs serfs, ils affranchissent leurs âmes, leurs consciences, en les confiant, comme cela doit être pour leur dignité et leur liberté, entre les mains du Représentant du Christ.

Prions aussi, afin que, dans le Nouveau Monde, comme dans l'Ancien, la Religion catholique puisse s'exercer partout librement. Prions la Vierge Marie, afin qu'elle nous éclaire, nous ranime et nous fasse remporter la victoire devant le scrutin de mai prochain.

Et si nos vœux sont exaucés, ce ne sera point seulement le projet que j'avais conçu d'une alliance entre l'Empire française et la Papauté, entre ces deux puissances et l'Empire d'Autriche pour arriver à une Confédération de toutes les nations catholiques, qui se réalisera, ce sera, en outre de l'indépendance du Saint-Siège catholique, l'alliance de la Démocratie avec le Christianisme, de la foi avec la science qui l'éclaire; ce sera le règne de la fraternité vraie, de la justice mieux répartie, et avec la paix, le bonheur autant qu'il peut exister dans l'humanité.

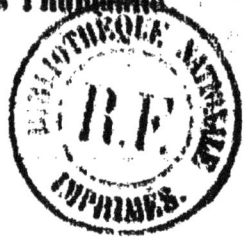

# LETTRES A L'AUTEUR

8 septembre 1857. — D'Amédée BONNET, professeur à l'École de Médecine de Lyon, chirurgien en chef de l'Hôtel-Dieu, membre correspondant de l'Institut de France, qui prétend que j'ai traité avec une grande richesse de preuves et une remarquable élégance de style les plus hautes questions de philosophie et de médecine.

(Citée et publiée).

13 septembre 1857. — Du Dr Théodore PERRIN, président de l'Académie de Lyon.

« Vous écrivez d'un point de vue élevé, où l'esprit découvre les rapports qui relient toutes les sciences aux vérités éternelles, et vous réalisez la prédiction que j'ai faite en 1831, à savoir : que la Médecine et la Religion, éclairées par un double flambeau, se rapprocheraient dans un avenir prochain, par une force invincible. »

Le président de l'Académie de Mâcon s'est exprimé, à propos de ma *Question scientifico-religieuse*, l'an 1900, en séance publique, en ces termes : *C'est une synthèse de toutes les sciences.*

26 janvier 1858. — Du professeur LORDAT, le célèbre doyen de la Faculté de Médecine de Montpellier, le dernier représentant de l'École spiritualiste du Midi, 4 grandes pages, dans lesquelles il réprouve l'athéisme qui n'est, d'après lui, ni une opinion, ni un système philosophique, mais une maladie, et qu'il termine par ces mots :

« Votre livre est clair, chaleureux, bien écrit et en certains endroits réellement éloquent »

24 mai 1863. — De l'abbé MORAND, à Chambéry, très versé dans les discussions théologiques, six pages. Il examine mon système sur l'origine de l'âme, sa localisation sur le cerveau, sa transmission dans l'acte de la génération; il conclut qu'il simplifie, éclaire et rend raison de bien des choses et qu'il doit un jour prévaloir dans l'enseignement catholique.

M. l'abbé de TREIGNAC, vicaire de Notre-Dame de Paris, docteur en théologie, ès lettres, en médecine, m'écrira le 16 septembre 1899

19

pour me dire que mon travail : *La Question politico-religieuse, fruit d'une haute et mûre intelligence, lui plaît admirablement, et lui semble aussi orthodoxe que conforme à la plus saine philosophie politique; il souhaite ardemment que ma doctrine puisse germer et prendre racine dans l'esprit et le cœur de tous ceux qui veulent être dignes de porter le nom de chrétiens catholiques et de français.*

1863. — De J. B. DUMAS, le grand chimiste, membre de l'Institut :

« Personne, vous l'avez compris, ne sent plus vivement que moi, l'extrême danger du progrès de ce qu'on nomme le Positivisme; chose qui n'aurait jamais dû réussir en France, car rien n'est plus stérile et plus niais; rien n'a été exposé en plus triste langage, et pour ceux qui ont connu l'inventeur du système, ils savent que c'était un pauvre aliéné.

« Cependant le Positivisme, qui donne un air d'esprit fort, emporte et séduit la jeunesse.

« Résister à cette horrible tendance, qui nous mène droit à un matérialisme chinois, c'est un devoir pour toutes les âmes dévouées, je ne dis pas seulement aux idées religieuses, mais à la grandeur de notre pays. »

« Agréez, je vous prie, Monsieur, l'expression de ma *gratitude* et de ma haute considération. »

*Nota*. — Je souligne le mot gratitude, parce que chez lui, vingt ans plus tard, il m'a dit en me serrant les mains : « Si je meurs catholique, (et il est mort tel) *c'est à vous que je le dois.* »

30 *mai* 1863. — De Mgr DUPANLOUP, évêque d'Orléans.

Je dois vous faire observer qu'une lettre et même plusieurs ne suffiraient pas à ce que vous demandez de moi ; il faudrait des conversations.

« Je serais bien heureux de les avoir avec vous, si, jamais, traversant Orléans, vous me donniez l'honneur de vous recevoir sous mon toit. »

L'évêque avait alors pour un de ses grands vicaires, l'abbé Bougaud, libéral, mon ami, qui sera un jour évêque de Laval et qui fera tant d'honneur à l'épiscopat, comme son chef de file, par sa science et ses vertus. J'ai des lettres très affectueuses de Bougaud, qui m'encourage à poursuivre le matérialisme.

22 *juillet* 1868. — Du prélat philosophe, l'évêque DONET de Montauban.

« J'ai reçu et lu de suite la brochure que vous m'avez adressée :

*L'Enseignement médical de l'école de Paris.* J'y étais attiré par la lecture que j'avais faite, il y a quatre à cinq ans, de votre ouvrage : *La Médecine dans ses rapports avec la Religion.* Celui-ci m'avait séduit, parce que j'y trouvais exposé par un savant, le système que je me suis formé, après avoir lu une note de Récamier, sur le rôle que remplit le cerveau par rapport au fonctionnement de l'âme ou principe spirituel.

« Si je vous ai bien lu, vous comprenez trois choses dans le composé humain : l'organisme matériel, le principe vital et l'âme spirituelle.

Mais je n'ai pas bien compris si, pour vous, le principe vital est une substance propre, corporelle ou spirituelle. Mais cela ne fait rien à la question principale, et je tiens pour *démontrée* l'existence de ce principe, d'après la preuve que vous me donnez. »

Remarque : combien il était nécessaire de définir la substance et de faire une classification des substances.

*14 avril 186..* — De Mme Hippolyte CARNOT, la mère du Président.

« J'ai trouvé un moment pour faire lire votre lettre à mon fils; il vous remercie des sentiments que vous lui exprimez ; mais il ne lui sera pas possible d'en causer avec vous. Son temps est si absorbé par ses occupations que sa santé en souffre. »

Le 12 juillet, Mme Carnot m'envoie ces mots « Bientôt je rentrerai à Paris, et je rappellerai votre nom au Président »

Plus tard, beaucoup plus tard, Mme Casimir Périer, la mère, à qui je m'étais adressé, lorsque son fils eut quitté le pouvoir, me répondit, qu'elle avait fait tout son possible, pour l'engager dans nos voies, mais qu'elle n'avait pu, en rien, le faire sortir du parti qu'il avait pris, celui de se mettre à l'écart.

De M. Léon CORNUDET, conseiller d'État : durant près de vingt ans, des réponses exactes à mes nombreuses lettres. avec des sentiments paternels, avec un intérêt d'autant plus grand que, pour se fixer sur le côté scientifique de mes travaux, il avait voulu les soumettre à son beau-frère, M. de Saint-Laurent, médecin des hôpitaux de Paris, cette victime d'une piqûre anatomique, qui les avait approuvés.

*2 août 1875.* — Du savant BÉCHAMP, le père des microzimas, professeur à la Faculté de médecine de Montpellier, devenu plus tard doyen de la Faculté médicale catholique de Lille:

« Il me serait difficile, mon cher confrère, de vous dire combien

J'ai trouvé vos travaux (*La Médecine dans ses rapports avec la Religion et l'Enseignement médical de l'École de Paris*) écrits avec bon sens, élévation. Je vous remercie avec effusion de m'avoir mis à même de lire des œuvres conçues avec autant de science et de vraie profondeur. J'ai proposé à un ami d'en faire un compte rendu dans le *Montpellier médical*. Savez-vous ce qu'on m'a répondu ? Le Comité de rédaction ne l'acceptera pas : C'est trop clérical. »

*Note.* — On n'était pas encore tout à fait sous le règne de M. Berthelot, mais on était déjà entraîné, envahi dans l'école du Midi.

1879. — De l'austère DUFAURE, que j'avais sondé avant de faire imprimer, parce que je savais qu'il ne flattait point, il m'écrit trois lettres ; il me dit qu'il s'associe de tout cœur à ce que contient d'élevé mon *Suffrage universel*, étude fine et approfondie, d'après ses expressions.

*Dès 1880.* — D'Étienne LAMY, député du Jura, républicain catholique, qui s'est tant signalé à la tribune contre le fameux article 7.

Il veut bien pendant une dizaine d'années correspondre avec moi. Il prétend que mon *Suffrage universel* est un livre à lire, à garder, à consulter.

*Dès 1882.* — De Jules SIMON, quatre lettres : « Sur certains points de vos études politico-religieuses, je fais des réserves ; sur le plus grand nombre, je partage entièrement vos idées. Ceux-là même qui ne pensent pas comme vous et comme moi, vous liront avec plaisir et profit. »

De Prosper ADENOT, vétérinaire à Montchanin-les-Mines, esprit très cultivé et très judicieux : à propos de mon traitement par le sulfate de quinine dans le traitement de l'influenza, d'une foule de maladies compliquées, insidieuses, malignes, dites aujourd'hui infectieuses, microbiennes, et de mes autres études, « la montre du Dr Vitteaut, m'écrit-il en 1890, marche toujours en avance sur celles des autres ; il ne sera apprécié que quand il ne sera plus. »

*7 juillet 1890.* — De Jules DELAFOSSE, député : « Non seulement vous êtes dans le vrai, mais vous prêtez à la vérité le concours d'une forte dialectique et d'un beau talent d'écrivain ».

Du comte Hilaire DE CHARDONNET, ce chimiste ingénieux qui, s'étant rendu compte de la composition du fil du ver à soie dans son cocon, a su faire de la soie superbe avec des chiffons et des feuilles de végétaux; qui, depuis près de trente ans, malgré nos opinions politiques très opposées, m'a conservé des souvenirs et des sentiments très précieux. Nature exceptionnelle, qui déborde de bonté, de simple et douce piété, de vertus privées; travailleur infatigable, à la recherche d'un moteur nouveau, que j'ai revu dernièrement dans son foyer, formant avec sa digne compagne et sa fille une trinité familiale réconfortante, laquelle déride, fait espérer, penser qu'il est encore des êtres, sur cette terre française, faisant honneur à Dieu, à leur famille et à leur patrie.

Lui aussi, ce savant bien apprécié en haut lieu et parmi les connaisseurs, cet ancien élève de l'École polytechnique, dont le noble et très érudit père voulait bien me faire l'honneur de me recevoir à Saint-Désert, à sa table, m'écrit en l'an 1900, pour me dire qu'il retrouve toujours dans mes publications des théories élevées, le souci de la grandeur morale de la patrie et des citoyens, et avec une foi prudente et raisonnée, une science profonde.

De Jules MAREY, le savant professeur au Collège de France, membre de l'Institut, président de l'Académie de Médecine, qui, bien que ne pensant pas comme moi en philosophie médicale et religieuse, a bien voulu présenter mes ouvrages à ces corps savants, et ne cesse, depuis environ dix ans, de correspondre avec le docteur rural de Saint-Désert, qu'il traite de confrère et d'ami.

Ce chercheur, à la piste de toutes les découvertes scientifiques, qui a porté au dernier degré la physique et la mécanique animales, capable de saisir le mouvement moléculaire et de nous le montrer, cet homme si simple, si hospitalier pour tous les travailleurs de la pensée, bon parmi tous les bons, m'écrivait à la date du 18 avril 1896.

« Ce serait une bonne fortune pour moi, si vous vouliez bien venir accepter mon hospitalité à Paris, pour nous entretenir ensemble de ces grandes questions sur lesquelles vous avez des idées si larges. »

Du Sénateur CHESNELONG, deux lettres 1884-90:

« J'aurais bien des réserves à vous faire. Nous avons cependant beaucoup d'idées communes, encore plus de sentiments communs. Je ne puis m'empêcher de vous féliciter de votre loyale sincérité, de votre talent très souple et très vivant. Votre *Alliance de la Démocratie avec le Christianisme* est une œuvre de conscience et de talent. Recevez mes remerciements les plus sympathiques. »

*Réflexions.* — Le sénateur Chesnelong, de même que tous ses nobles amis que j'honore, ne réservent ni plus ni moins que la République dont ils ne veulent à aucun prix. Ils admettent bien la démocratie, mais avec un monarque, un roi. J'ai beau essayer de leur faire comprendre que démocratie signifie puissance du peuple, suffrage universel, égalité devant la loi, c'est-à-dire la république, tandis que royauté ou monarchie signifie puissance d'un seul, avec en plus, l'hérédité et son cortège de privilèges. Monarchie et démocratie sont donc deux choses qui se tournent le dos. Qu'on revise le suffrage universel dans le sens que j'ai indiqué, qu'on se revise soi-même, et avec cela, qu'on revienne au Dieu de l'Évangile, et l'on surnagera et progressera sûrement.

*Du 2 octobre 1869.* — Du savant abbé MOIGNO :

« Je vous ai consacré dans mes *Mondes* quelques lignes; il pouvait ajouter: et deux pages dans mes *Splendeurs de la foi* ; j'admire votre courage, votre science et votre entrain. »

De KELLER, le grand patriote alsacien, le grand chrétien, cette belle intelligence, que je n'ai pu convertir à mes idées républicaines. Depuis 1882 à 1902, plus de trente lettres. Le 23 mars 1900, il m'écrit à propos de ma *Question scientifico-religieuse* : « C'est une magistrale étude. J'admire la vigueur et la clarté, avec lesquelles vous avez, au milieu du double deuil qui vous frappe, traité ce grand sujet. Puissiez-vous être enfin entendu de vos contemporains et nous aider à sortir de l'abîme où nous sommes descendus. Mais Dieu n'est ni sourd ni ingrat, et il saura récompenser royalement le magnifique hommage que vous lui rendez, et par lequel vous couronnez toute une vie de travail et d'apostolat. »

« Recevez, mon cher docteur, etc. »

*Paris, 6 juillet 1900.* — De M. de MARCÈRE, sénateur, ancien ministre, une carte-lettre :

« Merci de votre brochure, très honoré de votre dédicace, heureux de me rencontrer avec un esprit éminent, comme le vôtre. »

*1901.* — De François Coppée, qui me répond et me témoigne de ses sympathies. — De DRUMONT, qui trouve un instant pour m'adresser deux mots, et qui a bien voulu, dans son journal, appeler l'attention sur mes trois longues lettres ouvertes, adressées à l'Élysée, intitulées : *Le Salut de la France et de la République*, etc,.

Je remercie cordialement et publiquement tous ceux qui, par correspondance, par les journaux français et étrangers, les brochures ou autrement, ont bien voulu me témoigner leur bienveillance et leur appui moral.

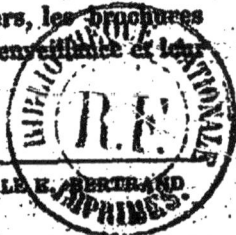

CHALON-S-SAONE, IMPR. FRANÇAISE ET ORIENTALE E. BERTRAND.

# ERRATA

---

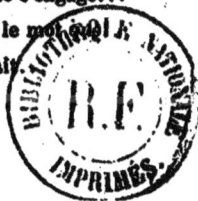

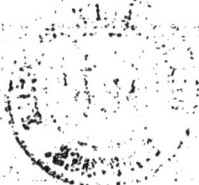

---

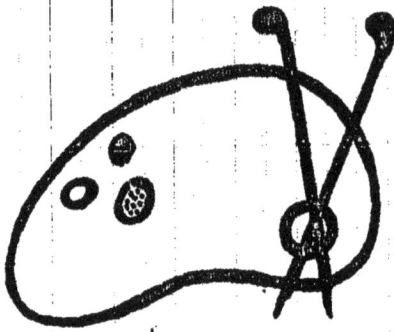

Original en couleur

NF Z 43-120-8